医药卫生类普通高等教育校企合作"双元规划"精品教材

U0393322

助 产 学

赵 雪 孙移娇 徐西朋 主编

江苏大学出版社
JIANGSU UNIVERSITY PRESS
镇 江

图书在版编目（CIP）数据

助产学 / 赵雪，孙移娇，徐西朋主编 . --镇江：
江苏大学出版社，2024.1
ISBN 978-7-5684-2065-5

Ⅰ.①助… Ⅱ.①赵… ②孙… ③徐… Ⅲ.①助产学
Ⅳ.①R717

中国国家版本馆 CIP 数据核字（2024）第 011626 号

助产学

Zhuchanxue

主　　编 / 赵　雪　孙移娇　徐西朋
责任编辑 / 孙文婷
出版发行 / 江苏大学出版社
地　　址 / 江苏省镇江市京口区学府路 301 号（邮编：212013）
电　　话 / 0511-84446464（传真）
网　　址 / http：//press.ujs.edu.cn
排　　版 / 北京世纪鸿文制版技术有限公司
印　　刷 / 三河市恒彩印务有限公司
开　　本 / 889 mm×1 194 mm　　1/16
印　　张 / 14.5
字　　数 / 480 千字
版　　次 / 2024 年 1 月第 1 版
印　　次 / 2024 年 1 月第 1 次印刷
书　　号 / ISBN 978-7-5684-2065-5
定　　价 / 59.00 元

如有印装质量问题请与本社营销部联系（电话：0511-84440882）

PREFACE 前 言

　　本教材以科学发展观为指导，以岗位需求为导向，以服务为宗旨，以能力为本位，注重以服务对象为中心的护理理念，按照护理程序进行编写。在内容选取方面，与护士执业资格考试相接轨，对接临床工作岗位，紧跟临床和学科发展，除了正常和异常妊娠期、分娩期、产褥期等内容，还增加了产前筛查、孕产妇妊娠风险等级评估、分娩体位选择、导乐陪伴分娩、外倒转术等内容，体现了科学性、先进性、适用性。

　　本教材主要特色如下：每章设置案例导入，帮助学生系统掌握理论知识；挖掘新闻、热点事件、临床案例等思政内容，引导学生树立正确的世界观、人生观、价值观和高尚的职业道德；建立知识链接，引导学生关注学科领域前沿和热点；章节后有习题，帮助学生巩固知识的同时锻炼临床思维；配套资源丰富，有动画、图片等，帮助学生内化知识。

　　本教材在编写、审定、出版过程中，得到了各参编单位的领导和专家的大力支持和帮助，在此表示衷心的感谢。

　　由于编者能力有限，本书难免存在疏漏和不当之处，欢迎广大读者提出宝贵意见，以便再版时修订完善。

编　者

编委会

主　编　赵　雪　孙移娇　徐西朋

副主编　（排名不分先后）

李辉秦　彭　燕　初钰华

陈楚媛　梁冰锋　周　芳

编　委　（排名不分先后）

赵　雪（山东中医药高等专科学校）

孙移娇（岳阳职业技术学院）

徐西朋（曲阜远东职业技术学院）

李辉秦（辽源职业技术学院）

彭　燕（湘潭医卫职业技术学院）

周　芳（湖南环境生物职业技术学院）

唐玲芳（永州职业技术学院）

陈　丽（湖南中医药高等专科学校）

武丽丽（山东中医药高等专科学校）

陈楚媛（浙江工业职业技术学院）

邢　宜（西安海棠职业学院）

梁冰锋（河北女子职业技术学院）

初钰华（山东中医药高等专科学校）

张　羽（辽源职业技术学院）

王利平（济源职业技术学院）

李妍宏（山东中医药高等专科学校）

肖　彤（仙桃市理工中等专业学校）

王焕荣（梅河口康美职业技术学院）

刘　颖（山东中医药高等专科学校）

张欢欢（山东中医药高等专科学校）

计　玲（湖北孝感美珈职业学院）

CONTENTS 目　录

第一章

女性生殖系统解剖

● 知识目标：

　　1. 掌握女性内外生殖器的构成及组织结构；骨盆的组成、分界及各平面特点。

　　2. 熟悉女性内生殖器的邻近器官及临床意义；骨盆底及会阴的组织特点。

　　3. 了解女性生殖系统的血管、淋巴及神经分布。

● 能力目标：

　　能够识别女性生殖系统解剖与生理异常。

● 素质目标：

　　增强女性生殖系统与其他系统密不可分的整体意识。

女性生殖系统解剖

案例导入

　　某女士，30 岁。1 年前偶然发现左侧外阴出现一个花生米大小的疙瘩，无疼痛、瘙痒等不适症状。近 2 个月感到外阴包块增大，坐立时感到不舒服，无疼痛及异常分泌物，来门诊就诊。

　　查体：左侧大阴唇见一直径约 8 cm 大小肿物，质软，活动度可，边界清晰，表面光滑，无压痛，皮温正常。

　　请思考：

　　该女士的医疗诊断可能是什么？

　　女性生殖系统包括内、外生殖器及其相关组织。外生殖器外露于体表，内生殖器在真骨盆腔内。

第一节　外生殖器

　　女性外生殖器又称外阴，是指生殖器官的外露部分。其位于两股内侧之间，前为耻骨联合，后为会阴，包括阴阜、大阴唇、小阴唇、阴蒂和阴道前庭（图 1-1）。

一、阴阜

　　阴阜为耻骨联合前面隆起的脂肪垫。青春期此处皮肤开始生长阴毛（为女性第二性征表现之一），呈倒三角形分布。阴毛的色泽、疏密、粗细存在个体或种族差异。

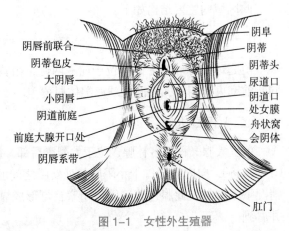

图 1-1　女性外生殖器

二、大阴唇

大阴唇为两股内侧一对隆起的纵行皮肤皱襞，起自阴阜，止于会阴。大阴唇外侧面为皮肤，青春期开始生长阴毛，有色素沉着，内含皮脂腺和汗腺；内侧面皮肤湿润似黏膜。皮下为脂肪组织和疏松结缔组织，内含丰富的血管、淋巴管和神经，若局部受伤，易出血形成血肿。未产妇两侧大阴唇自然合拢，遮盖阴道口及尿道口，经产妇的大阴唇因受分娩的影响向两侧分开，绝经后呈萎缩状、阴毛稀少。

三、小阴唇

小阴唇为位于大阴唇内侧的一对薄皮肤皱襞，表面湿润、褐色、无阴毛，富含神经末梢。两侧小阴唇前端融合，再分成前后两叶包绕阴蒂，前叶形成阴蒂包皮，后叶与大阴唇于后端会合，在正中线形成阴唇系带。经产妇因分娩的影响此系带不明显。

四、阴蒂

阴蒂位于两侧小阴唇顶端下方，由海绵体构成，与男性的阴茎海绵体同源，在性兴奋时有勃起性。阴蒂自前向后分为三部分，前为阴蒂头、中为阴蒂体、后为两个阴蒂脚。阴蒂脚附着于两侧耻骨支上。阴蒂头暴露于外阴，富含神经末梢，极敏感。

五、阴道前庭

阴道前庭为两侧小阴唇之间的菱形区域，前端为阴蒂，两侧为小阴唇，后方为阴唇系带（图1-2）。阴道口与阴唇系带之间有一浅窝，称为舟状窝，又称阴道前庭窝，经产妇受分娩影响此窝消失。

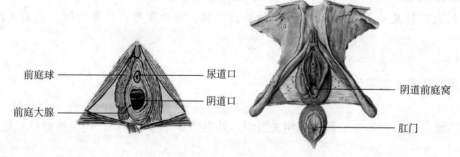

图1-2 阴道前庭

此区域内主要结构如下：

（一）前庭球

前庭球又称球海绵体，位于前庭两侧，由具勃起性的静脉丛组成，前端与阴蒂相接，后端膨大，与同侧前庭大腺相邻，表面被球海绵体肌覆盖。

（二）前庭大腺

前庭大腺又称巴多林腺，位于大阴唇后部，被球海绵体肌覆盖，如黄豆大小，左右各一。其腺管细长（1~2 cm），向内侧开口于小阴唇与处女膜之间的沟内。性兴奋时，分泌黄白色黏液，起润滑作用。正常情况下不能触及此腺，若腺管口闭塞，可形成囊肿；若伴感染，可形成脓肿；出现囊肿或脓肿可能触及并看到。

（三）尿道外口

尿道外口位于阴蒂头后下方及前庭前部，其后壁上有一对尿道旁腺，腺体开口小，常为细菌潜伏之处。

（四）阴道口及处女膜

阴道口位于尿道口后方及前庭后部，周围覆有一层薄黏膜，称为处女膜。处女膜多在中央有一孔，孔的大小和形状因人而异。处女膜可在初次性交或剧烈运动时破裂，受阴道分娩影响，产后仅留有处女膜痕。

第二节　内生殖器

女性内生殖器包括阴道、子宫、输卵管和卵巢，后两者合称为子宫附件（图1-3）。

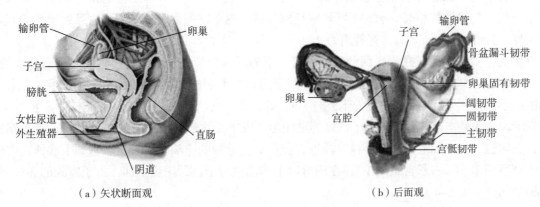

（a）矢状断面观　　　　　　　　　　（b）后面观

图1-3　女性内生殖器

一、阴道

阴道为性交器官，也是月经血排出和胎儿娩出的通道。

（一）位置和形态

阴道位于骨盆下部中央，为上宽下窄的管道。其前壁短（7～9 cm），与膀胱和尿道相邻；后壁长（10～12 cm），与直肠贴近。阴道上端包绕子宫颈，下段开口于阴道前庭后部。子宫颈与阴道间形成一向上的圆形隐窝称为阴道穹窿，有前、后、左、右四部分，阴道后穹窿最深，其顶端与直肠子宫陷凹紧密相贴，为盆腹腔最低位置，临床上可经此穿刺或引流，是诊断某些疾病或实施手术的途径。

（二）组织结构

阴道壁由黏膜层、肌层和纤维组织膜构成。黏膜层由非角化复层鳞状上皮覆盖，淡红色，无腺体，横纹皱襞多，伸展性大。阴道上端1/3处黏膜受性激素影响有周期性的变化，临床上阴道涂片检测女性卵巢或胎盘功能时在此处采集标本。幼女与绝经后妇女阴道黏膜上皮薄，皱襞少，伸展性差，容易受伤及感染。肌层由外纵和内环两层平滑肌组成，与纤维组织膜紧贴。阴道壁富有静脉丛，损伤后易出血或形成血肿。

二、子宫

子宫为产生月经、孕育胚胎和胎儿的器官，也是精子到达输卵管的通道。

（一）位置

子宫位于盆腔中央，膀胱与直肠之间，下端接阴道，两侧与输卵管相通。女性直立时，子宫底位于骨盆入口平面以下，子宫颈外口位于坐骨棘水平稍上方。当膀胱空虚时，成人子宫多呈前倾前屈位。子宫的正常位置依靠子宫韧带及骨盆底肌肉和筋膜支托，任何原因引起的骨盆组织结构破坏或功能障碍均可导致子宫脱垂。

（二）形态

子宫为一空腔肌性器官，壁厚，呈倒置的梨形，长 7～8 cm，宽 4～5 cm，厚 2～3 cm，非孕期重50～70 g，容量约 5 mL。子宫上部较宽，称子宫体，简称宫体。子宫体顶部隆起部分称子宫底。子宫底两侧称子宫角，与输卵管相通。子宫下部较窄呈圆柱状，称子宫颈。子宫体与子宫颈的比例因卵巢功能和年龄而异，青春期前为 1：2，育龄期为 2：1，绝经后为 1：1。

子宫腔为上宽下窄的三角形，两侧通输卵管，下通子宫颈管。子宫体与子宫颈之间最狭窄的部分，称子宫峡部。其上端在解剖上最为狭窄，称解剖学内口；下端的黏膜组织由子宫内膜转变为子宫颈黏膜，称组织学内口。子宫峡部在非孕期长约 1 cm，妊娠期子宫峡部逐渐变长，妊娠末期可达 7～10 cm，成为子宫下段，为软产道的一部分。子宫颈管呈梭形，成年女性子宫颈管长 2.5～3.0 cm，其下端称子宫颈外口，通阴道。未产妇的子宫颈外口呈圆形，经产妇受分娩的影响呈横裂状。宫颈下端伸入阴道内的部分为子宫颈阴道部，占子宫颈的 1/3；在阴道以上的部位为子宫颈阴道上部，占子宫颈的 2/3，两侧与子宫主韧带相连（图 1-4）。

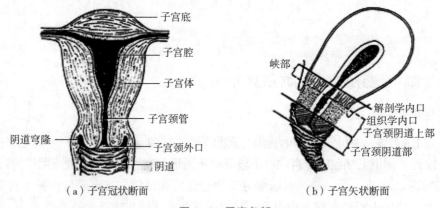

（a）子宫冠状断面　　　　　　　　　　（b）子宫矢状断面

图 1-4　子宫各部

（三）组织结构

1. 子宫体：由内向外分为子宫内膜、肌层和浆膜层。

（1）子宫内膜：为黏膜层，由致密层、海绵层、基底层构成。致密层和海绵层在卵巢性激素影响下发生周期变化而脱落，统称功能层，约占子宫内膜的 2/3；靠近子宫肌层的 1/3 为基底层，不受性激素影响，无周期性变化，功能层脱落后由此层再生。

（2）子宫肌层：较厚，非孕期约厚 0.8 cm，由大量平滑肌束、少量胶原纤维和弹力纤维组成，大致分外、中、内三层。外层肌纤维纵行排列，是子宫收缩的起始点；中层肌纤维围绕血管交叉排列如网状，收缩时压迫血管，起到止血作用；内层肌纤维环行排列，痉挛性收缩时可形成子宫收缩环。

（3）子宫浆膜层：为覆盖在子宫底部及其前后面的脏腹膜，与肌层紧贴。在近子宫峡部处向前反折覆盖膀胱，形成膀胱子宫陷凹；在子宫颈后方及阴道后穹隆向后反折覆盖直肠，形成直肠子宫陷凹，也称道格拉斯陷凹，是盆腔位置最低的部位。

2.子宫颈：由较多结缔组织、少量平滑肌纤维、血管及弹力纤维组成。宫颈管黏膜为单层高柱状上皮，内有腺体可分泌碱性黏液形成黏液栓堵塞子宫颈管，有阻止病原体入侵的作用，黏液栓成分及性状受卵巢性激素的影响发生周期性变化。子宫颈阴道部由复层鳞状上皮覆盖，表面光滑。子宫颈外口柱状上皮与鳞状上皮交界处是宫颈癌的好发部位。

（四）子宫韧带

子宫韧带共有4对（图1-5）。韧带与骨盆底肌肉和筋膜共同维持子宫的正常位置。

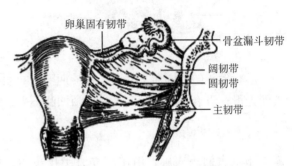

图1-5 子宫各韧带（前面观）

1.圆韧带：呈圆索状，起于两侧子宫角前、输卵管的稍下方，向前外侧走行达两侧骨盆壁，经腹股沟管终止于大阴唇前端。圆韧带的作用是维持子宫前倾位置。

2.阔韧带：为子宫体两侧的一对翼形腹膜皱襞，由子宫体两侧向外延伸达骨盆壁，将骨盆分为前、后两部分。宫体两侧的阔韧带中有丰富的血管、神经、淋巴管及大量疏松结缔组织，称为宫旁组织。子宫动、静脉和输尿管均从阔韧带基底部穿过。阔韧带的作用是维持子宫处于盆腔中央的位置。

3.主韧带：又称子宫颈横韧带，横行于宫颈两侧和骨盆侧壁之间，位于阔韧带的下部，有固定宫颈正常位置的作用。若主韧带松弛，可致子宫脱垂。

4.宫骶韧带：起于子宫体和子宫颈交界处的后上侧方，向两侧绕过直肠，止于第2、第3骶椎前面的筋膜。其作用是向后上牵引宫颈，间接保持子宫前倾位置。

三、输卵管

输卵管是卵子和精子结合的场所，也是输送卵子、精子与受精卵的通道（图1-6）。

（一）位置和形态

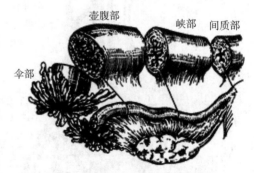

图1-6 输卵管各部及其横断面

输卵管为细长而弯曲的肌性管道，左右各一，长8~14 cm。内侧与子宫角相通，外端游离呈伞状，与卵巢接近。根据输卵管的形态由内向外分为4部分：①间质部：穿行于子宫角内的部分，长约1 cm，管腔最窄；②峡部：位于间质部外侧，较细，长2~3 cm，短而直，管腔较窄，血管分布少，为输卵管结扎术的结扎部位；③壶腹部：位于峡部外侧，管腔较宽大且弯曲，长5~8 cm，为正常受精部位；④伞部：呈漏斗状，长1~1.5 cm，开口于腹腔，有"拾卵"作用。

（二）组织结构

输卵管壁由外向内由浆膜层、肌层、黏膜层三部分构成。浆膜层为腹膜的一部分，即阔韧带上缘。肌层由内环、外纵两层平滑肌组成，可有节奏收缩，从而引起输卵管由远端向近端蠕动。黏膜层由单层高柱状上皮构成，上有朝向宫腔摆动的纤毛细胞。纤毛细胞在阻止经血逆流、宫腔感染向腹腔扩散和运送孕卵等方面都有一定作用。输卵管黏膜上皮细胞的功能和输卵管肌肉的收缩，均受卵巢性激素的影响而发生周期性的变化。

四、卵巢

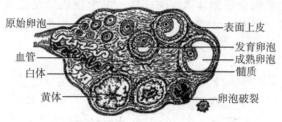

图 1-7　卵巢的结构

卵巢是女性性腺器官，具有产生与排出卵子，并分泌性激素的功能（图 1-7）。

（一）位置和形态

卵巢为一对扁椭圆形的腺体，位于输卵管的后下方，借内侧的卵巢固有韧带和外侧的骨盆漏斗韧带，悬于子宫与盆壁之间，借卵巢系膜与阔韧带相连。其大小、形状随年龄不同而有差异，育龄期卵巢的大小约 4 cm×3 cm×1 cm，重 5～6 g，灰白色。青春期前表面光滑；青春期排卵后，表面逐渐凹凸不平；绝经后卵巢萎缩变小变硬。

（二）组织结构

卵巢表面无腹膜，由单层立方上皮覆盖，称为表面上皮。卵巢上皮的深面有一层致密的纤维组织，称为白膜。再往里为由外层的皮质和内层的髓质组成的实质，皮质内有数以万计的各级发育卵泡及致密结缔组织；髓质内无卵泡，含有疏松结缔组织、丰富的血管、神经、淋巴管及少量平滑肌纤维。

第三节　血管、淋巴及神经

女性生殖器官的血管与淋巴管伴行，各器官间静脉及淋巴管以丛、网状相吻合。

血管、淋巴及神经

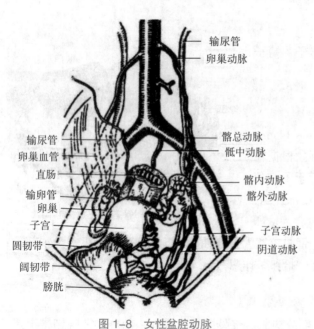

图 1-8　女性盆腔动脉

一、血管

女性内、外生殖器官主要由卵巢动脉、子宫动脉、阴道动脉及阴部内动脉供应血液（图 1-8）。盆腔静脉与同名动脉伴行，数量上较多，在相应器官及其周围形成静脉丛，且相互吻合，导致盆腔感染容易蔓延。

二、淋巴

女性生殖器官及盆腔具有丰富的淋巴系统，淋巴管与淋巴结均与相应的血管伴行，成群或成串分布，分外生殖器淋巴与盆腔淋巴两组（图 1-9）。当内、外生殖器官发生肿瘤或感染时，常沿各部回流的淋巴管转移或扩散。

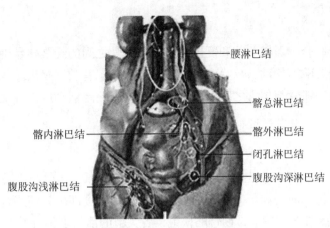

腰淋巴结

髂总淋巴结

髂外淋巴结

闭孔淋巴结

腹股沟深淋巴结

髂内淋巴结

腹股沟浅淋巴结

图 1-9　女性生殖器淋巴分布

三、神经

支配女性外生殖器的神经主要为阴部神经（第Ⅱ、第Ⅲ、第Ⅳ骶神经分支），含感觉和运动神经纤维，分布于会阴、阴唇和肛门周围（图 1-10）。内生殖器主要由交感神经和副交感神经支配（图 1-11）。子宫平滑肌可自主节律活动，完全切断其神经后仍能节律性收缩，完成分娩。临床上可见低位截瘫产妇完成自然分娩。

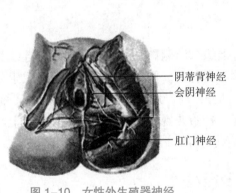

阴蒂背神经

会阴神经

肛门神经

图 1-10　女性外生殖器神经

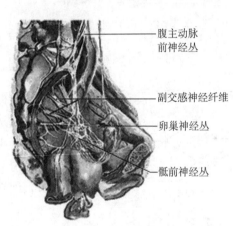

腹主动脉前神经丛

副交感神经纤维

卵巢神经丛

骶前神经丛

图 1-11　女性内生殖器神经

第四节　骨　盆

骨盆具有支持躯干及保护盆腔脏器的重要作用，同时又是胎儿娩出的骨性产道，其大小、形状直接影响分娩能否顺利进行。

一、组成

（一）骨骼

骨盆由一块骶骨、一块尾骨及左右两块髋骨组成。每块髋骨由髂骨、坐骨和耻骨融合而成，骶骨由 5～6 块骶椎融合而成，其上缘明显向前突出，称为骶岬，是骨盆内测量的重要骨性标志。尾骨由 4～5 块尾椎融合而成（图 1-12）。

（二）关节

骨盆的关节包括耻骨联合、骶髂关节和骶尾关节。两耻骨之间的纤维软骨构成耻骨联合，位于骨盆的前方，妊娠期受性激素影响变松动，分娩中可出现轻度分离，有利于娩出胎儿。髂骨与骶骨之间形成骶髂关节，位于骨盆后方。骶骨与尾骨之间形成骶尾关节，有一定活动度，分娩时尾骨后移使产道出口前后径增加，有利于分娩。

（三）韧带

在关节与耻骨联合周围有两对重要的韧带附着（图1-13）。骶、尾骨与坐骨结节之间的韧带为骶结节韧带，骶、尾骨与坐骨棘之间的韧带为骶棘韧带。骶棘韧带宽度即坐骨切迹宽度，是判断中骨盆有无狭窄的重要指标，妊娠期受性激素影响，韧带略松弛，各关节的活动度稍有增加，有利于胎儿娩出。

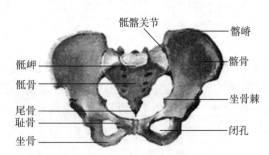

图1-12　正常女性骨盆（前上观）

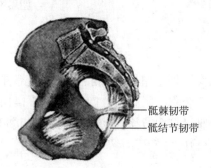

图1-13　骨盆韧带（前上观）

二、分界

以耻骨联合上缘、两侧髂耻缘及骶岬上缘的连线为界，将骨盆分为假骨盆和真骨盆。假骨盆又称大骨盆，位于分界线以上，为腹腔的一部分，与产道无直接关系；真骨盆又称小骨盆，位于分界线以下，是胎儿娩出的骨产道。真骨盆有上、下两个口，即骨盆入口和骨盆出口，两者之间为骨盆腔。

三、平面及径线

为了便于理解分娩时胎儿先露部通过骨产道的过程，将骨盆分为三个假想的平面（图1-14）。

（一）入口平面

骨盆入口平面

即真、假骨盆的分界线，呈横椭圆形。此平面有4条径线。

1. 前后径：又称真结合径。耻骨联合上缘中点至骶岬上缘正中间的距离，平均值11 cm，其长短与分娩关系密切，是入口平面的重要径线。

2. 横径：为左、右髂耻缘间的最大距离，平均值13 cm。

3. 斜径：左右各一。左侧骶髂关节至右侧髂耻隆突间的距离为左斜径；右侧骶髂关节至左侧髂耻隆突间的距离为右斜径，平均值12.75 cm。

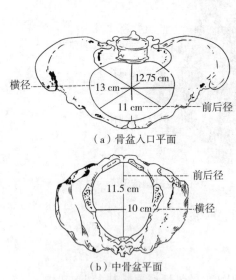

（a）骨盆入口平面
横径　13 cm　12.75 cm　11 cm　前后径

（b）中骨盆平面
前后径　11.5 cm　10 cm　横径

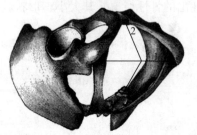

1—出口横径；2—出口前矢状径；3—出口后矢状径
（c）骨盆出口平面

图1-14　骨盆各平面及径线

（二）中骨盆平面

为骨盆最小平面及骨盆腔最狭窄部分，呈前后径长的椭圆形。其前方为耻骨联合下缘，两侧为坐骨棘，后方为骶骨下端。此平面有 2 条径线。

中骨盆平面

1. 前后径：耻骨联合下缘中点通过两侧坐骨棘连线中点至骶骨下端间的距离，平均值 11.5 cm。

2. 横径：又称坐骨棘间径。两坐骨棘间的距离，平均值 10 cm。

（三）出口平面

由两个在不同平面的三角形组成。坐骨结节间径为两个三角形共同的底边。前三角平面顶端为耻骨联合下缘，两侧为耻骨降支；后三角平面顶端为骶尾关节，两侧为骶结节韧带。此平面有 4 条径线。

骨盆出口平面

1. 前后径：耻骨联合下缘至骶尾关节间的距离，平均值 11.5 cm。

2. 横径：也称坐骨结节间径。两坐骨结节前端内侧缘之间的距离，平均值 9 cm。

3. 前矢状径：耻骨联合下缘中点至坐骨结节间径中点间的距离，平均值 6 cm。

4. 后矢状径：骶尾关节至坐骨结节间径中点间的距离，平均值 8.5 cm。当出口横径稍短，而出口横径与出口后矢状径之和 > 15 cm 时，正常大小的胎头可通过后三角区经阴道娩出。

四、骨盆标记

（一）骶岬

第一骶椎上缘向前明显突出，称为骶岬，是妇科腹腔镜手术的重要标志之一，也是产科骨盆内测量对角径的重要标记，与骨盆入口平面大小密切相关。

（二）坐骨棘

坐骨棘位于真骨盆的中部，为坐骨后缘的突出部分。两坐骨棘连线的长短是衡量中骨盆大小的重要标志，坐骨棘平面是分娩时判断胎儿下降快慢的重要标志，肛诊或阴道检查时可触及。

（三）耻骨弓

耻骨两降支的前部相连构成耻骨弓，正常耻骨弓角度 90°～100°，角度的大小可反映骨盆出口横径的宽度。

（四）坐骨结节

坐骨结节位于真骨盆的下部，为坐骨体与坐骨支后部的粗糙隆起，是骨盆的最低点，可在体表扪及。两坐骨结节内侧缘的距离是骨盆出口的横径，其长短决定着骨盆出口的大小。

（五）髂嵴

髂骨翼上缘肥厚形成弓形的髂嵴，其前端为髂前上棘。髂嵴与髂前上棘是骨盆外测量的重要标记。

五、骨盆轴及骨盆倾斜度

（一）骨盆轴

连接骨盆各平面中点的假想曲线，称为骨盆轴（图 1-15）。此轴上段向下向后，中段向下，下段向下向前。分娩时，胎儿沿此轴完成一系列分娩动作。

（二）骨盆倾斜度

妇女直立时，骨盆入口平面与地平面所形成的角度，称为骨盆倾斜度（图1-16），一般为60°。

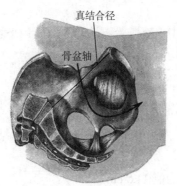

图1-15 骨盆轴

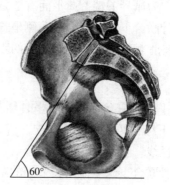

图1-16 骨盆倾斜度

第五节　骨盆底

骨盆底由三层肌肉和筋膜组成，封闭骨盆出口，有尿道、阴道、肛管穿过。其主要作用是承托与保护盆腔脏器于正常位置。若骨盆底松弛，可导致盆腔器官膨出、脱垂。骨盆底的前方为耻骨联合下缘，后方为尾骨尖，两侧为耻骨降支、坐骨升支及坐骨结节。骨盆底由外向内分为3层。

骨盆底

一、外层

外层即浅层肌肉和筋膜，在外生殖器、会阴皮肤及皮下组织的下面，由会阴浅筋膜及其深面的三对肌肉（球海绵体肌、坐骨海绵体肌、会阴浅横肌）及肛门外括约肌组成。此层肌肉的肌腱会合于阴道外口与肛门之间，称为会阴中心腱（图1-17）。

二、中层

中层即泌尿生殖膈，由上、下两层坚韧的筋膜及其之间的一对由两侧坐骨结节至中心腱的会阴深横肌和位于尿道周围的尿道括约肌组成。尿道和阴道从此膈穿过（图1-18）。

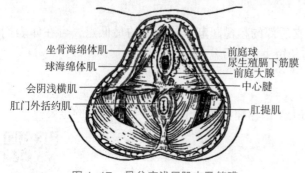

图1-17 骨盆底浅层肌肉及筋膜

坐骨海绵体肌
球海绵体肌
会阴浅横肌
肛门外括约肌
前庭球
尿生殖膈下筋膜
前庭大腺
中心腱
肛提肌

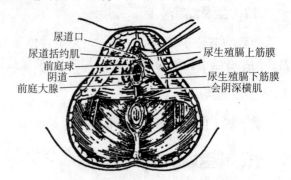

图1-18 骨盆底中层肌肉及筋膜

尿道口
尿道括约肌
前庭球
阴道
前庭大腺
尿生殖膈上筋膜
尿生殖膈下筋膜
会阴深横肌

三、内层

内层即盆膈，为骨盆底最坚韧的一层，由两侧肛提肌及其内、外两层筋膜组成。自前向后依次有尿道、阴道和直肠穿过。每侧肛提肌自前内向后外由耻尾肌、髂尾肌、坐尾肌3部分构成，左右对称，向下、向内合成漏斗状，构成骨盆底的大部分（图1-19）。肛提肌主要起加强盆底托力的作用。部分肌纤维在阴道和直肠周围交织，加强阴道括约肌和肛门括约肌的作用。

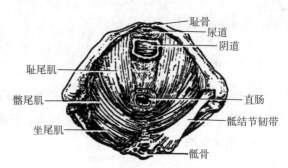

图1-19　骨盆底内层肌肉

（耻骨、尿道、阴道、耻尾肌、髂尾肌、坐尾肌、直肠、骶结节韧带、骶骨）

会阴有广义与狭义两个概念。广义会阴是指封闭骨盆出口的所有软组织；狭义会阴是指阴道口和肛门之间的软组织，由皮肤、皮下脂肪、筋膜、部分肛提肌和会阴中心腱构成，又称会阴体，厚3～4 cm，由外向内逐渐变窄呈楔形。狭义会阴伸展性很大，妊娠后逐渐变软，有利于分娩，但分娩时需注意保护，以免发生会阴裂伤。

第六节　邻近器官

女性生殖器官与尿道、膀胱、输尿管、直肠及阑尾相邻，而且它们之间的血管、淋巴与神经也有密切联系。当某一器官病变时，易相互累及。

一、尿道

尿道为肌性管道，位于阴道前、耻骨联合后，起源于膀胱三角尖端，穿过泌尿生殖膈，终止于阴道前庭部的尿道外口，长4～5 cm。尿道直而短，邻近阴道，易发生泌尿生殖系统感染。肛提肌与盆筋膜对尿道有支持作用，在腹压增加时提供抵抗而使尿道闭合，若发生损伤可出现压力性尿失禁。

二、膀胱

膀胱为囊状肌性脏器。空虚膀胱位于子宫与耻骨联合之间，膀胱充盈时可突向盆腔甚至腹腔，影响妇科检查，且妇科手术时易被误伤，故妇科检查及手术前必须排空膀胱。膀胱底部与子宫颈及阴道前壁相邻，若盆底肌肉及其筋膜受损，易致膀胱与尿道膨出。

三、输尿管

输尿管为一对肌性圆索状管道，全长约30 cm，粗细不一。输尿管起自肾盂，在腹膜后沿腰大肌前面偏中线侧下行，经髂外动脉起点的前方进入骨盆腔，继续沿髂内动脉下行，于阔韧带基底部向前内至宫颈外侧约2 cm处，下穿子宫动脉，经阴道侧穹隆，斜向前穿越输尿管隧道进入膀胱。故施行子宫切除术需高位结扎卵巢血管、结扎子宫动脉及打开输尿管隧道时，应避免损伤输尿管（图1-20）。

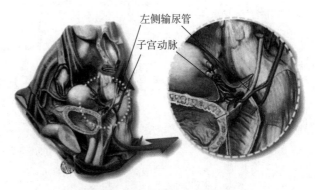

图1-20　输尿管与子宫动脉的关系

（左侧输尿管、子宫动脉）

四、直肠

直肠位于盆腔后部，前为子宫及阴道，后为骶骨，上接乙状结肠，下接肛管，全长15～20 cm，其中肛管长2～3 cm。会阴体在直肠与阴道下段之间，若阴道分娩时会阴严重撕裂，常与阴道后壁一并膨

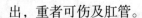

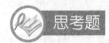

出，重者可伤及肛管。

五、阑尾

阑尾为盲肠内侧壁的盲端细管，长 7~9 cm，位于右髂窝内，形似蚯蚓，其下端有时可达右侧输卵管及卵巢，其位置、粗细、长短变化较大。妊娠期阑尾的位置可随增大的子宫逐渐向外上方移位。阑尾炎症可累及女性子宫附件。

思考题

李女士，28 岁，已婚，临床诊断疑似"输卵管异位妊娠破裂"。

请思考：

（1）若发生异位妊娠破裂，血液最可能积聚在哪里？

（2）若进行诊断性穿刺，应选择哪个穿刺部位？为什么？

第二章

女性生殖系统生理

● 知识目标：

1. 掌握月经的临床表现；雌激素和孕激素的生理作用；卵巢与子宫内膜的周期性变化。
2. 熟悉女性生殖器官其他部位的周期性变化；月经周期的调节。
3. 了解女性一生各阶段的生理特点。

女性生殖系统生理

● 能力目标：

1. 能够识别女性生殖系统周期性变化与生理异常。
2. 能对月经期的女性进行健康指导。

● 素质目标：

1. 增强女性自我监测、自我护理的意识。
2. 树立女性全周期护理的观念。

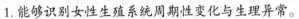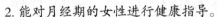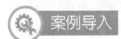

案例导入

患者，女，13岁月经初潮，月经周期30～38天，经期7～10天，经量多，有血块，经前有下腹坠胀感、腹泻。

请思考：

1. 该患者的月经（经期、周期、经血等）是否正常？
2. 如何对其开展月经期健康指导？

女性从胚胎发育到衰老的过程是一个渐变的生理过程，体现着下丘脑垂体卵巢轴发育、成熟和衰退的生理变化过程。根据年龄和内分泌变化特点，女性一生可分为胎儿期、新生儿期、儿童期、青春期、性成熟期、绝经过渡期和绝经后期7个阶段。各阶段的生理特点不同，但无明确的界限。

第一节 女性一生各阶段的生理特点

一、胎儿期

从受精卵到胎儿娩出，称为胎儿期。受精卵是由父系和母系来源的23对（46条）染色体组成的新个体，其中性染色体 X 与 Y 决定着胎儿的性别，XX 合子发育为女性，XY 合子发育为男性。胚胎6周后原始性腺开始分化，至胚胎8～10周性腺组织开始出现卵巢结构。卵巢形成后，由于无雄激素与副中肾管抑制因子，中肾管退化，两条副中肾管发育成女性生殖道。

二、新生儿期

出生后 4 周内称新生儿期。女性胎儿因在子宫内受母体性激素的影响，出生后数日乳房略肿大或少许泌乳，外阴较丰满。出生后因脱离母体环境，血中性激素水平迅速下降，阴道可出现少量血性分泌物，均属生理现象，短期内自然消退。

三、儿童期

从出生后 4 周至 12 岁左右，称儿童期。

儿童期早期即 8 岁之前，女童雌激素水平低，下丘脑、垂体对低水平雌激素的负反馈及中枢性抑制因素高度敏感。因此，下丘脑垂体卵巢轴的功能处于抑制状态。此期女童虽身体生长发育很快，但生殖器为幼稚型。阴道上皮薄，细胞内糖原少，阴道酸度低，抵抗力弱，容易发生婴幼儿外阴阴道炎；子宫小，宫颈长，子宫体、宫颈的比例为 1 ∶ 2；输卵管弯曲且细；卵巢长而窄，子宫、输卵管及卵巢位于腹腔内。

儿童期后期即 8 岁之后，女童身体迅速生长发育，同时体内下丘脑促性腺激素释放激素（GnRH）抑制状态解除，有一定量的促性腺激素合成，卵巢内的卵泡受促性腺激素的影响有一定发育并分泌性激素，但仍不成熟，卵巢逐渐变为扁卵圆形，卵巢、输卵管及子宫逐渐向骨盆腔内下降。女性体征逐渐开始出现，皮下脂肪开始在胸、肩、髋及外阴沉积，乳房开始发育。

四、青春期

青春期是指从乳房发育等第二性征出现至生殖器官逐渐发育成熟，是儿童到成人的过渡期。世界卫生组织（WHO）规定青春期为 10 ~ 19 岁。此期的发动多开始于 8 ~ 10 岁，此时中枢性负反馈抑制状态解除，GnRH 开始呈脉冲式释放，引起促性腺激素和卵巢性激素水平升高、第二性征出现等。青春期发动的时间与遗传因素、地理位置、个人体质、营养及心理精神因素有关。

女性青春期第一性征的变化是在卵巢分泌的性激素作用下，卵巢增大，卵泡开始发育和分泌激素；阴阜隆起，大、小阴唇肥厚；阴道变长变宽，阴道黏膜增厚有皱襞；子宫明显增大，子宫体、宫颈的比例为 2 ∶ 1；输卵管变粗，弯曲度减小，黏膜出现许多皱襞与纤毛；卵巢皮质内有不同发育阶段的卵泡，使卵巢表面稍呈凹凸不平；促使内、外生殖器官由幼稚型转为成人型。青春期女性虽初步具有生育能力，但生殖系统的功能尚未稳定与完善。

女性其他特有的性征即第二性征包括音调变高，乳房发育，阴毛及腋毛分布，骨盆横径发育大于前后径，胸、肩、髋部皮下脂肪增多，骨盆宽大，形成女性特有体态。女性青春期按照先后经历 4 个不同阶段，各阶段有重叠，共需 4.5 年左右。

（一）乳房发育

乳房发育是女性第二性征的最初特征，为女性青春期启动的标志。一般女性约 10 岁时乳房开始发育，经过约 3.5 年的时间发育为成熟型。

（二）肾上腺功能初现

青春期肾上腺雄激素分泌增加引起阴毛和腋毛的生长，称为肾上腺功能初现。一般女孩乳房开始发育数月至 1 年后，阴毛开始生长，约 2 年后腋毛开始生长。肾上腺功能初现提示下丘脑—垂体—肾上腺

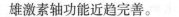

雄激素轴功能近趋完善。

（三）生长加速

11～12岁青春期少女体格生长呈直线加速，平均每年生长9 cm，月经初潮后生长减缓。青春期生长加速是雌激素、生长激素和胰岛素样生长因子Ⅰ分泌增加所致。

（四）月经初潮

月经初潮即第一次月经来潮，为青春期的重要标志，提示卵巢产生的雌激素达到一定水平，足以使子宫内膜增生并引起子宫内膜脱落即出现月经。但由于下丘脑垂体卵巢轴功能尚未成熟，卵泡发育成熟却不能排卵，易发生无排卵性功能失调性子宫出血，月经周期常不规则，多需5～7年调整，建立规律的周期性排卵后，月经才逐渐正常。月经初潮平均晚于乳房发育2.5年。

青春期女孩心理变化也很大，出现性意识，情绪容易波动，常产生自卑感或焦虑情绪，既认为自己已成熟，不喜欢受约束，想独立，又胆怯、依赖，容易与周围的事情发生冲突。应给予恰当的心理疏导，引导她们正确认识这一必经的生理过程。

五、性成熟期

性成熟期又称生育期，是卵巢生殖机能与内分泌功能最旺盛的时期，一般从18岁左右开始，历时约30年。此期因卵巢生殖功能成熟及性激素的分泌而表现为卵巢周期性排卵和月经，同时，生殖器官各部及乳房在卵巢性激素的作用下发生周期性变化。

六、绝经过渡期

绝经过渡期是指从开始出现绝经趋势至最后一次月经的时期，可始于40岁，历时长短不一，短则1～2年，长则10～20年。此期由于卵巢内的卵泡自然耗尽或剩余的卵泡对垂体促性腺激素无反应，导致卵巢功能逐渐衰退，卵泡发育不全，无排卵，易出现无排卵性月经，表现为月经不规律。最终月经永久性停止，称绝经。我国妇女平均绝经年龄为49.5岁，80%在44～54岁之间。尽管人均寿命已明显延长，但绝经年龄却变化不大，提示人类绝经年龄主要取决于遗传。世界卫生组织（WHO）将卵巢功能开始衰退直至绝经后一年内的时期称围绝经期。此期因雌激素水平降低，许多妇女发生血管舒缩障碍及神经精神症状，表现为潮热、出汗、情绪不稳定、抑郁或烦躁、头痛及失眠等，称绝经综合征。

七、绝经后期

绝经后期即绝经后的生命时期。初期，卵巢虽因卵泡耗竭而停止分泌雌激素，但卵巢间质仍能分泌少量在外周组织转化为雌酮的雄激素，维持体内较低雌激素水平。妇女60岁以后机能逐渐老化进入老年期，卵巢功能已完全衰竭，雌激素水平低落，不能维持女性第二性征，生殖器官进一步萎缩退化，易感染，易患萎缩性阴道炎；因骨代谢失常导致骨质疏松，易发生骨折。

第二节　月经及月经期的临床表现

一、概念

月经是指伴随卵巢周期性变化而出现的子宫内膜周期性脱落及出血。规律月经的出现是生殖功能成熟的重要标志之一。月经初潮年龄多为 13～14 岁，早至 11～12 岁或迟至 16 岁，16 岁以后月经尚未来潮者应引起重视。月经初潮的早晚受遗传、环境、气候、营养等因素影响。

二、特征

月经血一般呈暗红色，主要特点是不凝固。其主要成分有血液、子宫内膜碎片、宫颈黏液及脱落的阴道上皮细胞等。经血中含有来自子宫内膜的大量纤溶酶，纤溶酶能溶解纤维蛋白，所以经血多不凝固，但在出血多或速度快时可有血凝块。

三、临床表现

正常月经具有周期性，相邻两次月经第 1 天的间隔时间，称月经周期。月经周期一般为 21～35 天，平均 28 天。每次月经持续的时间，称月经期，一般为 2～8 天，平均 4～6 天。一次月经的总失血量为月经量，正常月经量为 20～60 mL，超过 80 mL 为月经过多。月经期一般无特殊症状，但因盆腔充血以及前列腺素的作用，有些妇女可出现下腹及腰骶部下坠不适或酸胀感及腹泻等胃肠功能紊乱症状；少数妇女可有乳房胀痛、头痛及轻度神经系统不稳定症状（如头痛、失眠、疲倦、精神抑郁、易于激动）。一般不影响正常学习与工作，需要注意经期卫生和休息。

四、健康指导

月经期应解除不必要的思想顾虑，保持精神平和愉快；注意盆腔卫生、避免盆腔压力加大；注意防寒保暖，避免淋雨、冷水浴；保持外阴清洁干燥，勤洗、勤换内裤；禁止阴道冲洗、盆浴、游泳及性生活；少吃寒凉、忌食辛辣等刺激性食物；避免举重、剧烈运动和重体力劳动。

知识链接 ◦┈┈┈

月经期性生活的危害

1. 使女性生殖器充血，导致月经量增多，经期延长。

2. 性冲动时子宫收缩，可将子宫内膜碎片挤入盆腔，引起子宫内膜异位症，甚至导致不孕症。

3. 月经分泌物进入男子尿道，可能会引起尿道炎。

4. 因精子在子宫内膜破损处和溢出的血细胞相遇，甚至进入血液，可诱发抗精子抗体，从而导致免疫性不孕、不育症。

5. 男性生殖器可能会把细菌带入阴道内，细菌沿子宫内膜内破裂的小血管扩散，可能会导致盆腔炎性疾病。

┈┈

第三节 卵巢的周期性变化及功能

卵巢的周期性变化

一、卵巢的周期性变化

卵泡于胚胎形成后便开始自主发育与闭锁，此过程不依赖促性腺激素，机制不明。

胚胎 6～8 周时，原始生殖细胞不断有丝分裂，细胞数增多，体积增大，称为卵原细胞，约 60 万个。胎儿 11~12 周时，卵原细胞第一次减数分裂，并静止于前期双线期，称为初级卵母细胞。胎儿 16~20 周时生殖细胞数目达到高峰，两侧卵巢共含卵泡 600 万~700 万个（卵原细胞占 1/3，初级卵母细胞占 2/3）。在胎儿期及出生后，卵泡不断闭锁，出生时约剩 200 万个，至青春期只剩下约 30 万个。胎儿 16 周至出生后 6 个月，单层梭形前颗粒细胞围绕着初级卵母细胞形成始基卵泡，这是女性的基本生殖单位，也是卵细胞储备的唯一形式。

卵巢的周期性
变化及功能

从青春期开始至绝经前，卵巢在形态和功能上发生的周期性变化，称卵巢周期。包括卵泡的发育及成熟、排卵、黄体的形成及退化三个阶段。

（一）卵泡的发育及成熟

青春期后，卵泡在促性腺激素的刺激下生长发育，根据卵泡的形态、大小、生长速度和组织学特征，将卵泡的生长过程分为始基卵泡、窦前卵泡、窦状卵泡和排卵前卵泡四个阶段（图 2-1）。卵泡发育始于始基卵泡到初级卵泡的转化。始基卵泡的发育于月经周期开始之前。由始基卵泡发育至窦前卵泡，需要 9 个月以上的时间，从窦前卵泡发育至成熟卵泡需要 85 天。根据卵泡发育过程中的形态，卵泡生长的最后阶段需要 15 天左右，即月经周期的卵泡期。

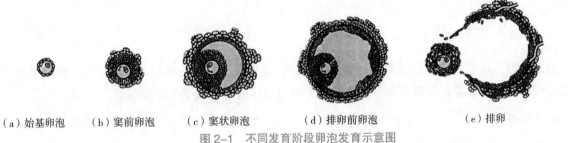

（a）始基卵泡　（b）窦前卵泡　（c）窦状卵泡　（d）排卵前卵泡　（e）排卵

图 2-1　不同发育阶段卵泡发育示意图

排卵前卵泡为卵泡发育的最后阶段，卵泡液急骤增加，卵泡腔增大，卵泡体积显著增大，直径可达 18~23 mm，通过 B 型超声清晰可见，卵泡向卵巢表面突出，其结构从外到内依次包括卵泡外膜（为致密的卵巢间质组织，与卵巢间质无明显界限）、卵泡内膜（从卵巢皮质层间质细胞衍化而来，细胞呈多边形，较颗粒细胞大，含有丰富血管）、颗粒细胞（呈立方体形，细胞间无血管存在，营养来自外周的卵泡内膜）、卵泡腔（腔内充满大量清澈的卵泡液和雌激素）、卵丘（卵细胞深藏其中，丘状突出于卵泡腔）、放射冠（围绕卵细胞的一层颗粒细胞，呈放射状排列）、透明带（在放射冠与卵细胞之间的一层很薄的透明膜）（图 2-2）。性成熟期每月有一批卵泡发育，一般只有一个优势卵泡可以成熟并排出卵细胞。女性一生中一般只有 400~500 个卵泡发育成熟并排卵。

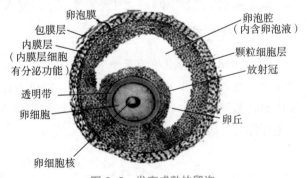

图 2-2　发育成熟的卵泡

从月经第 1 天到卵泡发育成熟，称为卵泡期，一般需 10~14 日。

（二）排卵

卵细胞和周围的卵丘颗粒细胞一起被排出的过程称排卵。排卵前，由于卵泡分泌的大量雌二醇正反馈作用于下丘脑，促使 GnRH 大量释放，继而促使垂体释放促性腺激素，出现黄体生成激素（LH）/促卵泡激素（FSH）峰。LH 峰是即将排卵的可靠指标，出现于卵泡破裂前 36 小时。在 LH 峰作用下排卵前卵泡黄素化，产生少量孕酮。LH/FSH 排卵峰与孕酮协同作用，激活卵泡液内蛋白溶酶活性，促使卵泡壁的胶原消化，形成排卵孔。另外，排卵前卵泡液中前列腺素显著增加，可促进卵泡壁释放蛋白溶酶，有助于排卵。

排卵多发生在下次月经来潮前 14 天左右，多发生在两次月经之间。卵子排出到腹腔后，经输卵管伞部拾获至输卵管。一般两侧卵巢轮流排卵，一侧卵巢也可连续排卵。

（三）黄体的形成及退化

排卵后，卵泡液流出，卵泡腔内压下降，卵泡壁塌陷，卵泡颗粒细胞和卵泡内膜细胞向腔内侵入，在 LH 的作用下黄素化，胞浆内含黄色颗粒状的类脂质，分别形成颗粒黄体细胞及卵泡膜黄体细胞，卵泡外膜将其包围，外观色黄，黄体形成。排卵后 7~8 天（月经周期第 22~23 天）黄体成熟，直径达 1~2 cm。若排出的卵子未受精，黄体在排卵后 9~10 天开始退化，其功能限于 14 天，机制不明。黄体退化时黄体细胞逐渐萎缩变小，逐渐由结缔组织所代替，组织纤维化，外观色白，称为白体。正常黄体功能的建立需要理想的排卵前卵泡发育，特别是 FSH 刺激，以及一定水平的持续性 LH 维持。若卵子受精，黄体在人绒毛膜促性腺激素作用下增大，转变为妊娠黄体，至妊娠 3 个月末退化。

从排卵日至月经来潮，称为黄体期，一般为 14 天。

二、卵巢的功能

卵巢的主要功能是产生并排出卵子和分泌性激素，分别称为生殖功能与内分泌功能。卵巢主要合成及分泌的性激素有雌激素、孕激素和少量雄激素，均为甾体激素，属于类固醇激素。

（一）雌激素

雌激素是由卵巢的卵泡膜细胞和颗粒细胞在 FSH 和 LH 的共同作用下合成，主要有雌酮（E_1）、雌二醇（E_2）、雌三醇（E_3），在肝脏内分解，随尿排出。随着卵泡的生长发育，雌激素逐渐增加，于排卵前达第一次高峰。排卵后雌激素水平出现暂时下降，随着黄体的形成与发育，雌激素水平又逐渐上升，约在排卵后 7~8 天黄体成熟时，雌激素水平达到第二次高峰，此次峰值较排卵前稍低。此后，黄体萎缩，雌激素水平急剧下降，至月经来潮时达最低水平。其生理作用见表 2-1。

（二）孕激素

卵泡期卵泡不合成孕激素，孕激素主要来自肾上腺；当 LH 排卵峰发生时，排卵前卵泡的颗粒细胞黄素化，开始分泌少量孕激素。排卵后，随着黄体的形成与发育，排卵后 7~8 天黄体成熟时，孕激素分泌量达最高峰，以后逐渐下降，至月经来潮时下降至卵泡期水平。孕激素在肝脏内分解，随尿排出。其生理作用见表 2-1。

表 2-1　雌、孕激素的生理作用

作用功能	作用部位	雌激素	孕激素
拮抗作用	子宫平滑肌	促进细胞增生肥大，肌层增厚，增进血运，促使和维持子宫发育；增加子宫平滑肌对缩宫素的敏感性，增强子宫收缩力	降低子宫平滑肌对缩宫素的敏感性，抑制子宫收缩
	子宫颈	使宫颈口松弛、扩张，宫颈黏液增多，清亮、稀薄、有弹性、易拉成丝，有利于精子穿行	宫颈黏液分泌减少、黏稠，形成黏液栓，有一定阻止精子穿行与病原体入侵的作用

续表

作用功能	作用部位	雌激素	孕激素
拮抗作用	阴道	促进阴道上皮细胞增生和角化，黏膜增厚，同时细胞内糖原增多，经乳酸杆菌分解成乳酸，维持阴道的自净作用	促使阴道上皮细胞大量迅速脱落，多数为中层上皮细胞
	输卵管	促进输卵管肌层发育，使输卵管节律性收缩加强，使上皮细胞增多与纤毛生长，有利于受精卵的运行	抑制输卵管收缩
	水钠代谢	促进高密度脂蛋白合成并抑制低密度脂蛋白合成，降低循环中胆固醇含量；促进醛固酮合成，使水、钠潴留；维持和促进骨基质代谢	促进水、钠的排泄
协同作用	子宫内膜	促进增生增厚呈增殖期改变	促使增殖期子宫内膜呈分泌期改变，有利于晚期胚泡着床和胚胎、胎儿在子宫腔内生长发育，防止流产
	乳房	使乳腺导管增生，乳头、乳晕着色	在雌激素作用的基础上，促乳腺腺泡发育
反馈作用	下丘脑及垂体	通过对下丘脑垂体产生正、负反馈作用，促进与抑制促性腺激素的分泌	排卵后，通过对下丘脑垂体的负反馈作用，抑制促性腺激素的分泌
其他	第二性征	促进第二性征发育，如使脂肪沉积于乳房、肩部、臀部等，音调较高，毛发分布呈女性特征	
	代谢	降低循环中胆固醇水平；维持和促进骨基质代谢	
	卵巢	促进卵泡发育	
	体温		对体温调节中枢有兴奋作用，使基础体温在排卵后升高 0.3 ~ 0.5 ℃，使女性基础体温呈双相型

（三）雄激素

雄激素主要来自肾上腺，少量来自卵巢。其主要有以下生理作用。

1.生殖系统：适量雄激素与雌激素协同作用，促使阴蒂、阴唇和阴阜的发育，促进阴毛、腋毛的生长。但雄激素过多可致多毛症及男性化特征。雄激素与性欲有关。

2.代谢：促蛋白质的合成，促肌肉生长，并刺激骨髓中红细胞的增生。性成熟前，促使长骨骨基质生长和钙的保留；性成熟后，导致骨骺闭合，使生长停止。雄激素是合成雌激素的前体。

第四节　子宫内膜及其他生殖器官的周期性变化

卵巢周期中，卵巢分泌的雌、孕激素发生周期性波动，作用于各生殖器官和乳房使其发生周期性变化（图 2-3），其中以子宫内膜的变化最典型。

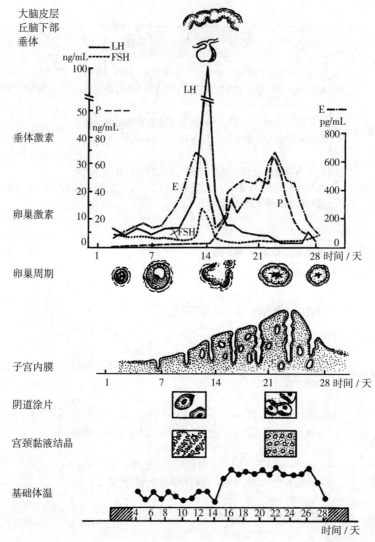

图 2-3 月经周期中激素、卵巢、子宫内膜、阴道涂片、宫颈黏液及基础体温的周期性变化

一、子宫内膜

子宫内膜分为功能层和基底层。功能层是胚胎植入的部位，受卵巢激素变化的调节，呈周期性增殖、分泌和脱落；基底层在功能层脱落后再生并修复子宫内膜创面，重新形成子宫内膜功能层。以月经周期 28 天为例，根据子宫内膜的组织学变化将其周期性变化分为三期。

（一）增殖期

增殖期相当于月经周期第 5～14 天，与卵巢周期的卵泡发育成熟阶段相对应。在雌激素作用下，子宫内膜上皮、腺体、间质和血管不断增殖，腺上皮细胞由低柱状变为高柱状，腺体增长呈弯曲状；间质从致密变疏松，组织水肿明显；螺旋小动脉从壁薄、较直、较短变为弯曲状，管腔增大。从而使子宫内膜增厚，该期内膜厚度由 0.5 mm 增生至 3～5 mm，表面高低不平，略呈波浪形。子宫内膜的增殖与修复在月经期便已开始。

（二）分泌期

分泌期相当于月经周期第 15～28 天，与卵巢周期的黄体期相对应。雌、孕激素使内膜继续增厚，并使子宫内膜呈分泌反应，细胞内的糖原排入腺腔，子宫内膜的分泌活动在排卵后 7 ~ 8 天达到高峰，恰与胚泡植入同步；分泌期间质高度水肿、疏松；螺旋小动脉进一步增生、超出内膜厚度，血管更加弯曲。在排卵后的 6 ~ 10 天，即月经周期的第 20 ~ 24 天，分泌期的子宫内膜由非接受状态发展到接受状态，允许胚胎植入，即子宫内膜的容受性，这一时期也称为"种植窗"。月经周期的第 24 ~ 28 天，子宫可厚达 10 mm，呈海绵状。

（三）月经期

月经期相当于月经周期第 1 ~ 4 天，是雌、孕激素撤退的结果。月经来潮前 24 小时，雌、孕激素水平骤然下降，内膜螺旋动脉节律性收缩及舒张，继而出现动脉持续痉挛性收缩，导致内膜血流减少，组织变性坏死，血管断裂出血，形成内膜底部血肿，促使内膜组织脱离，子宫内膜功能层从基底层脱落，脱落的内膜碎片及血液从阴道流出，形成月经。

二、宫颈黏液

宫颈黏液的物理、化学性质和分泌量在卵巢性激素的影响下，均产生明显的周期性改变。雌激素可刺激宫颈的分泌功能。排卵前（卵泡期），随着雌激素水平不断升高，宫颈黏液分泌量不断增加，黏液变稀薄、透明，至排卵期拉丝可达 10 cm 以上，此时宫颈外口变圆、增大，约为 3 mm，呈"瞳孔"样，利于精子穿行。此期行宫颈黏液涂片检查，镜下可见羊齿植物叶状结晶，这种结晶在月经周期第 6 ~ 7 天开始出现，到排卵期最典型。排卵后（黄体期），随孕激素水平不断升高，黏液分泌量逐渐减少，质地变黏稠且混浊，拉丝易断。涂片检查发现结晶逐渐模糊，至月经周期第 22 天左右结晶完全消失，可见排列成行的椭圆体。临床通过宫颈黏液检查，可了解卵巢功能。

三、输卵管

卵巢周期中，受性激素影响，输卵管的周期性变化与子宫内膜相似，但不如子宫内膜明显。在雌激素的作用下，输卵管黏膜上皮纤毛细胞生长，体积增大；非纤毛细胞分泌增加，为卵子提供运输和植入前的营养物质。同时，雌激素还促进输卵管肌层的节律性收缩振幅。孕激素则抑制输卵管黏膜上皮纤毛细胞的生长、非纤毛细胞的黏液分泌，抑制输卵管的节律性收缩振幅。输卵管在雌、孕激素的协同作用下，产生的周期性变化，保证了卵子受精和受精卵在输卵管内的正常运行。

四、阴道黏膜

阴道上皮是复层鳞状上皮，分为底层、中层和表层。排卵前，在雌激素作用下，底层细胞增生，逐渐演变为中层细胞与表层细胞，使阴道上皮增厚，表层细胞角化，其程度在排卵期最明显；排卵后，在孕激素的作用下，促使表层甚至中层细胞脱落。以上周期性改变在阴道上段最为显著。阴道上皮细胞内含丰富糖原，糖原经乳酸杆菌分解为乳酸，使阴道保持一定酸度，抑制致病菌的繁殖。临床上通过检查阴道脱落细胞的变化，可了解体内雌激素水平和有无排卵。

五、乳房

雌激素促进乳腺管增生，孕激素则促进乳腺小叶及腺泡生长。部分女性在经前期有乳房肿胀和疼痛感，可能与乳腺管的扩张、充血以及乳房间质水肿有关，月经来潮后上述症状大多消退。

第五节　月经周期的调节

周期性变化是女性生殖器官特殊而重要的生理特点，月经是周期性变化最重要的外在标志。下丘脑、垂体、卵巢之间形成完整而协调的神经内分泌系统，统称为下丘脑垂体卵巢轴（HPO）（图2-4），以调节月经周期。

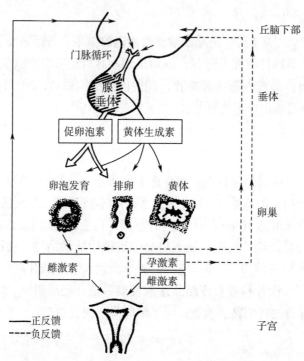

图2-4　下丘脑垂体卵巢轴之间的相互关系示意图

一、下丘脑、垂体和卵巢对月经周期的调节

（一）下丘脑的调节激素与功能

下丘脑是下丘脑垂体卵巢轴的启动中心。下丘脑呈脉冲式分泌促性腺激素释放激素（GnRH），促进垂体合成与分泌促性腺激素 LH 和 FSH。

（二）腺垂体的调节激素与功能

在 GnRH 的作用下，腺垂体分泌促性腺激素和催乳素。促性腺激素包括促卵泡激素（FSH）和黄体生成激素（LH）。FSH 直接促进卵泡的生长发育并分泌雌激素；LH 促使卵泡成熟及排卵，促进黄体生长发育，并分泌雌激素与孕激素。

（三）卵巢分泌的激素与反馈作用

卵巢分泌的雌、孕激素在使子宫内膜及其他生殖器官发生周期性变化的同时，对下丘脑—垂体产生正、负反馈作用。

（1）雌激素：在卵泡期早期，一定水平的雌激素负反馈作用于下丘脑，抑制 GnRH 释放，并降低垂体对 GnRH 的反应性，从而实现对垂体促性腺激素脉冲式分泌的抑制。在卵泡期晚期，随着卵泡的发育成熟，当雌激素的分泌达到阈值（≥ 200 pg/mL）并维持 48 小时以上，雌激素即可发挥正反馈作用，刺激 LH 分泌达到高峰。在黄体期，协同孕激素对下丘脑有负反馈作用。

（2）孕激素：排卵前，低水平的孕激素可增强雌激素对促性腺激素的正反馈作用。排卵后，高水平的孕激素对促性腺激素产生负反馈作用。

（四）月经周期的调节机制

月经来潮，此时低水平雌、孕激素解除对下丘脑、垂体的负反馈，下丘脑开始分泌 GnRH，GnRH 促使垂体分泌 FSH，FSH 使卵泡逐渐发育并分泌雌激素。在雌激素的作用下，子宫内膜发生增殖期变化。随着卵泡逐渐发育，卵泡接近成熟时分泌的雌激素达到第一次高峰值并持续 48 小时，对下丘脑和垂体产生正反馈作用，形成 LH 和 FSH 峰，两者协同作用，促使排卵前卵泡发育成熟。排卵后，LH 和 FSH 急剧下降，在少量 FSH、LH 作用下，卵巢黄体形成并逐渐发育，黄体分泌雌、孕激素，使子宫内膜由增殖期转为分泌期，排卵后第 7～8 天，黄体成熟，孕激素达到高峰，雌激素亦达到又一高峰，对下丘脑垂体产生负反馈作用，垂体分泌的 LH 减少，黄体开始萎缩退化，雌、孕激素骤然减少，子宫内膜失去性激素的支持作用，萎缩、坏死、脱落、出血，月经来潮。此时，雌、孕激素的减少解除了对下丘脑和垂体的负反馈抑制，FSH 分泌增加，卵泡又开始发育，下一个月经周期重新开始。月经来潮既是一个月经周期的结束，又是一个新周期的开始，如此周而复始。

二、其他内分泌功能对月经周期的调节

青春期以前发生甲状腺功能减退者可有性发育障碍，使青春期延迟；生育期则出现月经失调，表现为月经量过少、稀发，甚至闭经。甲状腺功能轻度亢进时，子宫内膜过度增生，表现为月经过多、过频，甚至发生异常子宫出血；功能亢进加重时，甲状腺素的分泌、释放及代谢等过程受到抑制，表现为月经稀发、月经量减少，甚至闭经。肾上腺皮质雄激素分泌过多，可抑制下丘脑分泌 GnRH，并对抗雌激素，使卵巢功能受到抑制而出现闭经，甚至出现男性化性征。胰岛素依赖型糖尿病患者常伴有卵巢功能低下；对于胰岛素拮抗的高胰岛素血症患者，过多的胰岛素可促进卵巢产生更多的雄性激素，从而发生高雄激素血症，导致月经失调，甚至闭经。

思考题

1. 张女士，48 岁，近 3 个月经常出现心悸、烦躁，易激动。既往身体健康。月经史：$13\frac{9～10}{35}$，经量较多，有血块；婚育史：已婚，育有 1 女。体格检查未见异常，心电图正常。

请思考：

（1）张女士出现的症状和体征可能是什么原因所致？

（2）张女士的月经是否正常？为什么？

2. 吴女士，26 岁。结婚半年，有生育愿望，来门诊咨询排卵期受孕事宜。

请思考：

（1）如吴女士月经规律，自我监测排卵最简单的方法是什么？

（2）吴女士在月经中期出现基础体温升高，起作用的是何种激素？

（3）待吴女士受孕成功后，维持妊娠的主要激素是哪种？

第三章

妊娠生理

● 知识目标：

　　1.掌握受精的过程、胚胎和胎儿生长发育特点、胎儿附属物的组成及功能；妊娠期母体主要的生理变化。

　　2.熟悉胎儿的生理特点；妊娠期母体主要的心理变化。

妊娠生理

● 能力目标：

　　1.能够识别妊娠期母体的生理变化。

　　2.能对备孕期和妊娠期的女性进行健康指导。

● 素质目标：

　　指导孕妇心理调适时具备同理心。

案例导入

　　某月经周期规律的女性，目前怀孕两个月，家里养育一只宠物猫。该女性缺乏妊娠方面的知识，想了解以下问题：

　　1.妊娠后可以养宠物吗？养宠物的注意事项有哪些？

　　2.妊娠后排尿次数增加，是否正常？

　　妊娠是指胚胎和胎儿在母体内发育成长的过程。成熟的卵子受精是妊娠的开始，胎儿及其附属物娩出是妊娠的终止，从末次月经的第 1 天算起，妊娠期约 40 周（280 天）。妊娠是一个非常复杂的生理过程，包括胎儿及其附属物的形成与母体各系统的适应性改变。

第一节　受精、受精卵发育与着床

一、受精

　　获能精子和卵子结合形成受精卵的过程称为受精。精子进入阴道后，经宫颈管、子宫腔到输卵管腔时，被生殖道分泌物中的 α、β 淀粉酶水解，降低顶体膜的稳定性，使精子具备受精能力，此过程称为精子获能，需 7 小时左右。

　　当获能精子与成熟卵子在输卵管壶腹部与峡部连接处相遇时，精子头部顶体外膜与精细胞膜破裂，释放出顶体酶，溶解卵子外围的放射冠和透明带，此过程称顶体反应。精子穿过放射冠和透明带，与卵子表面接触，开始受精，此时卵子释放溶酶体酶，改变透明带结构，阻止其他精子进入透明带，此过程称透明带反应。透明带反应保证了人类单精子受精。精子进入卵子后，卵原核与精原核融合，形成受精卵或称孕卵，新生命诞生，受精结束。受精一般发生在排卵后12小时内，一般不超过24小时。

二、受精卵发育与输送

受精卵进行有丝分裂的同时，借助输卵管蠕动并在输卵管上皮纤毛的推动下向宫腔移行，于受精后约72小时分裂为16个细胞的实心细胞团，称桑葚胚。随后细胞继续分裂并在细胞间隙集聚来自宫腔的液体形成早期胚泡。受精后第4天早期胚泡进入宫腔，继续分裂发育。受精后第5~6天早期囊胚的透明带消失，体积迅速增大，形成晚期胚泡。

三、着床

晚期胚泡逐渐埋入子宫内膜的过程，称受精卵着床或称受精卵植入。着床在受精后6~7天开始，10~12天结束，着床部位多在子宫体上部的前壁、后壁、侧壁，需经过定位、黏附和穿透三个过程。子宫有一个极短的敏感期允许胚泡着床（图3-1），其着床必须具备以下条件：① 透明带消失；② 胚泡分化出合体滋养细胞；③ 胚泡和子宫内膜同步发育并相互协调；④ 孕妇体内需要有足量的雌激素和孕酮。子宫内膜在雌、孕激素支持下在月经周期第20~24天之间具有容受性，即窗口期。子宫只有在窗口期才允许受精卵着床。

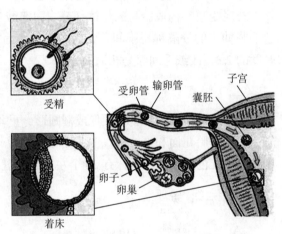

图3-1 卵子受精、发育、输送与孕卵植入

知识链接 ○

剖宫产瘢痕妊娠

剖宫产瘢痕妊娠是指受精卵着床于前一次剖宫产子宫切口瘢痕处的一种特殊妊娠。若不积极治疗，可导致大出血、子宫破裂等严重并发症。剖宫产瘢痕妊娠的发病机制尚不清楚，推测胚泡通过既往剖宫产瘢痕处的微裂陈发生种植。剖宫产瘢痕妊娠患者常于孕早期就诊，诊断时平均孕周是（7.5±2.5）周，临床表现多样化且无特异性，约1/3患者无症状，约1/3为无痛性阴道流血，约1/4为伴或不伴流血的疼痛。阴道彩超是诊断剖宫产瘢痕妊娠的首选方法。治疗首要原则是保护孕产妇健康，次要原则是尽量保留生育功能。

第二节 胎儿附属物的形成与功能

胎儿附属物包括胎盘、胎膜、脐带和羊水，对维持胎儿宫内的生长发育起重要作用。

一、胎盘

（一）组成

胎盘是母体与胎儿间进行物质交换的重要器官，由羊膜、叶状绒毛膜和底蜕膜构成。

1. 羊膜　构成胎盘的胎儿部分，位于胎盘最内层，厚度为 0.02 ~ 0.05 mm，为附着在绒毛膜板表面的半透明薄膜，光滑，无血管、神经及淋巴，具有一定弹性。

2. 叶状绒毛膜　构成胎盘的胎儿部分，是胎盘的主要结构。晚期胚泡着床后，滋养层细胞迅速分裂增殖并形成许多不规则突起，与胚外中胚层共同组成绒毛膜。与底蜕膜相接触的绒毛因营养丰富不断分支，发育良好，称为叶状绒毛膜；其他绒毛因远离底蜕膜缺乏血液供应而萎缩退化，形成平滑绒毛膜。叶状绒毛之间形成绒毛间隙，大部分叶状绒毛膜悬浮于绒毛间隙中，称为游离绒毛；长入底蜕膜中的绒毛称为固定绒毛。受精后第 2 ~ 3 周为绒毛发育分化最旺盛的时期，约在受精后 3 周末，绒毛内血管形成，与胚胎血管相连接，胎儿胎盘循环建立。

3. 底蜕膜　构成胎盘的母体部分。固定绒毛与底蜕膜共同形成绒毛间隙的底，称为蜕膜板。此板向绒毛膜伸出的分隔称蜕膜间隔，将胎盘母体面分成肉眼可见的 20 个左右胎盘小叶，该间隔不超过胎盘厚度的 2/3，故绒毛间隙是相通的。

（二）形态结构

足月胎盘呈盘状，多为圆形或椭圆形，重 450 ~ 650 g，直径 16 ~ 20 cm，厚 1 ~ 3 cm，中央厚，边缘薄。胎盘分胎儿面和母体面。胎儿面被覆羊膜，呈灰白色，光滑半透明，中央或稍偏处有脐带附着；母体面呈暗红色，表面粗糙，有 20 个左右的胎盘小叶。

（三）血液循环

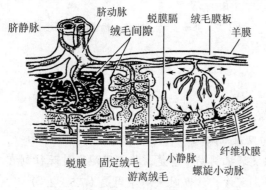

图 3-2　胎盘结构与胎儿胎盘循环模式图

子宫的螺旋小动脉和螺旋小静脉均开口于绒毛间隙，压力高的动脉血把血液喷入绒毛间隙，使绒毛间隙充满母血，胎儿血液经脐动脉流至绒毛毛细血管网，通过绒毛间隙，隔着绒毛毛细血管壁、绒毛间质及绒毛表面细胞层，靠渗透、扩散以及细胞的选择方式与母血进行物质交换，交换后的胎血经脐静脉返回至胎儿体内，交换后的母血经螺旋小静脉回流入母体血液循环。可见，母儿间物质交换隔有绒毛毛细血管壁、绒毛间质及绒毛表面细胞层，胎盘中母体和胎儿的血液互不相混、在各自封闭的管道内循环（图 3-2）。

（四）功能

胎盘有极复杂的功能，是维持胎儿发育、生命的重要器官。胎盘具有物质交换功能、防御功能、合成功能以及免疫功能。其中，物质交换功能包括气体交换、营养物质供应、胎儿代谢产物排出。

1. 物质交换功能

（1）气体交换：母儿间 O_2、CO_2 在胎盘内以简单扩散方式进行交换，替代胎儿的呼吸系统功能。若孕妇患有心脏病、严重贫血等导致母血 PO_2 明显降低的疾病，则胎儿容易缺氧。

（2）营养物质供应：替代胎儿的消化系统功能。胎儿发育必需的三大营养物质均在胎盘内进行交换。葡萄糖均来自母体，是胎儿代谢的主要能源，以易化扩散方式通过胎盘；母血氨基酸、钙、磷、碘和铁以主动运输方式通过胎盘；脂肪酸、水、钠、镁、钾、维生素以简单扩散方式通过胎盘。

（3）胎儿代谢产物排出：胎儿代谢产物如尿素、尿酸、肌酐、肌酸，经胎盘送入母血，再由母体排出体外。

2.防御功能 即胎盘屏障作用。胎盘能阻止母血中某些有害物质进入胎儿血中，起到一定保护作用，但很有限。各种病毒如流感病毒、风疹病毒、巨细胞病毒，均可通过胎盘，导致胎儿畸形甚至死亡。许多分子量小、脂溶性大的药物可通过胎盘，有些药物对胚胎及胎儿有毒性作用，可以致胎儿畸形、流产等，故孕妇应慎重用药。母血中免疫抗体如IgG能通过胎盘，使胎儿在出生后即获得免疫力。

3.合成功能 胎盘能合成多种激素和酶，包括人绒毛膜促性腺激素、人胎盘生乳素、雌激素、孕激素、多种酶与生长因子等。

（1）人绒毛膜促性腺激素（hCG）：由合体滋养细胞合成，在受精卵着床后1日可从母体血清中测出β-hCG，成为诊断早孕的最敏感方法。至妊娠8~10周hCG达高峰，为50~100 kU/L，持续10天左右迅速下降，低水平持续至分娩，产后2周消失。

hCG的主要功能：①维持月经黄体的寿命，促月经黄体转化成妊娠黄体，维持早期妊娠；②促进雌、孕激素合成；③抑制淋巴细胞的刺激作用，以免胚胎被母体淋巴细胞攻击等；④刺激胎儿睾丸分泌睾酮，促进男胎性分化；⑤能与母体甲状腺细胞TSH受体结合，刺激甲状腺活性；⑥可用于卵泡成熟后模拟内源性LH峰诱发排卵。

（2）人胎盘生乳素（hPL）：由合体滋养细胞合成，最早于妊娠5~6周，放射免疫法于血浆中可测出，hPL随妊娠进展逐渐增加，至妊娠39~40周达高峰，并维持至分娩。产后迅速下降，产后7小时即不能测出。

hPL的主要功能：①促进乳腺腺泡发育，为产后泌乳做准备；②促进胰岛素合成，促进葡萄糖运送给胎儿，利于胎儿发育；③促进脂解，提高游离脂肪酸、甘油的浓度，抑制母体对葡萄糖的摄取和利用，使多余葡萄糖运转给胎儿，成为胎儿的主要能源，也是蛋白质合成的能源；④抑制母体对胎儿的排斥；⑤促进黄体形成。所以，hPL是胎儿发育的代谢调节因子。

（3）雌、孕激素：妊娠早期由妊娠黄体产生，妊娠8~10周后，由胎盘合成。两者含量均随妊娠进展逐渐增高，雌、孕激素主要的生理作用是共同参与妊娠期母体各系统的生理变化，维持妊娠。

（4）缩宫素酶：随妊娠进展逐渐增多，至妊娠末期达高峰，其生物学意义尚不十分明了，能灭活缩宫素分子，起到维持妊娠的作用。临床上动态测其数值，可以作为胎盘功能检查的一项指标。

（5）耐热性碱性磷酸酶：妊娠16~20周母血中可测出，随妊娠进展而增多，直至胎盘娩出后下降，产后3~6日消失。临床上动态测其数值，可以作为胎盘功能检查的一项指标。

（6）细胞因子与生长因子：在胚胎和胎儿营养及免疫保护中起一定作用。

4.免疫功能 胎儿是同种半异体移植物。正常妊娠母体能容受、不排斥胎儿，其具体机制目前尚不清楚。

二、胎膜

胎膜由平滑绒毛膜和羊膜组成。外层为平滑绒毛膜，妊娠晚期与羊膜紧贴，能与羊膜分开；内层为羊膜，是半透明薄膜，与覆盖胎盘、脐带的羊膜层相连，无血管，能转运溶质和水，以维持羊水平衡。胎膜的重要作用是维持羊膜腔的完整性，对胎儿起到保护作用；胎膜含大量花生四烯酸（前列腺素前身物质）的磷脂，且含有能催化磷脂生成游离花生四烯酸的溶酶体，有一定发动分娩的作用。

三、脐带

脐带是连接胎儿与胎盘的条索状组织，一端连于胎儿腹壁的脐轮，另一端附着于胎盘的胎儿面，胚胎及胎儿借助脐带悬浮于羊水中。妊娠足月的脐带长 30 ~ 100 cm，平均 55 cm，直径 0.8 ~ 2.0 cm。脐带表面有羊膜覆盖呈灰白色，内有一条脐静脉和两条脐动脉，血管周围有保护脐血管的胚胎结缔组织，称华通胶。脐带是母体及胎儿物质交换的唯一的重要通道，若脐带受压，可导致胎儿急性缺氧，甚至危及生命。

四、羊水

羊水是充满在羊膜腔内的液体。

（一）来源

妊娠早期羊水主要来自母体血清的透析液；妊娠中期以后，胎儿尿液成为羊水的主要来源，妊娠晚期胎儿肺参与羊水的生成；此外，有少量的羊水来源于羊膜、脐带华通胶及胎儿皮肤的渗出液。

（二）吸收

胎儿吞咽是羊水吸收的主要方式。妊娠 18 周开始胎儿出现吞咽动作，妊娠足月胎儿每日吞咽羊水 500 ~ 700 mL，经消化道进入胎儿血循环，形成尿液再排至羊膜腔中，膜内运输可与胎儿吞咽协同作用，共同维持羊水量的稳定；脐带每小时能吸收羊水 40 ~ 50 mL；20 孕周前，胎儿皮肤角化前可吸收羊水，但量很少。

（三）母体、胎儿、羊水三者间的液体平衡

羊水在羊膜腔内不断进行液体交换，以保持羊水量相对恒定。母儿间的液体交换主要通过胎盘，每小时约 3600 mL。羊水量的调节包括以下四个因素：① 自妊娠后半期开始胎儿排尿是羊水的主要来源；② 胎儿分泌的肺泡液；③ 每日约有 400 mL 的羊水通过膜内运输进入胎盘表面的胎儿血管；④ 胎儿吞咽是羊水吸收的主要途径。

（四）羊水量、性状及成分

1.羊水量　随着妊娠进展，羊水的量逐渐增加，妊娠 38 周时约 1000 mL，以后逐渐减少，妊娠 40 周羊水量约为 800 mL。过期妊娠羊水量明显减少，可减少至 300 mL 以下。

2.羊水性状与成分　妊娠早期，羊水为无色透明液体；足月妊娠时，羊水略混浊，不透明，内含胎脂、胎儿脱落上皮细胞、毳毛、毛发、少量白细胞、白蛋白、尿酸盐等。足月妊娠时羊水比重为 1.007 ~ 1.025，pH 值约为 7.20，内含水分 98% ~ 99%，1% ~ 2% 为无机盐和有机物。羊水中含有大量激素和酶，通过羊膜腔穿刺抽取羊水进行细胞染色体分析，测量其代谢物和酶，可帮助诊断某些先天性畸形与遗传代谢性疾病。

（五）功能

1.保护胎儿　羊膜腔内恒温，适量的羊水对胎儿有缓冲作用，避免胎儿受到挤压，防止胎肢粘连，避免子宫肌壁或胎儿对脐带直接压迫所致的胎儿宫内窘迫；临产时，羊水直接受宫缩压力作用，能使压力均匀分布，避免胎儿局部受压。胎儿吞咽或吸入羊水可促进胎儿消化道和肺发育，孕期羊水过少可引起胎儿肺发育不良。

2.保护母体　羊水的缓冲作用可减少胎动给母体带来的不适感；临产后，前羊水囊扩张子宫颈口及阴道，破膜后羊水对产道起润滑作用，羊水冲洗阴道可减少感染机会。

第三节 胚胎及胎儿的生长发育

一、胚胎、胎儿的发育特征

妊娠 10 周（受精后 8 周）内的人胚称为胚胎，处于主要器官结构分化的时期；自妊娠 11 周（受精后 9 周）起称为胎儿，处于各器官进一步发育逐渐成熟的时期。现以 4 周（一个妊娠月）为一个孕龄单位来描述胚胎与胎儿的发育，特征大致如下。

胚胎及胎儿
的生长发育

妊娠 4 周末：胚胎可以辨认出胚盘与体蒂。

妊娠 8 周末：胚胎初具人形，头大，约为整个胎体的一半，能分辨出眼、耳、鼻、口、手指与足趾。心脏已形成，B 型超声可见心脏搏动，易受外界不良刺激导致畸形。

胎儿发育

妊娠 12 周末：胎儿身长约 9 cm，顶臀长 6~7 cm，体重约 14 g。外生殖器已发育，部分可以初辨性别，四肢可活动。

妊娠 16 周末：胎儿身长约 16 cm，顶臀长 12 cm，体重约 110 g。从外生殖器可以辨认胎儿性别。头皮长出毛发，出现呼吸运动。皮肤菲薄呈深红色，无皮下脂肪。部分孕妇能自觉胎动。

妊娠 20 周末：胎儿身长约 25 cm，顶臀长 16 cm，体重约 320 g。听诊器检查能听到胎心音。皮肤暗红，出现胎脂，全身覆盖毳毛。出生后有心跳、呼吸，能吞咽、排尿。从 20 周起胎儿体重呈线性增长，胎动明显增加。

妊娠 24 周末：胎儿身长约 30 cm，顶臀长 21 cm，体重约 630 g。各脏器已发育，出现眉毛和睫毛，皮下脂肪开始沉积，皮肤仍呈皱缩状，细小支气管和肺泡已经发育。出生后可有呼吸，但生存力极差。

妊娠 28 周末：胎儿身长约 35 cm，顶臀长 25 cm，体重约 1000 g。皮下脂肪不多，皮肤粉红，四肢活动好，有呼吸运动，眼睛半张开。出生后可存活，但易患特发性呼吸窘迫综合征，加强护理可以存活。

妊娠 32 周末：胎儿身长约 40 cm，顶臀长 28 cm，体重约 1700 g。皮肤深红，仍呈皱缩状。面部毳毛已脱落，睾丸下降。出生后生存力尚可，注意护理能存活。

妊娠 36 周末：胎儿身长约 45 cm，顶臀长 32 cm，体重约 2500 g。指（趾）甲已达指（趾）端，皮下脂肪较多，毳毛明显减少，面部皱褶消失。出生后能啼哭及吸吮，生存力良好，基本能存活。

妊娠 40 周末：胎儿身长约 50 cm，顶臀长 36 cm，体重约 3400 g。胎儿发育成熟，皮肤粉红色，皮下脂肪多，男性睾丸已降至阴囊内，女性大小阴唇发育良好。出生后哭声响亮，吸吮力强，能很好存活。

临床常用胎儿身长作为判断妊娠月份的依据。妊娠前 5 个月：胎儿身长（cm）=（妊娠月数）^{2}；妊娠后 5 个月，胎儿身长（cm）=妊娠月数 ×5。如妊娠 4 个月，胎儿身长（cm）=（4）^{2}=16 cm；如妊娠 8 个月，胎儿身长（cm）=8×5=40 cm。

二、胎儿的生理特点

（一）循环系统

1.胎儿血液循环特点

（1）来自胎盘的血液经胎儿腹前壁进入胎儿体内分为三支：一支直接入肝，一支与门静脉汇合入肝，此两支血液经肝静脉入下腔静脉；另一支经静脉导管直接入下腔静脉。故进入下腔静脉的血液是混合血，有来自脐静脉含氧量较高的血液，也有来自胎儿下半身含氧量较低的血液，以前者为主。

（2）卵圆孔开口正对下腔静脉入口，下腔静脉进入右心房的血液绝大部分经卵圆孔进入左心房，但上腔静脉进入右心房的血液很少或不通过卵圆孔，多直接流向右心室，随后进入肺动脉。

（3）肺循环阻力较大，肺动脉血液绝大部分经动脉导管流入主动脉，只有部分血液经肺静脉进入左心房。左心房含氧量较高，血液进入左心室，接着进入主动脉，供应头、心、肝及上肢直至全身后，经腹下动脉再经脐动脉进入胎盘，与母血进行气体及物质交换。

可见，胎儿体内无纯动脉血，而是动静脉混合血。进入肝、心、头部及上肢的血液含氧量较高且营养较丰富，以适应机体需要。注入肺及身体下部的血液含氧量及营养相对较少（图3-3）。

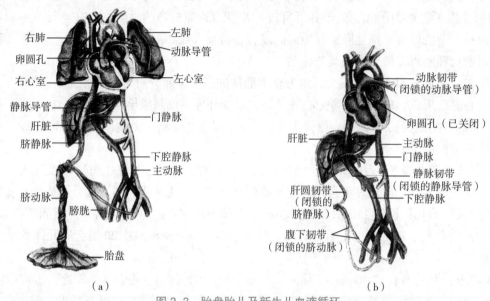

图 3-3　胎盘胎儿及新生儿血液循环

2. 解剖学特点

（1）卵圆孔：位于左、右心房之间。出生后左心房压力升高，卵圆孔开始关闭，多于出生后6个月完全闭锁。

（2）动脉导管：位于肺动脉与主动脉弓之间，出生后2~3个月完全闭锁为动脉韧带。

（3）脐静脉（一条）：内含来自胎盘含氧量较高、营养较丰富的血液，进入胎体后供胎儿生长发育，其末支是静脉导管。出生后，脐静脉闭锁为肝圆韧带，静脉导管闭锁为静脉韧带。

（4）脐动脉（两条）：内含来自胎儿含氧量较低的混合血液，经胎盘与母血进行物质交换。脐动脉于出生后闭锁，与相连的闭锁的腹下动脉成为腹下韧带。

（二）血液系统

1. 红细胞　约在受精后3周末，主要由卵黄囊生成红细胞。妊娠10周肝脏是红细胞的主要生成器官，以后骨髓、脾逐渐有造血功能。妊娠足月时，约90%红细胞由骨髓产生。胎儿红细胞的生命周期短，约为成人的2/3，需要不断生成红细胞。

2. 血红蛋白　妊娠前半期均为胎儿血红蛋白，随妊娠的进展，成人血红蛋白增多，至临产时胎儿血红蛋白仅占25%。

3. 白细胞　妊娠8周以后，胎儿血液循环出现粒细胞，形成第一道防线。妊娠12周后，胸腺、脾产生淋巴细胞，成为体内抗体的主要来源，构成第二道防线。妊娠足月时白细胞计数可高达（15~20）×10^9/L。

（三）呼吸系统

胎儿期的呼吸运动是由母儿血液在胎盘进行气体交换来完成的，胎盘代替了肺脏功能。但胎儿出生前必须完成呼吸道（包括气管直至肺泡）、肺循环及呼吸肌发育。妊娠11周B型超声可见胎儿胸壁运动，妊娠 16 周时 B 型超声可见羊水进出呼吸道的呼吸运动，呼吸运动次数为 30～70 次 / 分，时快时慢。新生儿出生后肺泡扩张，开始呼吸。若胎肺不成熟可以导致呼吸窘迫综合征，影响新生儿生存能力。胎儿肺的成熟主要取决于肺泡 II 型细胞合成的肺表面活性物质，包括卵磷脂和磷脂酰甘油，其能降低肺泡表面张力，有助于肺泡的扩张以完成呼吸运动。临床上通过检测羊水中卵磷脂及磷脂酰甘油值，可以判定胎肺成熟度。糖皮质激素可以刺激肺表面活性物质的产生，促肺成熟。

（四）消化系统

1.肝脏　胎儿肝功能不够健全，缺乏多种酶，特别是葡萄糖醛酸转移酶、尿苷二磷酸葡萄糖脱氢酶，因而不能结合因红细胞破坏产生的大量游离胆红素，胆红素经胆道排入小肠氧化成胆绿素，胆绿素的降解产物导致胎粪呈黑绿色。

2.胃肠道　妊娠 11 周胎儿小肠即有蠕动，妊娠 16 周胎儿胃肠功能已基本建立，胎儿能吞咽羊水，吸收水分、葡萄糖、氨基酸等可溶性营养物质。

（五）泌尿系统

妊娠 14 周胎儿肾已有排尿功能，妊娠 14 周胎儿膀胱内已有尿液。胎儿通过排尿参与羊水的循环，控制羊水量。

（六）内分泌系统

甲状腺是胎儿最早发育的内分泌腺，于妊娠第 6 周开始发育，妊娠 10～12 周能合成甲状腺激素。甲状腺激素对胎儿各组织器官的正常发育均有作用，尤其是大脑的发育。妊娠 12 周开始，胎儿甲状腺对碘的蓄积高于母亲甲状腺。因此，孕期补碘要慎重。胎儿肾上腺发育最为突出，其重量与胎儿体重之比远远超过成人，胎儿肾上腺是活跃的内分泌器官，其皮质主要由胎儿带组成，能产生大量甾体激素，与胎儿肝、胎盘、母体共同完成雌三醇的合成。因此，孕期测定血或尿雌三醇值可了解胎儿、胎盘功能，是临床常用方法。妊娠 12 周胎儿胰腺开始分泌胰岛素。

（七）神经系统

胎儿大脑随妊娠进展逐渐发育。胚胎期脊髓已长满椎管，但随后其生长缓慢。妊娠 6 个月开始，脑脊髓和脑干神经根的髓鞘形成，但主要发育在出生后 1 年内。妊娠中期胎儿内、外及中耳已形成，妊娠 24～26 周胎儿在宫内已能听见一些声音。妊娠 28 周胎儿双眼开始对光出现反应，但对色彩及形象的视觉待出生后才逐渐形成。

（八）生殖系统及性腺分化发育

胎儿的性别由性染色体决定，性染色体 XX 或 XY 在受精卵形成时已确定，胚胎 6 周内胎儿的性别尚不能区分。此后在 Y 染色体的作用下，原始生殖细胞逐渐分化为睾丸。若胚胎细胞不含 Y 染色体，原始生殖细胞分化为卵巢，副中肾管系统发育形成阴道、子宫、输卵管。妊娠 14 周基本完成性别分化，女性生殖道和外生殖器基本形成；妊娠 16 周，阴蒂形成。

第四节　妊娠期母体变化

妊娠期在胎盘激素和神经内分泌的作用下，母体全身各系统会发生一系列适应性、生理性的变化，以适应与满足胎儿生长发育，同时为分娩、哺乳做好准备。

妊娠期母体的变化

一、生理变化

（一）生殖系统

1. **子宫**　妊娠期变化最大的器官。

（1）子宫体：子宫明显增大变软。由非孕时（7～8）cm×（4～5）cm×（2～3）cm 增大至妊娠足月时约 35 cm×25 cm×22 cm；宫腔容量由非孕时约 5 mL 增加至足月妊娠时约 5000 mL，增加了约 1000 倍；子宫重量由非孕时约 50 g 增加至足月妊娠时约 1100 g，增加了约 20 倍。子宫增大主要是肌细胞肥大、延长，也有少量肌细胞数目的增加及结缔组织增生。妊娠早期子宫略增大，呈球形且不对称（着床部位明显突出），妊娠 12 周后，子宫均匀增大超出盆腔，耻骨联合上方可触及宫底。妊娠晚期，由于盆腔左侧有乙状结肠占据，子宫略右旋，多呈纵椭圆形。子宫各部位增长速度不一。妊娠后期宫底增长最快，子宫下段次之，子宫颈最少，以此适应临产后子宫收缩力由宫底向下逐渐递减的特点。妊娠早期，子宫会出现无痛性不规律收缩，其特点为稀发、不规律、不对称。宫缩随妊娠进展逐渐增加，宫缩时宫腔内压力通常为 5～25 mmHg，持续时间不足 30 秒，不伴有子宫颈扩张，这种无痛性生理性宫缩称为 Braxton Hicks 收缩。

妊娠期子宫血管扩张、增粗，子宫血流量增加，以满足胎儿胎盘循环的需要。妊娠早期子宫血流量为 50 mL/分，妊娠足月时，子宫血流量达 450～650 mL/分，为非孕时的 4～6 倍，子宫动脉由非孕时屈曲至足月时变直，适应了胎盘血流量增加的需要。子宫螺旋血管走行于子宫肌纤维之间，宫缩时子宫肌挤压血管，子宫血流量明显减少。

（2）子宫内膜：受精卵着床后，在孕激素、雌激素作用下，子宫内膜腺体增大，结缔组织细胞肥大，血管充血，子宫内膜细胞迅速增大变成蜕膜细胞，产生蜕膜样变，妊娠的子宫内膜即为蜕膜。按蜕膜与囊胚的关系，将蜕膜分为三部分。① 底蜕膜：囊胚着床部位的蜕膜，与叶状绒毛膜相贴，以后发育成胎盘的母体部分；② 包蜕膜：覆盖在胚泡表面的蜕膜，随着胚泡的发育成长逐渐凸向宫腔；

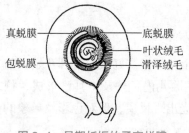

真蜕膜 ———— 底蜕膜
———— 叶状绒毛
包蜕膜 ———— 滑泽绒毛

图 3-4　早期妊娠的子宫蜕膜与绒毛的关系

③ 真蜕膜：除底蜕膜及包蜕膜以外，覆盖在子宫腔其他部分的蜕膜。妊娠 14～16 周羊膜腔明显增大，包蜕膜和真蜕膜贴近并融合，子宫腔消失，分娩时融合的蜕膜无法分开（图 3-4）。

（3）子宫峡部：子宫峡部是子宫体与子宫颈之间最狭窄的部位。妊娠 10 周左右明显变软；非孕时长约 1 cm，妊娠后逐渐伸展拉长、变薄，临产时达 7～10 cm，扩展成宫腔的一部分，此时称为子宫下段。

（4）子宫颈：在性激素作用下，宫颈充血、水肿，外观变肥大、呈紫蓝色，质软。宫颈黏液增多，形成黏液栓，富含免疫球蛋白及细胞因子，有保护宫腔免受外来感染侵袭的作用。

2. **卵巢**　略增大，停止排卵。一侧卵巢可见妊娠黄体，于妊娠 6～7 周前产生雌、孕激素，以维持早期妊娠。妊娠 10 周后胎盘取代其功能，妊娠黄体开始萎缩。

3. **输卵管**　输卵管伸长，肌层无明显增厚。

4. **阴道**　在性激素作用下，阴道黏膜充血、水肿呈紫蓝色、变软；皱襞增多，结缔组织变松软，伸展性增加。阴道分泌物增多呈白色糊状。阴道上皮细胞增生，糖原丰富，乳酸含量增多，pH 值降低，不利于一般致病菌生长，有利于防止感染，但孕妇易患外阴阴道假丝酵母菌病。

5. **外阴**　外阴部充血，皮肤增厚，大小阴唇色素沉着，大阴唇组织松软，伸展性增加，会阴厚而软，弹性增加，有利于分娩时胎儿的通过。由于增大的子宫的压迫，盆腔及下肢静脉血回流受阻，部分孕妇可有外阴静脉曲张，产后多自行消失。

（二）乳房

妊娠期间胎盘分泌大量雌激素与孕激素，分别刺激乳腺腺管、腺泡发育，同时在体内催乳激素、人胎盘生乳素、胰岛素、皮质醇、甲状腺激素等激素的共同作用下，乳房增大、充血，乳头、乳晕着色，乳头易勃起，乳晕皮脂腺肥大，形成散在的褐色结节，称为蒙氏结节。孕妇自觉乳房发胀，偶有触痛及麻刺感，这是早孕的常见症状。乳房增大为产后泌乳做好了充分准备，但妊娠期间并无乳汁分泌，可能与大量雌、孕激素抑制乳汁生成有关。在临近分娩时挤压乳房，有少量淡黄色稀薄液体溢出，称为初乳。产后胎盘娩出，雌、孕激素水平迅速下降，新生儿吸吮乳头，乳汁开始分泌。

（三）循环系统

1.心脏 妊娠晚期因增大的子宫使膈肌升高，心脏向左、上、前方移位，故心尖搏动左移 1～2 cm，心浊音界稍扩大。心脏容量至妊娠末期增加约 10%，妊娠晚期孕妇在休息时心率增加 10～15 次／分。由于血流量增加、流动速度加快，心脏移位使血管扭曲，多数孕妇心尖区可以闻及Ⅰ～Ⅱ级柔和吹风样收缩期杂音，产后逐渐消失。

2.心搏出量 妊娠 10 周起增加，妊娠 32～34 周达高峰，此水平一直持续至分娩。分娩时，尤其是第二产程，心搏出量显著增加。心搏出量增加为孕期循环系统最重要的改变，对胎儿生长发育至关重要。

3.血压 妊娠早中期血压偏低，妊娠 24～26 周后血压轻度升高。一般收缩压无变化，舒张压因外周血管扩张、血液稀释及胎盘形成动静脉短路而轻度降低，使脉压稍增大。孕妇血压受体位影响，坐位稍高于仰卧位。

4.静脉压 妊娠期由于盆腔血液回流到下腔静脉的血液量增加，增大的子宫压迫下腔静脉使血液回流受阻，从而使下肢、外阴及直肠静脉压增高。加之妊娠期静脉壁扩张，孕妇容易发生下肢水肿、下肢与外阴静脉曲张、痔疮。若孕妇长时间仰卧，子宫压迫下腔静脉，导致回心血量减少，心搏量降低，血压下降，称仰卧位低血压综合征。

（四）血液系统

1.血容量 妊娠期血容量必须增加，以适应子宫胎盘及各组织器官增加的血流量，对胎儿生长发育极为重要。血容量自妊娠 6～8 周起增加，妊娠 32～34 周达高峰，增加 40%～45%，平均增加约 1450 mL，维持此水平至分娩。其中血浆平均增加约 1000 mL，红细胞平均增加约 450 mL，血浆增加多于红细胞，故血液稀释，孕妇出现生理性贫血。

2.血液成分

（1）红细胞：妊娠期骨髓造血增加，但由于孕妇血液稀释，红细胞计数约为 3.6×10^{12}/L（非孕妇女约为 4.2×10^{12}/L），血红蛋白值约为 110 g/L（非孕妇女约为 130 g/L），血细胞比容为 0.31～0.34（非孕妇女为 0.38～0.47）。

（2）白细胞：妊娠期白细胞稍有增加，一般为（5～12）$\times 10^9$/L，有时可达 15×10^9/L，主要为中性粒细胞增多，淋巴细胞增加不明显，嗜酸性粒细胞及单核细胞无明显变化。

（3）凝血因子：孕妇血液呈高凝状态。因妊娠期凝血因子Ⅱ、Ⅴ、Ⅶ、Ⅷ、Ⅸ、Ⅹ均增加，仅凝血因子Ⅺ、Ⅻ降低，且妊娠期静脉血淤血，血液处于高凝状态。因此，妊娠期女性发生血管栓塞性疾病的风险较非孕期女性增加 5～6 倍。产后胎盘剥离面血管迅速形成血栓，减少产后出血。妊娠期血小板数轻度减少。

（4）血浆蛋白：由于血液稀释，血浆蛋白在妊娠早期开始降低，至妊娠中期为 60～65 g/L，主要是血清蛋白减少。

（五）呼吸系统

妊娠期胸廓横径及前后径加宽使周径加大，肺通气量约增加40%，有利于供给孕妇及胎儿所需的氧，满足孕妇耗氧量增加之需。妊娠期呼吸次数变化不大，变化幅度不超过20次/分，但呼吸较深。妊娠晚期以胸式呼吸为主。受雌激素影响，上呼吸道（鼻、咽、气管）黏膜增厚，轻度充血、水肿，易发生上呼吸道感染。

（六）泌尿系统

妊娠期肾脏略增大。妊娠期肾血浆流量（RPF）及肾小球滤过率（GFR）均增加，RPF约增加35%，GFR约增加50%，以适应孕期增多的代谢产物的排出，因此，肾负担加重。由于GFR增加，肾小管对葡萄糖重吸收能力没有相应增加，约15%孕妇饭后出现生理性糖尿。RPF与GFR均受体位影响，孕妇仰卧位时尿量增加，故夜尿量多于日尿量。

受孕激素影响，泌尿系统平滑肌张力降低，肾盂及输尿管轻度扩张。因而输尿管增粗，蠕动减弱，尿流缓慢，可以致肾盂积水，易患急性肾盂肾炎，以右侧居多，因右旋子宫压迫右侧输尿管而致。左侧卧位可以预防。

妊娠早期，增大的子宫压迫膀胱，孕妇出现尿频；妊娠12周后子宫增大超出盆腔，尿频症状消失；妊娠晚期随胎先露下降至盆腔，孕妇尿频再出现，部分孕妇可能出现尿失禁；产后消失。

（七）消化系统

由于妊娠期大量雌激素影响，齿龈充血、水肿、肥厚，易出血。孕激素使平滑肌张力降低、肌肉松弛，因而胃贲门括约肌松弛，胃酸性内容物可回流至食管，产生烧灼感；胃排空时间延长加上胃酸及胃蛋白酶分泌减少，易出现上腹部饱胀感；肠蠕动减弱，易出现便秘、痔疮或使原有痔疮加重。妊娠期胆囊排空时间延长，胆道平滑肌松弛，胆汁稍黏稠使胆汁淤积，容易诱发胆囊炎及胆石症。妊娠期增大的子宫可使胃、肠管向上及两侧移位。

（八）内分泌系统

妊娠期垂体稍增大，嗜酸细胞肥大、增多，形成"妊娠细胞"。于产后10天左右恢复。若发生产后出血性休克，可使垂体缺血、坏死，导致希恩综合征。促性腺激素在大量雌、孕激素的负反馈作用下分泌减少，故妊娠期间卵巢内的卵泡不再发育成熟，也无排卵；催乳激素随妊娠进展逐渐增量，为非孕妇女的10倍，促进乳腺发育，为产后泌乳做准备。促肾上腺皮质激素、甲状腺激素分泌增多，但因游离含量不多，故孕妇没有肾上腺、甲状腺功能亢进表现。

（九）其他

1. 体重　妊娠早期体重无明显变化，妊娠13周起每周增加约350 g，妊娠晚期每周增加不超过500 g，整个妊娠期体重增加约12.5 kg，包括胎儿、胎盘、羊水、子宫、乳房、血液等。

2. 皮肤　孕妇黑色素增加，使孕妇面颊、乳头、乳晕、腹白线、外阴等处出现色素沉着，面部呈蝶状褐色斑，称为妊娠黄褐斑，于产后自行消退。妊娠期间，随着子宫的逐渐增大，孕妇腹壁皮肤张力加大，使皮肤的弹力纤维断裂，呈紫色或淡红色妊娠纹，见于初产妇。产后呈银白色。

3. 基础代谢率　妊娠早期稍下降，于妊娠中期略增高，至妊娠晚期可增高15%～20%。妊娠期每日约增加300 kcal。

4. 碳水化合物代谢　妊娠期胰腺分泌胰岛素增多，胎盘产生的胰岛素酶、激素等拮抗胰岛素致其分泌相对不足。孕妇空腹血糖值略低，餐后高血糖和高胰岛素血症，以利于对胎儿葡萄糖的供给。妊娠期糖代谢的特点和变化可致妊娠期糖尿病的发生。

5. 脂肪代谢　妊娠期能量消耗增多，母体脂肪积存多，糖原储备减少。当能量消耗过多时，体内动用大量脂肪，使血中酮体增加，易发生酮血症。

6. 蛋白质代谢　孕妇对蛋白质的需求量明显增加，呈正氮平衡。妊娠期体内需储备足够的蛋白质，除供给胎儿生长发育及子宫、乳房增大的需要外，还为分娩期消耗作准备。若蛋白质储备不足，血浆蛋白减少，组织间液增加，会出现水肿。

7. 矿物质代谢　妊娠期总钾、钠储存增加，但由于血容量增加，血清中钾、钠浓度与非孕期相近。

8. 骨骼、关节及韧带变化　妊娠期骨质通常无改变，仅在妊娠次数过多、过密又不注意补充维生素D及钙时，引起骨质疏松。部分孕妇自觉腰骶部及肢体疼痛不适，可能与胎盘分泌松弛素使骨盆韧带及椎骨间关节、韧带松弛有关。部分孕妇耻骨联合松弛、分离致明显疼痛、活动受限，产后往往消失。妊娠晚期重心前移，为保持身体平衡，孕妇头部与肩部向后仰，腰部向前挺形成典型孕妇姿势。

二、心理社会变化

妊娠虽然是一种自然的生理现象，但对女性而言，仍是一生中极重要且极具挑战的事件，是家庭生活的转折点，未来的父母在心理及社会方面需要重新适应和调整。因此，孕妇及家庭成员会产生不同程度的压力和焦虑。只有了解妊娠期孕妇的心理变化，护士才能给予恰当的护理照顾，并指导孕妇及家庭自主适应，迎接新生命的诞生。孕妇常见的心理反应包括：

（一）惊讶和震惊

在怀孕初期，不管是否为计划妊娠，几乎所有的孕妇都会产生惊讶和震惊的反应。

（二）矛盾心理

惊讶和震惊的同时，部分妇女出现爱恨交加的矛盾心理，尤其是计划外妊娠的孕妇。可能是由于如下原因：对恶心、呕吐等生理性变化无所适从；觉得怀孕不是时候，感到工作、学习及经济等问题还未处理好；自己未做好为人父母的准备；希望怀孕是"将来的某一天"而非"现在"；缺乏社会支持系统等。通常表现为情绪低落、抱怨身体不适、认为自己在变丑且不再具有女性魅力等，甚至想终止妊娠。

（三）接受

妊娠早期，孕妇的感受可能多为妊娠的各种不适反应，没有真实地感受到"宝宝"的存在。妊娠中期，孕妇自觉胎儿在腹中活动，多数孕妇会改变怀孕初期的态度。此时，孕妇真正感受到"宝宝"的存在，开始接受"宝宝"，出现了"筑巢反应"，计划为孩子购买衣服、睡床等，关心孩子的喂养和生活护理方面的知识，给未出生的孩子起名字，猜测性别，甚至有些孕妇计划着孩子未来的职业。也有的孕妇担心婴儿的性别能否为家人接受等。

（四）情绪波动

由于体内激素的作用，孕妇的情绪波动起伏较大。往往表现为易激动，为一些极小的事情而生气、哭泣，常使配偶觉得茫然不知所措，严重者会影响夫妻间感情。

（五）内省

孕妇常以自我为中心，较关注自己的身体变化、穿着、体重、饮食及休息，喜欢独处，这使孕妇有时间去调节与适应。但内省可能会使配偶及其他家庭成员感觉受到冷落而影响相互之间的关系。

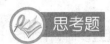 思考题

1. 某孕妇，现孕 39 周，长时间仰卧后，出现血压低、心跳加快、面色苍白等症状。

请思考：

（1）出现这种情况的主要原因是什么？

（2）出现这种情况后，应如何处理？

2. 刘女士，妊娠 8 周，最近出现恶心、呕吐，食欲差等情况。她担心进食少会影响胎儿的生长发育。

请思考：

（1）刘女士出现的情况正常吗？

（2）针对刘女士担心的问题，应如何护理或给予健康指导？

第四章

妊娠期诊断与管理

● **知识目标：**

1. 掌握早期妊娠与中、晚期妊娠的主要临床表现；产前检查、妊娠期营养与自我监护、妊娠期常见症状与用药指导的知识；先兆临产的表现。

2. 熟悉产前筛查的意义、主要内容与方法。

3. 了解分娩前的准备内容。

妊娠期诊断与管理

● **能力目标：**

1. 准确推算预产期、监测胎动和胎心、运用四步触诊法判断胎产式、胎先露与胎方位。

2. 指导孕妇判断先兆临产。

3. 运用所学知识指导孕妇开展妊娠期健康管理、做好分娩准备。

● **素质目标：**

1. 具有优生优育、母胎同等重要的观念。

2. 做孕期检查时动作轻柔、注意保护隐私，指导孕妇心理调适时具备同理心。

案例导入

赵女士，28岁，已婚，平素月经规律，5 ~ 6/30 ~ 32天，无痛经。末次月经为2023年2月15日，现停经11周。近1周晨起恶心、呕吐，略感疲惫，到医院产科门诊就诊。妇科检查：子宫略大，阴道壁和子宫颈充血，宫体与宫颈似不相连。

请思考：

1. 赵女士的医疗诊断可能是什么？

2. 需进行哪些辅助检查？

3. 赵女士的预产期是什么时候？

第一节 妊娠诊断

根据妊娠不同时期的特点，将妊娠分为三个时期：妊娠未达14周称为早期妊娠，第14 ~ 27^{+6}周称为中期妊娠，第28周及其后称为晚期妊娠。

一、早期妊娠诊断

早期妊娠也叫早孕，是胚胎形成、胎儿器官分化的重要时期，早期妊娠主要是确定妊娠、胎数、孕

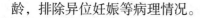

龄，排除异位妊娠等病理情况。

（一）症状

1.停经　月经周期规律、育龄期有性生活史的健康妇女，一旦月经过期 10 天以上，首先应考虑妊娠的可能；若停经 8 周以上，则妊娠的可能性更大。停经是妊娠最早的症状，但不是特有的症状。

2.早孕反应　停经 6 周左右，约一半的孕妇出现恶心、晨起呕吐、流涎、缺乏食欲、喜食酸物、厌油腻、畏寒、头晕、乏力、嗜睡等症状，称为早孕反应。一般不影响生活与工作，多在停经 12 周左右自行消失。可能与人绒毛膜促性腺激素（hCG）的含量变化、精神紧张等因素有关。

3.尿频　因不断增大的前倾子宫压迫膀胱所致，妊娠 12 周后，子宫增大超出盆腔，症状自然消失。

4.乳房变化　乳房增大，充血；孕妇自觉乳房发胀、疼痛，偶有麻刺感；蒙氏结节形成。

5.其他　部分患者出现不伴有子宫出血的子宫收缩痛或不适、腹胀、便秘等。

（二）体征

1.妇科检查　阴道黏膜和子宫颈变软，充血呈紫蓝色。停经 6 ~ 8 周时，双合诊检查子宫峡部极软，感觉宫颈与宫体之间似不相连，称为黑加征。子宫增大变软，停经 8 周时，子宫约为非孕时的 2 倍，停经 12 周时约为非孕时的 3 倍，在耻骨联合上方可以触及。

2.乳房检查　乳房增大，静脉充盈；乳头增大，乳头、乳晕着色加深；乳晕可见深褐色的蒙氏结节。

3.其他　部分患者有雌激素增多的表现，如蜘蛛痣、肝掌、皮肤色素沉着（面部、腹白线、乳晕等）。

（三）辅助检查

1.妊娠试验　受精卵着床后不久，放射免疫法可以测出受检者血中 β–hCG，是临床上诊断早期妊娠最常用的检查方法。临床上常用早早孕试纸检测尿液，结果阳性结合临床表现可诊断早期妊娠。hCG 对诊断妊娠有很高的特异性，假阳性少见，阴性者 1 周后复查。

2.超声检查　是诊断宫腔内妊娠的金标准。妊娠早期超声检查的主要目的是确定宫内妊娠，排除异位妊娠、滋养细胞疾病、盆腔肿块等病理情况；确定胎数；估计孕龄。停经 35 天时，能在宫腔内见到圆形或椭圆形妊娠囊；妊娠 6 周时，可见到胚芽和原始心管搏动；妊娠 11 ~ 13^{+6} 周，测量胎儿头臀长度能较准确地估计孕周、测量颈部透明层可作为孕早期染色体疾病筛查的指标；妊娠 9 ~ 13^{+6} 周超声检查，可以排除严重的胎儿畸形，如无脑儿。

二、中晚期妊娠诊断

中晚期妊娠是胎儿生长和各器官发育成熟的重要时期，主要是判断胎儿生长发育情况、宫内状况和了解胎儿有无畸形。

（一）病史与症状

有早期妊娠的经过，感到腹部逐渐增大，可以感到胎动等。经产妇胎动感觉略早于初产妇。

（二）体征

1.**子宫增大** 随着妊娠进展，子宫逐渐增大，宫底逐渐升高。手测子宫底高度或尺测耻上子宫长度，可初步估计胎儿大小及孕周，推断胎儿大小与孕周是否相符（图4-1、表4-1）。子宫底高度与长度因孕妇的脐部与耻骨联合上缘间的距离、胎儿发育、羊水量、多胎等而稍有差异。子宫长度一般在妊娠20周起开始测量，不同孕周的子宫底增长速度不同，妊娠20~24周时增长速度较快，平均每周增长1.6 cm，至36~40周增长速度减慢，每周平均增长0.25 cm，在妊娠36周时最高，妊娠足月时因胎先露入盆而略有下降。增长过速或过缓均可能提示异常。

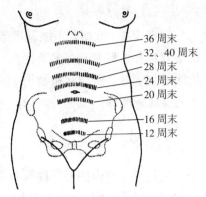

图4-1 妊娠周数与宫底高度

表4-1 不同妊娠周数的子宫底高度及子宫长度

妊娠时间	手测子宫底高度	尺测子宫长度（cm）
妊娠12周末	耻骨联合上2~3横指	
妊娠16周末	脐耻之间	
妊娠20周末	脐下1横指	18（15.3~21.4）
妊娠24周末	脐上1横指	24（22.0~25.1）
妊娠28周末	脐上3横指	26（22.4~29.0）
妊娠32周末	脐与剑突之间	29（25.3~32.0）
妊娠36周末	剑突下2横指	32（29.8~34.5）
妊娠40周末	脐与剑突之间或略高	33（30.0~35.3）

2.**胎心音** 闻及胎心音可确诊妊娠且为活胎。妊娠12周，用多普勒胎心听诊仪经孕妇腹壁探测到胎心音；用听诊器在孕妇腹壁听诊，一般于妊娠18~20周开始可以听到，正常范围是每分钟110~160次。胎心音呈双音，似钟表"滴答"声，速度较快，注意与子宫杂音、腹主动脉音、脐带杂音相鉴别。子宫杂音是血液流经子宫血管时产生的柔和吹风样低音响，腹主动脉音为单调的咚咚样强音响，这两种杂音均与孕妇脉搏数一致；脐带杂音为脐带血流受阻时产生的与胎心率一致的吹风样低音响，改变体位后可消失。

3.**胎动** 胎动是指胎儿的躯体活动，常因冲击子宫壁而使孕妇感觉到。正常的胎动是胎儿情况良好的表现。一般于妊娠20周左右开始自觉有胎动，正常胎动每小时3~5次。初孕妇比经产妇略晚。胎动随妊娠进展逐渐增加，妊娠32~34周达高峰，妊娠38周后逐渐减少。夜间和下午胎动较为活跃，常在胎儿睡眠周期消失，持续20~40分钟。妊娠28周以后，正常胎动次数≥10次/2小时。

4.**胎体** 妊娠20周经腹壁可触到胎体。妊娠24周后，经腹部触诊能辨别胎头、胎背、胎臀和胎儿肢体。胎头圆而硬，有浮球感；胎背宽而平坦；胎臀宽而软、不规则。随妊娠进展，通过四步触诊法能够查清胎儿在子宫内的位置，能帮助判断胎方位。若为头先露，用手经阴道轻触胎头并轻推，胎儿浮动又回弹的感觉称为浮球感（图4-2）。

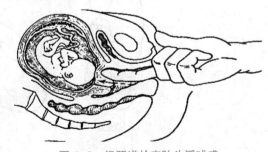

图4-2 经阴道检查胎头浮球感

（三）辅助检查

超声检查　B型超声能显示胎方位、胎心搏动、胎儿数目、胎盘位置及分级、羊水量等，还能测量胎头双顶径、股骨长等多条径线。在妊娠20～24周，可筛查胎儿有无结构畸形。彩色多普勒超声可以检测子宫动脉、脐动脉和胎儿动脉的血流速度波形，以评估有无子痫前期的风险，了解胎盘的血流、胎儿的贫血程度等。

三、胎产式、胎先露、胎方位

胎儿在子宫内的姿势称为胎姿势。妊娠28周以前胎儿小，羊水相对较多，胎儿在子宫内活动范围较大，位置不固定。妊娠32周后，胎儿生长迅速，羊水相对减少，胎儿姿势和位置相对恒定，亦有极少数胎姿势在妊娠晚期发生改变。胎方位甚至在分娩期仍可改变。

（一）胎产式

胎体纵轴与母体纵轴的关系称为胎产式（图4-3）。胎体纵轴与母体纵轴平行者，称为纵产式，占足月妊娠分娩总数的99.75%；胎体纵轴与母体纵轴垂直者，称为横产式，仅占足月分娩总数的0.25%；胎体纵轴与母体纵轴交叉者，称为斜产式，斜产式属暂时性的，在分娩过程中多转为纵产式，偶尔转成横产式。

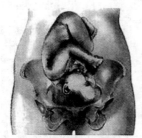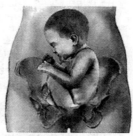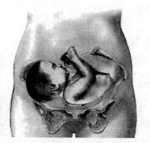

（a）纵产式头先露　　　　（b）纵产式臀先露　　　　（c）横产式肩先露

图4-3　胎产式

（二）胎先露

最先进入母体骨盆入口的胎儿部分称为胎先露。纵产式有头先露和臀先露，根据胎头屈伸程度，头先露分为枕先露、前囟先露、额先露及面先露（图4-4）。臀先露分为混合臀先露、单臀先露、单足先露及双足先露（图4-5）。横产式时最先进入骨盆的是胎儿肩部，为肩先露。

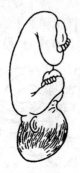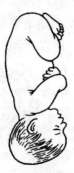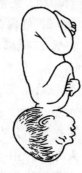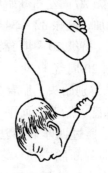

（a）枕先露　　　（b）前囟先露　　　（c）额先露　　　（d）面先露

图4-4　头先露的种类

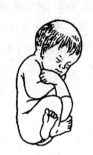
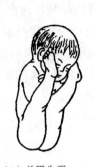
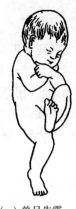
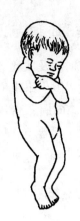

　　（a）混合臀先露　　　（b）单臀先露　　　（c）单足先露　　　（d）双足先露

图 4-5　臀先露的种类

（三）胎方位

　　胎儿先露部的指示点与母体骨盆的关系称为胎方位。枕先露以枕骨为指示点，臀先露以骶骨为指示点，肩先露以肩胛骨为指示点，面先露以颏骨为指示点。每个指示点因与母体骨盆入口左、右、前、后、横的关系而有不同胎方位（表 4-2）。

表 4-2　胎产式、胎先露和胎方位的类型及关系

纵产式 （99.75%）	头先露 （95.75%~97.75%）	枕先露 （95.55%~97.55%）	枕左前（LOA）　枕左横（LOT）　枕左后（LOP） 枕右前（ROA）　枕右横（ROT）　枕右后（ROP）
		面先露 （0.2%）	颏左前（LMA）　颏左横（LMT）　颏左后（LMP） 颏右前（RMA）　颏右横（RMT）　颏右后（RMP）
	臀先露 （2%~4%）		骶左前（LSA）　　骶左横（LST）　　骶左后（LSP） 骶右前（RSA）　　骶右横（RST）　　骶右后（RSP）
横产式 （0.25%）	肩先露 （0.25%）		肩左前（LSCA）　肩左后（LSCP） 肩右前（RSCA）　肩右后（RSCP）

第二节　产前检查

　　妊娠期护理管理主要通过产前检查工作来完成。其目的是保证母儿健康，降低围产期孕产妇和围产儿并发症的发生率和死亡率、保障母儿生命安全、减少出生缺陷。围产期是产前、产时和产后的一段时期，我国围产期从妊娠满 28 周至产后 1 周。围产期的胎儿和新生儿称为围产儿。妊娠期管理的内容较多，本节主要介绍产前检查。

产前检查

一、产前检查的目的

1. 确定孕妇和胎儿的健康状况。
2. 估计和核对孕期或胎龄。
3. 及时发现与治疗异常妊娠。
4. 孕期健康教育及指导。

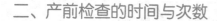

二、产前检查的时间与次数

合理的产前检查时间及次数不仅能保证孕期保健的质量，也能节省医疗卫生资源。针对发展中国家无合并症的孕妇，世界卫生组织（2016年）建议产前检查次数至少8次，分别为：妊娠<12周、20周、26周、30周、34周、36周、38周和40周。根据我国《孕前和孕期保健指南（2018年）》，目前推荐的产前检查孕周分别是：妊娠6~13^{+6}周，14~19^{+6}周，20~24周，25~28周，29~32周，33~36周，37~41周（每周1次）。有高危因素者，可酌情增加次数。

三、产前检查的内容

主要包括询问健康史、身体评估、心理和社会评估、辅助检查、健康指导。每次产前检查的主要内容侧重点不同，见表4-3。

表4-3　产前检查

检查次数	常规保健内容	必查项目	备查项目	健康教育及指导
第1次检查（6~13^{+6}周）	1.建立孕期保健手册 2.确定孕周、推算预产期 3.评估孕期高危因素 4.血压、体重与体重指数 5.妇科检查 6.胎心率（妊娠12周左右）	1.血常规 2.尿常规 3.血型（ABO和Rh） 4.空腹血糖 5.肝肾功能 6.乙型肝炎表面抗原 7.梅毒血清抗体筛查和HIV筛查 8.地中海贫血筛查（广东、广西、海南、湖南、湖北、四川、重庆等地） 9.早孕期超声检查（确定宫内妊娠和孕周）	1.HCV筛查 2.抗D滴度（Rh阴性者） 3.75 g OGTT（高危妇女） 4.甲状腺功能筛查 5.血清铁蛋白（血红蛋白<110 g/L者） 6.宫颈细胞学检查（孕前12月未检查者） 7.宫颈分泌物检测淋球菌和沙眼衣原体 8.细菌性阴道病的检测 9.早孕期非整倍体母体血清学筛查（10~13^{+6}周） 10.妊娠11~13^{+6}周超声检查测量胎儿颈项透明层厚度 11.妊娠10~13^{+6}周绒毛活检 12.心电图	1.流产的认识和预防 2.营养和生活方式的指导 3.避免接触有毒有害物质和宠物，慎用药物 4.孕期疫苗的接种 5.改变不良生活方式；避免高强度的工作、高噪音环境和家庭暴力 6.保持心理健康 7.继续补充叶酸0.4~0.8 mg/d至3个月，有条件者可继续服用含叶酸的复合维生素 8.妊娠期常见症状的健康指导
第2次检查（14~19^{+6}周）	1.分析首次产前检查的结果 2.测血压、体重、宫底高度、胎心率	无	1.无创产前检测（NIPT）（12~22周） 2.中孕期非整倍体母体血清学筛查（15~20周） 3.羊膜腔穿刺检查胎儿染色体（16~22周）	1.中孕期胎儿非整倍体筛查的意义 2.补充元素铁 3.开始常规补充钙剂 4.妊娠期异常情况的识别与指导
第3次检查（20~24周）	测血压、体重、宫底高度、胎心率	1.胎儿系统超声筛查（20~24周） 2.血常规 3.尿常规	阴道超声测量宫颈长度（早产高危）	1.早产的认识和预防 2.营养和生活方式的指导 3.胎儿系统超声筛查的意义 4.心理健康与家庭指导
第4次检查（25~28周）	测血压、体重、宫底高度、胎心率	1.75 g OGTT 2.血常规 3.尿常规	1.抗D滴度复查（Rh阴性者） 2.宫颈阴道分泌物胎儿纤维连接蛋白（fFN）检测（宫颈长度为20~30 mm者）	1.早产的认识和预防 2.营养和生活方式的指导 3.妊娠期糖尿病筛查的意义 4.心理健康与家庭指导

检查次数	常规保健内容	必查项目	备查项目	健康教育及指导
第5次检查 （29～32周）	测血压、体重、宫底高度、胎心率	1. 产科超声检查 2. 血常规 3. 尿常规	无	1. 分娩方式指导 2. 开始注意胎动 3. 母乳喂养指导 4. 新生儿护理指导 5. 孕妇体重与胎动检测 6. 心理健康与家庭指导
第6次检查 （33～36周）	测血压、体重、宫底高度、胎心率、胎位	尿常规	1. B族链球菌（GBS）筛查（35～37周） 2. 肝功、血清胆汁酸检测（32～34周，怀疑妊娠肝内胆汁淤积症的孕妇） NST检查（34孕周以后）	1. 分娩前生活方式的指导 2. 分娩相关知识 3. 新生儿疾病筛查 4. 孕妇体重与胎动检测 5. 抑郁症的预防
第7～11次检查 （37～41周）	测血压、体重、宫底高度、胎心率、胎位	1. 产科超声检查 2. NST检查（每周1次）	宫颈检查（Bishop评分）	1. 分娩相关知识 2. 新生儿免疫接种 3. 胎儿宫内情况的监护 4. 孕妇体重与胎动检测 5. 抑郁症的预防 6. 产褥期指导

备注：超过41周，住院并引产

（一）健康史

1. 年龄 年龄过小（<18岁）或过大（>35岁）均为高危妊娠。35岁以上高龄初孕妇易发生妊娠期特有疾病，如妊娠期糖尿病、妊娠期高血压疾病，分娩时易出现产力、产道异常等。

2. 职业 放射线可诱发基因突变导致染色体异常，长期接触铅、汞、苯、有机磷农药、一氧化碳等有毒物质，有可能导致流产、死胎、胎儿畸形等。

3. 月经史 详细询问末次月经日期、月经周期及其是否规律。月经周期的长短影响预产期的推算和胎儿生长发育的监测。月经周期延长的孕妇其预产期相应推迟，如月经周期40日的孕妇，其预产期应相应推迟10日。

4. 孕产史 了解孕次及分娩方式，询问有无流产、早产、难产、死胎、死产、产后出血史。

5. 本次妊娠过程 了解有无早孕反应、早孕反应出现的时间；妊娠早期有无病毒感染及用药；胎动开始时间；妊娠过程有无阴道流血、腹痛、发热、头晕、头痛、心悸、气短、下肢水肿等表现。询问饮食、职业及工作环境、运动（劳动）、大小便及睡眠情况。

6. 既往史和手术史 了解既往有无高血压、心脏病、糖尿病、甲状腺功能亢进（甲亢）、血液病、严重肝肾疾病等病史，注意其发病时间与治疗情况。了解手术史。

7. 家族史 询问家族中有无高血压、糖尿病、双胎妊娠、精神病、肺结核及其他遗传性疾病等病史。

8. 个人史 了解婚姻状况、受教育程度、宗教信仰、经济状况以及有无吸烟、吸毒、酗酒等资料。

9. 配偶情况 主要询问有无烟酒嗜好、传染病、遗传性疾病等。

（二）预产期的推算

预产期主要是通过末次月经来推算孕妇分娩的日期，计算方法为：从末次月经第1日算起，月份减3或加9，日数加7，例如：末次月经为2020年1月15日，预产期应为2020年10月22日。一般实际分娩日期在预产期前或后1～2周。若孕妇记不清末次月经日期或哺乳期尚未月经复潮而受孕者，可根据妊娠早期超声检测胎儿头臀长（CRL）、早孕反应出现时间、胎动开始时间、宫高及超声检查等估计。

妊娠早期超声检测胎儿头臀长（CRL）是估计孕周最准确的指标。

（三）全身检查

评估孕妇发育、营养、精神、步态及身高，身材矮小（不足 145 cm）者常伴有骨盆狭窄；检查心、肺、肝、肾有无病变；检查乳房发育情况、乳头大小及有无凹陷；注意脊柱及下肢有无畸形；测量血压，孕妇正常血压不应超过 140/90 mmHg，或与基础血压相比不超过 30/15 mmHg；注意有无水肿，妊娠晚期仅踝部或小腿下部水肿，经休息后能消退者属于正常；测量体重，妊娠晚期体重增加每周不超过 500 g，超过者应考虑水肿或隐性水肿、羊水过多、双胎妊娠等。

（四）产科检查

产科检查包括腹部检查、骨盆测量、阴道检查和辅助检查。检查前先告知孕妇检查的目的、步骤，检查时动作要轻柔、注意保护孕妇的隐私；若检查者为男护士，应有女护士陪同。

1. 腹部检查　孕妇排尿后，仰卧于检查床上，头部略抬高，袒露腹部，双腿略屈曲分开，放松腹部。检查者站于孕妇右侧，动作轻柔，注意保暖与保护隐私。

① 视诊：注意观察腹部形状和大小，有无手术瘢痕、妊娠纹和水肿。腹部呈横椭圆形（腹部两侧向外膨出伴宫底位置较低者）常提示肩先露。腹部过大，提示多胎妊娠、胎儿巨大、羊水过多的可能；腹部过小，提示胎儿生长受限（FGR）、孕周推算错误等。腹形呈悬垂腹（多见于经产妇）或尖形腹（多见于初产妇），考虑骨盆狭窄的可能。

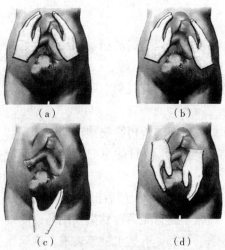

(a)　(b)

(c)　(d)

图 4-6　四步触诊法

② 触诊：分四步完成，称为四步触诊法（图 4-6），是产科特有的检查。可检查子宫大小、胎产式、胎先露及是否衔接、胎方位等。触诊时注意腹壁紧张度、子宫敏感度、羊水多少等情况。检查前，先用手测宫底高度或用软尺测子宫长度及腹围，子宫长度是从宫底到耻骨联合上缘的距离，腹围是下腹最膨隆处，通常是绕脐一周的周径。四步触诊法的前三步检查者面向孕妇头部，第四步面向孕妇足部。

第一步：检查者两手置于子宫底部，轻轻按压摸清子宫底高度，根据其高度估计胎儿大小与妊娠周数是否相符。然后以双手指腹相对轻推，判断在子宫底部的胎儿部分。若为胎头，则硬而圆且有浮球感；若为胎臀，则大而软且形状略不规则。若于子宫底部未触及胎头或胎臀，应考虑横产式的可能。通过第一步检查可判断胎产式，从而间接推断胎先露。

第二步：检查者两手分别置于腹部左右两侧，一手固定，另一手由上至下轻轻深按检查，左右手交替进行，分辨胎背及胎儿四肢的位置，触到平坦饱满部分为胎背，并了解胎背向前方、向侧方或向后。触到较空虚、高低不平可变形且活动的部分为胎儿的肢体，有时可感到胎儿肢体活动。

第三步：检查者右手置于耻骨联合上方，拇指与其余四指分开，握住胎先露部，进一步摸清是胎头或胎臀，圆而硬为胎头，宽而软为胎臀。然后左右推动以确定是否衔接，若胎先露部仍可左右推动，表示尚未衔接入盆；若不能被推动，则已衔接入盆。

第四步：检查者左右手分别置于胎先露部的两侧，沿骨盆入口方向向下深按，进一步核实胎先露部的诊断是否正确，并确定先露部入盆的程度。双手能伸入、左右推胎先露能动者，表示先露尚未入盆，临床上称为"浮"；手能伸入一点、胎先露稍活动，称为"半入盆"；手不能伸入、胎先露不能活动，称为"入盆"。

③ 听诊：胎心音在胎背上方的孕妇腹壁处听诊最清楚。妊娠 24 周后，枕先露的听诊部位在脐左或右下方；臀先露的听诊部位在脐左或右上方；肩先露的听诊在靠近脐部下方最清楚（图 4-7）。听诊部位取决于先露部及其下降程度。子宫敏感、腹壁紧张，胎方位不清时，可通过听胎心音结合胎先露来综合判断。

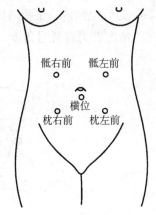

图 4-7 不同胎位胎心音的听诊部位

2.骨盆测量 骨盆即骨产道，其大小及形状决定着胎儿能否顺利经阴道娩出。骨盆测量可以了解骨产道的情况，分为骨盆外测量和骨盆内测量两种方法。

（1）骨盆外测量：用骨盆测量器测量以下径线。

① 髂棘间径：孕妇取仰卧位，两腿伸直。测量两髂前上棘外缘间的距离（图 4-8），正常值为 23～26 cm。此径线可间接推测骨盆入口横径的长度。

② 髂嵴间径：孕妇取仰卧位，两腿伸直。测量两髂嵴外缘间最宽的距离（图 4-9），正常值为 25～28 cm。此径线可间接推测骨盆入口横径的长度。

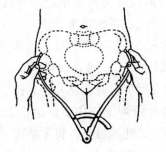

图 4-8 测量髂棘间径

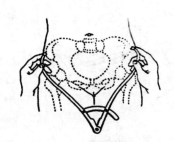

图 4-9 测量髂嵴间径

③ 骶耻外径：是骨盆外测中最重要的径线。孕妇取左侧卧位，左腿屈曲，右腿伸直。测量第 5 腰椎棘突下（相当于米氏菱形窝的上角，或相当于两髂嵴后连线中点下 1～1.5 cm 处）至耻骨联合上缘中点的距离（图 4-10），正常值为 18～20 cm。此径线可间接推测骨盆入口前后径的长度。

④ 坐骨结节间径：又称出口横径，孕妇取仰卧位，两腿屈曲，双手抱膝，测量两坐骨结节内侧缘间的距离（图 4-11），正常值为 8.5～9.5 cm；也可用检查者手拳估计，若此径能容纳成人横置手拳属正常。如果出口横径＜8 cm，应进一步测量出口后矢状径。

⑤ 出口后矢状径：测量坐骨结节间径中点至骶骨尖端的长度。检查者右手戴手套，示指伸入肛门触及骶骨，拇指置于孕妇体外骶尾部，两指共同找到骶骨尖端，将骨盆出口测量器两端分别放在坐骨结节间径中点与骶骨尖端处，即可测量出口后矢状径（图 4-12），正常值为 8～9 cm。出口后矢状径与坐骨结节间径之和＞15 cm，表示骨盆出口狭窄不明显，一般足月大小的胎儿可经阴道娩出。

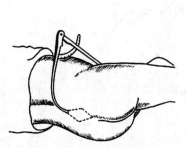

图 4-10 测量骶耻外径

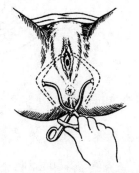

图 4-11 测量坐骨结节间径

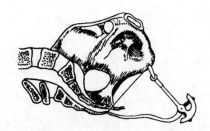

图 4-12 测量出口后矢状径

⑥耻骨弓角度：将两拇指指尖斜着对拢放于耻骨联合下缘，左右两拇指平放在耻骨降支上面，两拇指间的角度即为耻骨弓角度（图4-13），正常值为90°，小于80°为异常。该角度可反映骨盆出口横径的宽度。

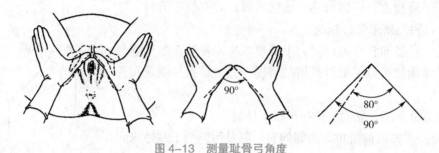

图4-13 测量耻骨弓角度

（2）骨盆内测量：适用于骨盆外测量有狭窄者，应于妊娠24~36周阴道松软时测量。过早测量阴道较紧，近预产期测量容易引起感染、胎膜早破。测量时，孕妇取膀胱截石位，严格消毒外阴，检查者须戴消毒手套并涂润滑油。

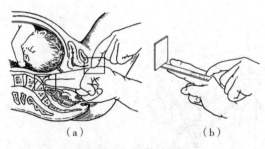

图4-14 测量对角径

①骶耻内径：又称对角径，为骶岬上缘中点到耻骨联合下缘的距离，正常值为12.5~13 cm。此值减去1.5~2 cm为骨盆入口前后径的长度，称为真结合径，正常值为11 cm。当骶耻外径＜18 cm时测量，可较精确推测骨盆入口前后径的长度。检查者将一手示指、中指伸入阴道，用中指指尖触及骶岬上缘中点，示指上缘紧贴耻骨联合下缘，另一手标记此接触点，将手抽出，测量中指尖到标记点的距离，即为对角径（图4-14）。若中指指尖触不到骶岬，一般表示对角径大于12.5 cm。

②坐骨棘间径：为两坐骨棘间的距离，正常值为10 cm。方法为一手示指、中指置入阴道内，分别触及左右两侧坐骨棘，估计其间的距离（图4-15）。此径线是骨盆最短的横径，过小会影响分娩时胎头的下降。

③坐骨切迹宽度：为坐骨棘与骶骨下部间的距离，即骶棘韧带宽度。可估计中骨盆的大小，方法为将阴道内的示指置于骶棘韧带上移动（图4-16），估计能容纳3横指，相当于5.5~6 cm，属于正常；否则提示中骨盆狭窄。

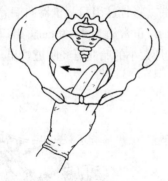
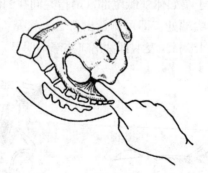

图4-15 测量坐骨棘间径　　　　图4-16 测量坐骨切迹宽度

3. 阴道检查 确诊早孕时或初次产检时进行盆腔双合诊检查,了解产道、子宫、附件有无异常。妊娠 24 周左右首次产前检查时需测量对角径。妊娠最后一个月内应避免阴道检查。

4. 辅助检查 常规检查红细胞计数、血红蛋白值、血细胞比容、血小板数、血型、HBsAg、肝功能、肾功能、阴道分泌物、尿蛋白、尿糖等。必要时行超声检查、葡萄糖复查、唐氏筛查、HIV 筛查等。

（五）心理社会支持情况

妊娠早期评估孕妇对妊娠的反应及接受程度,对此是积极还是消极的态度,有无矛盾心理。孕妇接受妊娠的程度,可以从孕妇能否主动谈论怀孕的不适、遵循产前指导的能力来评估。妊娠中期后,孕妇自感胎动,真实感受到胎儿的存在,开始关爱胎儿。妊娠晚期子宫明显增大,孕妇的体力负担加重,行动不便,出现腰背痛、水肿、睡眠障碍等症状,此时大多数孕妇都盼望分娩日期尽快到来;当小孩即将降生时,孕妇一方面感到高兴,同时,又因对分娩将产生的痛苦而焦虑、恐惧,担心能否顺利分娩、害怕出现危险或胎儿畸形。

第三节 妊娠期妇女的护理

一、妊娠期营养和用药指导

（一）营养指导

孕妇的营养状况影响自身和胎儿的健康。妊娠期间孕妇必须合理增加营养的摄入以满足自身代谢及胎儿生长发育的需要。

1. 妊娠期的主要营养需求

（1）能量:妊娠早期不需额外增加能量。妊娠 4 个月后至分娩,应在原日摄入能量的基础上增加 200 kcal。我国居民的能量主要来源于主食,建议每日摄入 200 ~ 450 g 主食。

（2）蛋白质:妊娠早期不需要额外增加蛋白质,妊娠中期开始每日增加蛋白质 15 g。蛋白质主要来源于鱼、禽、蛋、瘦肉和奶制品等。

（3）糖类:能量的主要来源,占总能量的 50% ~ 60%,妊娠中晚期,每日增加约 35 g 粗粮即可。

（4）脂肪:占总能量的 25% ~ 30%,脂肪摄入过多易引起妊娠并发症。但长链不饱和脂肪酸有助于胎儿大脑和视网膜发育。因此,妊娠期宜适当多吃鱼类等水产品及核桃。

（5）维生素:维生素是孕妇维持生理功能及胎儿生长发育所必需的物质,妊娠期需增加维生素的摄入,尤其是妊娠早期。值得注意的是,维生素供应不足或过量都可能增加胎儿畸形的风险。

（6）无机盐和微量元素:妊娠期需增加无机盐和微量元素的摄入。胎儿生长发育需要无机盐中的钙、镁及微量元素（铁、锌、碘等）,妊娠早期缺乏供应易引起胎儿畸形或发育不良。

（7）膳食纤维:膳食纤维有降低糖和脂肪的吸收、减缓血糖升高、预防和改善便秘的作用,因此妊娠期应该增加膳食纤维丰富的食物,如蔬菜、低糖水果和粗粮类。

2. 妊娠期的膳食计划

孕妇应在孕前和孕期制订合理的膳食计划,以满足自身和胎儿的需要,为分娩和哺乳做准备。

（1）中国营养学会《中国孕期妇女膳食指南（2016）》建议孕期妇女膳食应在一般人群的膳食基础上补充以下 5 项内容:① 补充叶酸,常吃含铁丰富的食物。② 孕吐严重者,可少量多餐保证摄入含必要量碳水化合物的食物。进食少或孕吐严重者需寻求医师帮助。③ 孕中晚期适量增加奶、鱼、禽、蛋、瘦肉的摄入。④ 适量身体活动。⑤ 禁烟酒,适当进行户外活动和运动,积极准备母乳喂养。

（2）妊娠早期：宜食清淡、可口、易消化的食物，少食多餐，以减少妊娠反应。若孕吐较明显或食欲不佳，孕妇不必过分强调平衡膳食，但每天需摄取至少 130 g 碳水化合物，首选易消化的谷类食物。如 180 g 米或面食，550 g 薯类或鲜玉米。常吃动物肝脏、深绿色蔬菜及豆类等富含叶酸的食物，补充叶酸 400 μg/d。此外，避免烟、酒、浓咖啡、浓茶及辛辣食品。

（3）妊娠中晚期：孕中期开始，增加鱼、禽、蛋、奶等蛋白质及钙、铁、碘等摄入。增加鱼、禽、蛋、瘦肉共计 50 g/d，孕晚期增至 75 g/d 左右；深海鱼类含有较多不饱和脂肪酸，其中所含的二十二碳六烯酸（DHA）对胎儿脑和视网膜功能发育有益，每周最好食用 2 ~ 3 次深海鱼类。每天增加 200 g 奶制品，使总摄入量达到 500 g/d；每日补充 600 mg 的钙。增加红肉 20 ~ 50 g/d，每周进食 1 ~ 2 次动物肝脏或血制品，以补充铁剂；必要时可额外补充铁剂。孕期推荐碘的摄入量为 230 μg/d，孕妇除选用碘盐外，每周还应摄入 1 ~ 2 次含碘丰富的海产品，如紫菜、海带等。继续禁烟酒，避免刺激性食物。

（二）妊娠期药物的使用

许多药物可通过胎盘进入胚胎内影响胚胎发育。尤其是妊娠最初 2 个月，是胚胎器官发育形成时期，此时用药更应慎重。就相同的致畸剂量而言，用药时间短暂造成的致畸率低，长期用药则使致畸风险显著增加。随着暴露剂量增大，药物对胚胎和胎儿的危害增大；在暴露剂量尚未对母体有明显影响时，可能已对胚胎产生了伤害。

1. 用药原则　应告知孕妇切勿随意用药，妊娠期没有特殊原因不要用药。若必须用药，也要遵医嘱，坚持合理用药的原则，严格掌握用药指征；遵医嘱选用疗效肯定且对胎儿相对安全的药物；选用一种药，避免联合用药；严格掌握用药剂量和用药持续时间，注意及时停药。若病情允许，尽可能推迟到妊娠中晚期用药。

2. 孕龄与药物损害的关系　在妊娠不同时期用药，损害程度有所不同。受精后 2 周内，囊胚着床前后用药，对胚胎的影响表现为"全"或"无"，即胚胎死亡导致流产或胚胎继续发育、不出现异常。受精后 3 ~ 8 周，胚胎器官分化发育，此时药物可产生胚胎形态上的异常，此期为致畸高度敏感期。受精后 9 周至足月，是胎儿生长、器官发育、功能完善阶段，仅有神经系统、生殖器官和牙齿仍在继续分化，此期间用药可能导致胎儿生长受限、低出生体重和功能行为异常。

二、孕妇体重和胎动自我监测

（一）孕妇体重监测

孕妇体重增长过多或增长不足均影响母儿的身体健康，甚至增加妊娠期合并症及难产的风险。指导孕妇监测体重增长情况十分必要。妊娠早期，孕妇体重变化不大，可每月测量 1 次，妊娠中晚期应每周测量 1 次体重。妊娠期间，孕前低体重者（BMI < 18.5 kg/m²）宜增加的体重范围是 12.5 ~ 18 kg；孕前体重正常者（BMI 18.5 ~ 24.9 kg/m²）宜增加的体重范围是 11.5 ~ 16 kg；孕前体重超重者（BMI 25 ~ 29.9 kg/m²）宜增加的体重范围是 7 ~ 11.5 kg；孕前肥胖者（BMI ≥ 30 kg/m²）宜增加的体重范围是 5 ~ 9 kg。

（二）胎动监测

胎动计数是孕妇自我监护胎儿宫内健康的一种重要手段。孕妇和家庭成员计数胎动并做记录，还有助于促进家庭和谐、建立亲子关系。初产妇多于妊娠 20 周左右开始自觉胎动。胎动在下午和夜间较活跃，在胎儿睡眠周期（持续 20 ~ 40 min）停止。常用的胎动监测方法是：每天在同一时间计数胎动，每次计数 10 次胎动并记录所用时间，若用时超过 2 h，建议就医检查；临近足月时，孕妇可能感觉胎动略有减少，若计数 2 h 胎动不足 10 次，可变换体位，如左侧卧位后，再做 2 次计数，若仍少于 10 次，应

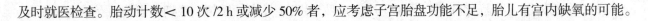

及时就医检查。胎动计数＜ 10 次 /2 h 或减少 50% 者，应考虑子宫胎盘功能不足，胎儿有宫内缺氧的可能。

三、妊娠期常见的症状

1. 恶心、呕吐　约半数孕妇在孕 6 周左右出现恶心、呕吐、挑食、流涎等早孕反应症状，一般不影响生活与工作，孕 12 周左右自行消失，一般无须用药。必要时，按医嘱给予维生素 B_6、维生素 B_1 等。此期间指导孕妇清淡饮食，可以少食多餐，忌油腻、难消化和引起不舒服气味的食物，避免空腹或过饱，早晨起床后可以先吃几块饼干，喝点酸奶，两餐之间进液体食物。若恶心、呕吐频繁，应考虑妊娠剧吐，须就医入院补液，纠正水电解质紊乱。

2. 尿频、尿急　增大的子宫压迫膀胱所致，常发生在妊娠初 3 个月及末 3 个月。告知孕妇无须减少饮水，应及时排尿，憋尿易致泌尿系统感染。产后症状自行消失。

3. 便秘　孕期常见症状。因肠蠕动减弱，肠内容物排空时间延长，增大的子宫及胎先露压迫肠道引起。指导孕妇养成良好的生活习惯，按时排便。每日清晨饮一杯温开水，进食易消化粗纤维食物，多吃新鲜蔬菜和水果，多喝水，每日坚持适当运动。必要时在医生指导下口服缓泻剂，如车前番泻颗粒，不咀嚼，足量水冲服；或用开塞露、甘油栓；禁用峻泻剂，不可以灌肠，以免引起流产或早产。

4. 白带增多　妊娠期性激素不断升高，阴道分泌物增加，于妊娠初 3 个月及末 3 个月明显，属妊娠期生理变化。嘱孕妇保持外阴清洁与干燥，每日清洗外阴，穿透气性好的棉质内裤，经常更换内裤或卫生巾，严禁阴道冲洗。孕期常规检查白带排除假丝酵母菌、滴虫、衣原体等感染。

5. 仰卧位低血压综合征　妊娠晚期孕妇长时间仰卧，增大子宫压迫下腔静脉，使回心血量及心搏量突然减少，血压下降。孕妇转换左侧卧位，血压很快恢复，不必紧张。

6. 下肢水肿　子宫增大压迫下腔静脉使下肢静脉血液回流受阻，这是水肿的主要原因，导致孕妇于妊娠后期常有踝部、小腿下半部轻度水肿，休息后消退，属正常现象；若下肢水肿明显，休息后不消退，应警惕妊娠期高血压疾病、妊娠合并肾脏疾病、低蛋白血症等。避免长时间站或坐，取左侧卧位休息，下肢垫高 15° 能使下肢血液回流改善，减轻水肿。需适当限制盐的摄入，水分不必限制。

7. 下肢、外阴静脉曲张　因下腔静脉受压使股静脉压升高所致，应避免长时间站立，穿弹力裤或下肢绑弹性绷带，左侧卧位睡眠同时垫高下肢以促进血液回流。

8. 痔疮　因增大的子宫压迫或妊娠期便秘使痔静脉回流受阻，直肠静脉压升高引起。积极防治便秘，多喝水、多吃蔬菜和水果，少吃辛辣刺激性食物。肛门部位温水坐浴能缓解胀痛，按医嘱服用缓泻剂。

9. 下肢痉挛　多为孕妇缺钙引起，小腿腓肠肌肌肉痉挛常见，常在夜间发作，多能迅速缓解。指导孕妇多晒太阳，饮食中适当增加钙的摄入，口服复方氨基酸螯合钙，避免腿部疲劳、受凉，走路时注意脚跟先着地。发作时局部热敷按摩，背屈肢体或站直前倾以伸展抽搐的肌肉，直至痉挛消失。

10. 腰背痛　妊娠期间子宫向前隆起，为了保持平衡，孕妇体姿后仰，使背肌处于持续紧张状态，另妊娠时关节韧带松弛，导致孕妇腰背疼痛。指导孕妇穿平跟鞋，若俯拾地面物品，保持上身直立，屈膝，用两下肢力量起身；少抬举重物；休息时，腰背部垫枕头可缓解疼痛，必要时卧床休息（硬床垫）、局部热敷。疼痛严重者可服止痛药物。

11. 贫血　孕妇于妊娠后期对铁的需求量增多，单靠饮食补充明显不足，易发生缺铁性贫血。应加强营养，从妊娠 4 个月起补充铁剂，可用温水或水果汁送服，同时服用维生素 C 和钙剂亦能增加铁的摄入，最好餐后 20 分钟服用，以减轻对胃肠道的刺激。多食动物肝脏、瘦肉、蛋黄、豆类、绿叶蔬菜等。告知孕妇服用铁剂后大便可能会变黑，可能导致便秘或轻度腹泻。

12. 失眠　加强心理护理，缓解焦虑、紧张，坚持每日户外散步，睡前喝杯热牛奶、温水洗脚或用木梳梳头，有助于入睡。

13. 心理压力　大量研究证明，情绪不良的孕妇易发生异常妊娠与分娩期并发症。孕妇心境不佳，经常抑郁、悲伤、焦虑、紧张、恐惧等，可致胎儿脑血管收缩、脑血流量减少，影响脑部发育，新生儿易激惹，严重时造成胎儿大脑畸形。严重焦虑的孕妇，往往恶心、呕吐加剧，流产、早产发生率高。过度紧张、恐惧，可致子宫收缩乏力，产程延长或难产。让孕妇了解以上知识，鼓励孕妇诉说，告诉孕妇妊娠中晚期可能出现的生理症状，共同解决问题，解除孕妇的担忧，帮助孕妇消除不良情绪，保持心情平和、轻松、愉快。

四、健康指导

1. 异常症状的判断　异常症状的出现意味着母儿有危险，首先让孕妇明白自觉与及时就诊的重要性。告知出现下列症状应立即就诊：阴道流血、腹痛、头痛、眼花、胸闷、心悸、气短、发热、阴道突然流液、胎动突然减少等。

2. 营养指导　指导进食含高热量、丰富蛋白质、适量脂肪与糖类、足够微量元素和维生素的食物。但要注意避免营养过剩引起巨大胎儿和微量元素过剩引起中毒反应。

3. 活动与休息　一般妊娠28周后孕妇应适当减轻工作量，妊娠期应避免长时间站立或重体力劳动、勿攀高或举重物、避免夜班或长时间紧张的工作；坚持适量运动，如散步、做孕妇保健操。妊娠期孕妇身心负荷加重，容易疲劳，需保证足够的休息和睡眠，每日保证8小时睡眠，午休1~2小时，妊娠中期后取左侧卧位休息，以增加胎盘血供。

4. 衣着　以宽松、柔软、舒适为宜。不宜穿紧身衣，不要紧束腰腹部，以免影响乳房发育、胎儿发育与活动；选择舒适、合身胸罩，以减轻不适感；宜穿轻便舒适的低跟鞋，避免穿高跟鞋，以防身体失衡、腰背痛。

5. 个人卫生　养成良好的卫生习惯。勤刷牙，注意使用软毛牙刷。勤洗浴，勤更衣。清洗外阴，保持局部清洁干燥。

6. 性生活指导　妊娠期间适当减少性生活次数，注意身体姿势，原则上妊娠前3个月及末3个月，避免性生活，以防流产、早产、胎膜早破及感染。

7. 建立亲子关系　妊娠期间，孕妇及家庭成员应积极主动与胎儿建立良好的情感交流。方法：妊娠早期，可表达对妊娠与期盼孩子到来的喜悦之情；妊娠中晚期，可经常抚摸腹部，跟胎儿说话或为其轻声朗读精彩的文章或为胎儿播放舒缓、轻松、美妙的音乐。

8. 舒缓压力　妊娠期女性应知晓压力过大、情绪过激或压抑会对胎儿产生不利影响，孕妇也容易发生产后抑郁，可以通过向家人或好友倾诉、做感兴趣的事情、想象美好的事物等方式来释放压力或宣泄情感。必要时，由心理医生给予心理疏导。

知识链接 ○┄┄

叶酸与胎儿畸形

叶酸是一种水溶性的B族维生素，是胎儿生长发育不可缺少的营养元素。妊娠早期缺乏叶酸会影响胎儿大脑与神经管的发育，造成神经管畸形如无脑儿、脊柱裂等。小儿唇裂、先天性心脏病也与叶酸缺乏有关。

我国育龄妇女叶酸缺乏者高达30%左右，给孕妇补充叶酸可明显降低胎儿畸形的发生率。建议妇女从孕前3个月开始至末3个月，每天服用小剂量叶酸，以减少胎儿神经管畸形、唇裂及先天性心脏病的发生概率。

第四节 分娩前的准备

分娩前的准备

因为缺乏分娩相关知识、惧怕分娩时的疼痛和不适、对分娩过程中的自身和胎儿安全的担忧等，许多孕妇会产生焦虑、恐惧等情绪，这些心理问题会影响产程的进展、增加难产发生的风险，因此帮助孕妇做好分娩的准备非常必要。分娩准备包括：识别先兆临产、分娩物品的准备和分娩不适的应对方法等。

一、识别先兆临产

分娩发动前出现预示孕妇不久即将临产的症状，如不规律宫缩、胎儿下降及少量阴道流血，为先兆临产。

（一）不规律宫缩

孕妇在分娩发动前常会出现不规律宫缩，也称假临产。其特点为：宫缩持续时间短（＜30 s）且不恒定，间歇时间长而不规则；宫缩频率不一致；宫缩强度不逐渐加强；不伴随宫颈管消失和宫颈口扩张；常在夜间出现，白天消失；给予镇静剂宫缩可以被抑制。

（二）胎儿下降感

妊娠晚期，随着胎先露下降入骨盆，宫底随之下降，多数孕妇会感觉上腹部较前舒适，呼吸轻快。由于胎先露入盆压迫膀胱，孕妇常出现尿频症状。

（三）见红

在分娩发动前24～48 h，孕妇宫颈内口附近的胎膜与该处的子宫壁分离，毛细血管破裂后经阴道排出少量血液，由于混合宫颈管内的黏液而呈淡血性黏液，称为见红。见红是分娩即将开始的征象。若阴道出血量达到或超过月经量，则应考虑可能为前置胎盘或胎盘早剥。

二、分娩物品的准备

（一）孕妇的用物

消毒卫生巾、一次性护理垫、一次性内裤、宽松舒适的内衣、毛巾、纸巾（干、湿）、大小合适的胸罩、吸奶器（以备吸空乳汁用）、带吸管的水杯等，以及分娩时补充能量所需的食品。

（二）新生儿的用物

柔软、舒适、宽大、便于穿脱的衣物，质地柔软、吸水、透气性好的纯棉织品尿布或一次性洁净纸尿裤、新生儿包被、毛巾、小帽子、围嘴、爽身粉等。若由于疾病不能母乳喂养者，还要准备奶粉、奶瓶、奶嘴等。

三、分娩不适的应对方法

帮助孕妇减轻对分娩疼痛和过程的恐惧，在分娩前掌握应对分娩不适的方法，有助于降低剖宫产率，减少孕妇身体损伤和产后抑郁的发生。指导孕妇有关分娩方面的知识，讲解分娩过程，解答其疑惑；妊娠32～36周，指导孕妇使用腹式呼吸来缓解分娩疼痛和不适；指导孕妇学会分散注意力，以缓解紧张、焦虑或不适。

减轻分娩不适的常用方法有：

1. 拉梅兹法　又称"精神预防法"，由法国医师拉梅兹提出，是使用较广泛的预习分娩法。首先，指导孕妇当听到口令"开始收缩"或感觉收缩开始时，使自己自动放松；其次，孕妇要学习集中注意力于自己的呼吸，排斥其他现象，即先占据脑内识别疼痛的神经细胞，使痛的冲动无法被识别，从而达到减轻疼痛的目的。方法如下：

（1）廓清式呼吸：所有的呼吸运动在开始和结束前均深吸一口气后再完全吐出。

（2）放松技巧：首先，有意识地放松某些肌肉，然后逐渐放松全身肌肉。孕妇无皱眉、握拳或手臂僵直等肌肉紧张现象。可通过触摸紧张部位、想象某些美好事物或听轻松愉快的音乐来达到放松目的。

（3）意志控制呼吸：孕妇平躺于床上，头下、膝下各置一小枕。用很轻的方式吸满气后，再用稍强于吸气的方式吐出。

在宫缩早期，用缓慢而有节奏的胸式呼吸法，频率为正常呼吸的 1/2；随着宫缩的频率和强度增加，用浅式呼吸法，频率为正常呼吸的 2 倍；当宫口开大到 7~8 cm 时，产妇的不适感最严重，此时，选择喘息—吹气式呼吸法，先快速地呼吸 4 次后用力吹气 1 次，并维持此节奏。产妇可视情况调整比率，注意不要造成过度换气。

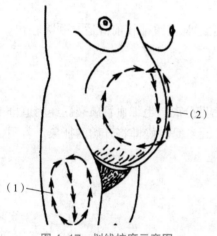

图 4-17　划线按摩示意图

（4）划线按摩法：孕妇双手指尖在腹部做环形运动。做时压力不宜太大或太小，以免太大引起疼、太小产生酥痒感。也可以用单手在腹部做横 8 字形按摩。若腹部有监护仪，则可按摩两侧大腿（图 4-17）。

2. 瑞德法　由英国医师迪克·瑞德提出。其原理为：打破恐惧—紧张—疼痛的链环，减轻分娩时收缩引起的疼痛。瑞德法包括放松技巧和腹式呼吸。

（1）放松技巧：孕妇侧卧，头下垫一小枕，让腹部的重量施于床垫上，身体的任一部位均不交叠。练习方法类似于拉梅兹法中的放松技巧。

（2）腹式呼吸：孕妇平卧，集中注意力使腹肌提升，缓慢地呼吸，每分钟呼吸 1 次（吸气与呼气各 30 s）。在分娩末期，当腹式呼吸已不足以应付时，可改用快速的胸式呼吸。此法目的在于转移注意力，减轻全身肌肉的紧张性；迫使腹部肌血管肌肉升起，使子宫能在收缩时轻松而不受限制；维持子宫良好的血液供应。

3. 布莱德雷法　由罗伯特·布莱德雷医师提出，也称为"丈夫教练法"。其放松和控制呼吸技巧同前，主要强调丈夫在妊娠、分娩和新生儿出生后最初几日中的重要性。在分娩过程中，丈夫可以鼓励产妇适当活动来促进产程，也可以使产妇转移注意力来减轻疼痛。

第五节　产前筛查

产前筛查是由血清学、超声和无创性产前检测技术组成的简便、经济和较少创伤的检测方法。对低风险妊娠妇女进行系列产前筛查，可以发现子代具有患某些先天性缺陷和遗传性疾病高风险的可疑人群。

一、产前筛查条件

产前筛查需满足以下条件：① 为排查疾病而筛查，禁止为选择胎儿性别进行性别筛查；② 该疾病具有较高的发病率且危害严重；③ 能为筛查阳性者提供进一步的产前诊断及有效干预措施；④ 筛查方法无创、价廉，被筛查者接受。产前筛查须遵循知情选择、孕妇自愿的原则。

二、产前筛查的常见疾病

（一）胎儿非整倍体染色体异常

约 8% 的受精卵是非整倍体染色体异常的胎儿，存活且伴有缺陷的染色体异常占新生儿的 0.64%。以唐氏综合征即 21- 三体综合征为代表的非整倍体染色体异常是产前筛查的重点。根据筛查时间可分为妊娠早期筛查和妊娠中期筛查。

1. 妊娠早期筛查 筛查的方法包括孕妇血清学检查、超声检查或者两者结合。常用的血清学检查的指标有游离 β-hCG 和妊娠相关血浆蛋白 -A（PAPP-A）。妊娠 11～13^{+6} 周进行超声检查测量胎儿颈项透明层（NT）厚度，非整倍体胎儿因颈部皮下积水，颈项透明层厚度增宽。联合应用血清学和超声检查的方法，对唐氏综合征的检出率在 85%～90%，其中假阳性率为 5%。

2. 妊娠中期筛查 在妊娠 15～20 周进行血清学筛查，常用的三联筛查指标是甲胎蛋白（AFP）、绒毛膜促性腺激素（hCG）或 β-hCG、游离雌三醇（FE$_3$）。唐氏综合征患者 AFP 降低、hCG 升高、FE$_3$ 降低，应用抑制素（inhibin A）作为第 4 项指标，形成四联筛查。唐氏综合征检出率为 60%～75%。

3. 妊娠早期和中期整合筛查 提高检出率，降低假阳性率。三种整合方式为：① 整合产前筛查：妊娠 10～13^{+6} 周，检测血清妊娠相关血浆蛋白 -A 和 β-hCG；妊娠 11～13^{+6} 周，进行超声检查测量胎儿 NT；妊娠 15～20 周，进行血清学四联筛查，获得唐氏综合征的风险值。② 血清序贯筛查：整合产前筛查（去除 NT 检查），也可达到妊娠早期联合筛查效果。③ 酌情筛查：妊娠早期筛查结果为胎儿风险极高（唐氏综合征风险率 ≥ 1/50）者，建议绒毛穿刺取样（CVS）检查。

4. 超声遗传学标志物筛查 包括妊娠早期的胎儿 NT 增厚和鼻骨缺失、妊娠中期的肾盂扩张和长骨短缩等。此外，超声发现结构性畸形的胎儿也可提示染色体异常的风险增高。

5. 无创产前检测技术 无创产前检测（NIPT）是根据孕妇血浆中胎儿来源的游离 DNA 信息，筛查常见的非整倍体染色体异常的方法。绝大多数采用二代测序和信息生物学技术，对 21- 三体、18- 三体、13- 三体的检出率分别为 99%、97% 和 91%。由于经济因素，目前多用于高危人群的次级筛查。

（二）胎儿结构畸形

胎儿结构畸形占出生缺陷的 60%～70%，常通过超声筛查发现。超声检查可发现正常结构的位置或轮廓异常、严重胸腹壁缺损合并脏器外翻、单腔心、无脑儿、脑膨出及开放性脊柱裂等。

90% 胎儿神经管缺陷（NTDs）的孕妇血清和羊水中 AFP 水平升高，血清学筛查应在妊娠 15～20 周进行；99% 的神经管畸形可通过超声检查获得诊断，检测时间通常在妊娠 20～24 周。此时胎动活跃，羊水相对较多，胎儿骨骼尚未钙化，便于多角度观察胎儿结构。建议所有孕妇均应在此时期进行一次系统胎儿超声检查。

超声检查受孕周、羊水、胎位、母体腹壁薄厚等多种因素影响，而且部分胎儿畸形超声检出率极低，如房室间隔缺损、外生殖器畸形等。因此，胎儿结构畸形的产前超声检出率为 50%～70%。

三、产前筛查结果判定及追踪随访

（一）结果判定

产前筛查的结果不是确诊试验，只是风险评估。筛查结果阴性提示低风险，应向孕妇说明此结果并不能完全排除异常；筛查结果阳性意味着患病的风险增加，但不是诊断疾病，也不是确诊试验，应建议孕妇进行产前诊断。不能根据筛查结果决定终止妊娠。

（二）追踪随访

对所有筛查对象要进行随访，随访率应≥90%，随访时限为产后。对筛查结果为高风险的孕妇，应随访产前诊断结果和妊娠结局。产前筛查机构应进行随访信息登记，定期上报省级产前检查质量控制中心。

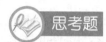 思考题

1. 某孕妇，28岁，因"停经数月"就诊。末次月经时间不确定，大约是7个月前。停经后无腹痛和阴道流血现象，早孕反应轻。既往月经规律，无传染病及慢性病史记载。腹部检查，宫底在脐与剑突之间，胎儿背部在母体右侧，胎头在耻骨联合上方；胎心在母体腹部右下方听诊最清楚，140次/分，节律整齐。

请思考：

（1）该孕妇的妊娠周数是多少？

（2）该孕妇的胎方位是什么？

2. 张女士，女，29岁，平素月经规律，停经10周，晨起恶心、呕吐，到医院就诊，妇科检查阴道和子宫颈充血，宫体与宫颈似不相连。

请思考：

（1）张女士的诊断可能是什么？

（2）为明确诊断，可做何种检查？

3. 王女士，末次月经2021年4月5日，现妊娠36周。四步触诊法检查结果为宫底是软而宽、形态不规则的胎儿部分，耻骨联合的上方为圆而硬、有浮球感的胎儿部分，胎背位于母体腹部左侧。

请思考：

（1）王女士的预产期是什么时间？

（2）王女士的胎产式、胎先露、胎方位分别是什么？

（3）针对孕妇进行健康指导。

第五章

分娩期妇女的护理

● 知识目标：

　　1. 掌握分娩及临产的定义、影响分娩的因素、枕左前位的分娩机制、总产程及三个产程的划分、各个产程的评估要点及护理措施。

　　2. 熟悉胎儿颅骨的组成及各径线、软产道的构成，分娩期疼痛的处理措施，分娩体位的选择。

　　3. 了解导乐陪伴分娩的内容。

● 能力目标：

　　1. 能对正常分娩不同产程的妇女进行护理及健康教育。

　　2. 能初步识别产程异常情况。

　　3. 能指导孕妇选择合适的体位进行分娩。

　　4. 能帮助分娩期妇女减轻焦虑和疼痛。

● 素质目标：

　　1. 具有较强的责任心，主动与产妇沟通、交流，对分娩期疼痛妇女具有同理心。

　　2. 尊重生命，为产妇提供照护时体现人文关怀。

　　3. 具有团队协作精神。

分娩期妇女的护理

案例导入

　　王女士，30岁，G_1P_0，孕 39^{+6} 周，临产10小时入院。孕期检查骨盆各平面径线及形态、胎儿均为正常。入院检查：头先露，枕左前位，先露已衔接；宫口开大2 cm，先露S-1；宫缩持续30～35秒，间隔时间5～6分钟，胎心率138次/分。

　　请思考：

　　1. 王女士是否已临产？若已临产，处于第几产程？

　　2. 应为该产妇提供哪些护理措施？

　　妊娠满28周（196天）及以上，胎儿及其附属物自临产开始到由母体娩出的全过程，称为分娩。妊娠满28周至不满37足周（196～258天）期间分娩，称为早产；妊娠满37周至不满42足周（259～293天）期间分娩，称为足月产；妊娠满42周（294天）及以上分娩，称为过期产。

第一节　分娩的动因

分娩动因复杂，不能用单一机制解释，最新研究认为是多因素综合作用的结果。

一、子宫的生理性变化

临产前子宫静息状态结束，子宫肌层与宫颈的形态及结构发生生理性改变。
（1）子宫肌层缩宫素受体骤增。
（2）子宫肌细胞间隙连接增加，使肌细胞兴奋同步化，增强子宫收缩，增加肌细胞对缩宫素的敏感性。
（3）子宫肌细胞内钙离子浓度增加，促进子宫收缩。
（4）宫颈软化成熟及子宫下段形成。

二、母体的内分泌调节

1. 前列腺素　能诱发宫缩，增加子宫敏感性，并促进宫颈成熟。
2. 雌激素　增加子宫肌细胞间隙连接蛋白，促进缩宫素受体合成；刺激蜕膜及羊膜前列腺素合成与释放；促进子宫收缩及宫颈软化成熟。
3. 缩宫素　促进蜕膜前列腺素合成与释放；促进宫颈成熟及子宫下段形成。
4. 皮质醇激素　皮质醇激素由胎儿肾上腺分泌产生，经胎儿—胎盘单位合成雄激素激发宫缩。
　　宫颈成熟是分娩启动的必备条件，缩宫素及前列腺素是触发宫缩及启动分娩的最直接因素。产力、产道、胎儿和产妇的精神心理因素是决定分娩进展的主要因素。

第二节　影响分娩的因素

影响分娩的因素为产力、产道、胎儿和产妇精神心理状态。如四个因素均正常且能相互协调，胎儿可顺利经过阴道自然娩出；如四个因素有异常或不能相互协调，则会造成难产。

一、产力

分娩时将胎儿及附属物从宫腔内逼出的力量称产力，包括子宫收缩力（简称宫缩）、腹肌及膈肌收缩力（简称腹压）、肛提肌收缩力。

子宫收缩力

（一）子宫收缩力

子宫收缩力是临产后的主要产力，贯穿于分娩全过程。临产后的宫缩能迫使宫口扩张、胎先露下降、胎儿及附属物娩出。正常宫缩具有以下几个特点。

1. 节律性　宫缩的节律性是临产的重要标志。临产后的宫缩是子宫平滑肌不随意、节律性的阵发性收缩，伴有疼痛，亦称阵缩或阵痛。每次宫缩由弱渐强（进行期），维持一定的时间（极期），随后由强渐弱（退行期），直至消失进入间歇期（图 5-1），如此反复直至分娩结束。随着产程的进展，间歇时间渐短，而持续时间渐长，强度也逐渐增强。至宫口开全时，阵痛持续时间长达 60 秒，间隔时间仅 1 ~ 2 分钟。宫缩时肌纤维间血管被挤压，血流量减少，胎盘血液循环暂时受到影响，间歇时子宫壁放松，血液循环恢复。这种节律性宫缩有利于胎儿血氧供应。

2. 对称性与极性　正常宫缩起自两侧子宫角，左右对称，向宫底中线集中，再向子宫下段扩散，约 15 秒可均匀遍布整个子宫，称为宫缩的对称性。宫缩以子宫底部最强、最持久，向下逐渐减弱，宫底收缩力的强度是子宫下段的 2 倍，称为宫缩的极性（图 5-2）。

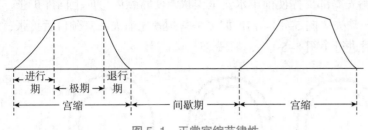

图 5-1　正常宫缩节律性

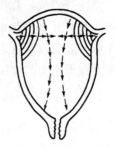

图 5-2　正常子宫收缩的对称性与极性

3. 缩复作用　宫缩时子宫体部的肌纤维缩短变粗，间歇时肌纤维放松，但不能完全恢复到原来的长度，经过反复收缩，子宫肌纤维越来越短，称为缩复作用。在分娩过程中，由于子宫肌纤维的缩复作用，子宫腔的容积逐渐缩小，迫使胎先露逐渐下降，宫颈管逐渐缩短至消失，宫口逐渐扩张。

（二）腹肌及膈肌收缩力

宫口开全后，胎先露下降至阴道，宫缩时，胎先露或前羊水囊压迫盆底组织和直肠，反射性引起腹肌和膈肌强力收缩，使产妇产生"排便"感而主动屏气用力，腹腔内压增高，促使胎儿娩出，是第二产程重要的辅助力量。在第三产程还可促使已剥离的胎盘娩出。

（三）肛提肌收缩力

肛提肌收缩力协助胎先露在骨盆腔内进行内旋转。当胎头枕部露出耻骨弓下时，协助胎头仰伸及娩出。胎儿娩出后，此力还有助于胎盘娩出。

二、产道

产道是胎儿娩出的通道，为一纵行的管道，可分为骨产道和软产道两部分。

（一）骨产道

骨产道为真骨盆部分，其大小、形态影响分娩能否顺利进行。在产科学上骨盆划分为三个假想平面，分别是入口平面、中骨盆平面和出口平面。骨盆轴是连接骨盆各平面中点的假想曲线，上段向下向后，中段向下，下段向下向前，分娩时，胎儿沿此轴娩出。妇女直立时，骨盆入口平面与地面形成的角度为骨盆倾斜度，一般为 60°，如角度过大，会影响胎头衔接和娩出。胎儿只有适应骨盆各平面的形态特点才能够顺利地经阴道分娩，否则就会造成分娩受阻。

（二）软产道

软产道是由子宫下段、子宫颈、阴道和骨盆底软组织所组成的弯曲管道。

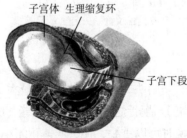

图 5-3　生理性缩复环

1. 子宫下段　由非孕时的子宫峡部形成，妊娠 12 周后，子宫峡部逐渐扩展为宫腔的一部分，妊娠晚期逐渐被拉长形成子宫下段，临产后的规律宫缩进一步使子宫下段拉长达 7～10 cm，肌壁变薄成为软产道的一部分。由于子宫肌纤维的缩复作用，子宫上段的肌壁越来越厚，子宫下段的肌壁被牵拉地越来越薄，子宫上下段的肌壁厚薄不同，在两者间的子宫内面有一环状隆起，称为生理缩复环（图 5-3）。正常情况下，此环不能在腹部见到。

生理性缩复环

2.宫颈的变化

（1）宫颈管消失：临产前的宫颈管长 2 ~ 3 cm，初产妇较经产妇稍长。临产后规律宫缩牵拉宫颈内口的子宫肌纤维及周围韧带，同时，胎先露部支撑使前羊水囊呈楔状，使宫颈内口向上向外扩张，宫颈管呈漏斗形，随后宫颈管逐渐变短直至消失（图5-4）。初产妇多是宫颈管先消失，宫颈口后扩张；经产妇则多是宫颈管消失与宫颈口扩张同时进行（图5-5）。

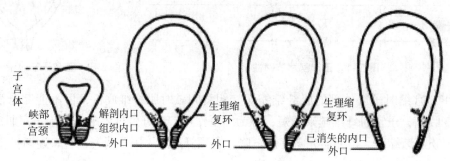

（a）非妊娠子宫 （b）足月妊娠子宫 （c）分娩第一产程妊娠子宫 （d）分娩第二产程妊娠子宫

图5-4 宫颈管消失、宫颈口扩张

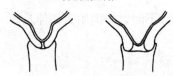

分娩刚开始

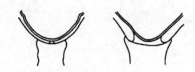

宫颈管未全消失

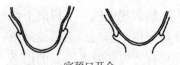

宫颈管全部消失

宫颈口开全

（a）初产妇 （b）经产妇

图5-5 宫颈管消失与宫颈口扩张

（2）宫口扩张：临产前，初产妇宫颈外口仅可容纳一指尖，经产妇可容纳一指。临产后，子宫收缩及缩复向上牵拉使宫口扩张。胎儿先露部的衔接使前羊水在宫缩时不能回流，加之子宫下段蜕膜发育不良，胎膜容易与该处蜕膜分离而向宫颈管突出形成前羊水囊，协助扩张宫颈口。胎膜多在宫口近开全时自然破裂，破膜后，胎先露直接压迫宫颈，宫口扩张更明显。随着产程进展，宫口开全（10 cm）时，妊娠足月的胎头方能通过。

3.盆底、阴道及会阴的变化 前羊水囊和胎先露的下降使软产道逐渐扩张，破膜后胎先露下降直接压迫并扩张阴道和骨盆底，使软产道下段形成一个向前弯的长筒，前壁短后壁长，阴道黏膜皱襞展平，管道变宽。肛提肌向下及向两侧扩展，肌纤维拉长，会阴体变薄有利于胎儿通过。阴道及骨盆底的结缔组织和肌纤维增生肥厚，血管变粗，血运丰富。分娩时如没有保护好会阴，容易造成会阴裂伤。

三、胎儿

胎儿因素主要指胎儿大小、胎位及有无发育异常。

（一）胎儿大小

胎头是成熟胎儿身体最大的部分，由7块扁骨构成，即顶骨、额骨、颞骨（各两块）、枕骨（一块）。颅骨之间的缝隙称颅缝，缝与缝会合处的空隙称囟门（图5-6）。颅缝和囟门均有软组织覆盖，分娩时可以重叠，使头颅体积缩小，有利于娩出。

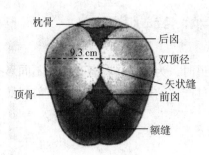
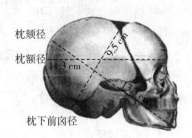

图 5-6　胎头颅骨、颅缝、囟门及径线

1. 颅缝　矢状缝位于两顶骨之间；冠状缝位于顶骨与额骨之间；人字缝位于顶骨与枕骨之间。

2. 囟门　两额骨与两顶骨之间的空隙为前囟（大囟门），呈菱形；两顶骨与枕骨之间的空隙为后囟（小囟门），呈三角形。临床上常以矢状缝、囟门与骨盆的关系来判断胎位。

3. 胎头径线

（1）双顶径：两顶骨隆突间的距离，是胎头最大的横径，足月时平均 9.3 cm。

（2）枕额径：鼻根上方至枕骨隆突下方的距离，足月时平均 11.3 cm。

（3）枕下前囟径：前囟中央至枕骨粗隆下方的距离，足月时平均 9.5 cm。

（4）枕颏径：颏骨下方中央至后囟顶部的距离，足月时平均 13.3 cm。

胎头各径线

（二）胎位

胎儿以头的周径最大，肩次之，臀最小。头先露时，分娩过程中颅骨轻度重叠，胎头变形，周径变小，有利于胎头娩出。胎头娩出后，产道经过扩张，胎肩和臀部娩出一般不会困难。臀先露时，比胎头周径小而软的胎臀先娩出，产道没有得到充分扩张，当胎头娩出时又无变形机会，导致胎头娩出困难。产道为一纵行管道，纵产式胎体纵轴与母体骨盆纵轴一致，胎儿容易通过产道。横产式胎体纵轴与母体骨盆纵轴垂直，妊娠足月活胎不能通过产道，对母儿威胁极大。

（三）胎儿畸形

胎儿某一部分发育异常，如脑积水、连体儿等，胎头或胎体过大易造成难产。

四、产妇精神心理状态

分娩虽是生理过程，但对于产妇确实是一种持久而强烈的应激源。分娩既可以产生生理上的应激，也可以产生心理上的应激。产妇因担心疼痛、难产、出血、母婴生命危险或胎儿不理想等，可产生紧张情绪。另外，待产室陌生、不适的环境，产房噪音刺激，逐渐频繁、增强的宫缩，使产妇处于焦虑、不安与恐惧的心理状态。现代医学研究证明，产妇精神心理因素能够影响机体内部的平衡、适应力和健康。临产后焦虑、不安和恐惧的精神心理状态会使机体产生一系列变化，如心率加快、呼吸急促、肺内气体交换不足等，致使子宫缺氧、收缩乏力、宫口扩张缓慢、胎先露部下降受阻，产程延长；产妇体力消耗过多，同时也促使产妇神经内分泌发生变化，交感神经兴奋，释放儿茶酚胺，血压升高，导致胎儿缺血缺氧，出现胎儿窘迫等。

在分娩过程中，助产人员应采取针对性措施，尽可能消除产妇的焦虑和恐惧状态，开展家庭式产房，允许丈夫或家属陪伴，以便顺利度过分娩阶段。

第三节　枕先露的分娩机制

枕先露的分娩机制

衔接下降样片

分娩机制指胎儿先露部在通过产道时，为适应骨盆各平面的不同形态，被动地进行一系列适应性转动，以其最小径线通过产道的过程。临床上枕左前位最多见，故以枕左前位的分娩机制为例说明。

一、衔接

胎头双顶径进入骨盆入口平面，胎头颅骨最低点接近或达到坐骨棘水平，称为衔接（入盆）。胎头呈半俯屈状态以枕额径进入骨盆入口，由于枕额径大于骨盆入口前后径，胎头矢状缝坐落在骨盆入口右斜径上，胎头枕骨在骨盆左前方。经产妇多在分娩开始后胎头衔接，部分初产妇在预产期前 1~2 周内胎头衔接（图 5-7）。

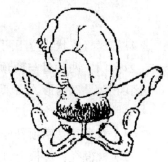

图 5-7　胎头衔接

二、下降

下降是胎儿娩出的首要条件，胎头沿骨盆轴前进的动作称为下降。下降动作贯穿于分娩全过程。促使胎头下降的因素有：宫缩时通过羊水传导，压力经胎轴传至胎头；宫缩时宫底直接压迫胎臀；胎体伸直伸长；腹肌收缩使腹压增加。

俯屈

三、俯屈

当胎头以枕额径进入骨盆腔降至骨盆底时，原处于半俯屈的胎头枕部遇肛提肌阻力，借杠杆作用进一步俯屈，使下颌接近胸部，变胎头衔接时的枕额周径为枕下前囟周径，以适应产道，有利于胎头继续下降（图 5-8）。

四、内旋转

内旋转

根据中骨盆及骨盆出口前后径大于横径的特点，胎头到达中骨盆时为适应骨盆纵轴而旋转，使其矢状缝与中骨盆及骨盆出口前后径相一致，称内旋转。胎头于第一产程末完成内旋转动作。内旋转使胎头适应中骨盆及骨盆出口前后径大于横径的特点，有利于胎头进一步下降。枕先露时，胎头枕部位置最低，枕左前位时遇到骨盆肛提肌阻力，肛提肌收缩将胎儿枕部推向阻力小、部位宽的前方，胎头枕部自骨盆左前方向右旋转 45° 至正枕前位，小囟门转至耻骨弓下方（图 5-9）。

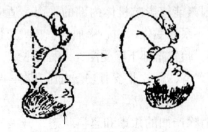

图 5-8　俯屈

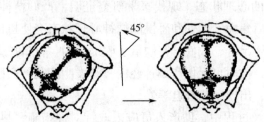

图 5-9　内旋转

五、仰伸

当完全俯屈的胎头下降至阴道外口时,宫缩和腹压继续迫使胎头下降,而肛提肌收缩力又将胎头向前推进。两者的共同作用使胎头沿骨盆轴下段向下向前的方向转向前,胎头枕骨下部达耻骨联合下缘时,以耻骨弓为支点,使胎头逐渐仰伸,胎头的顶、额、鼻、口、颏由会阴前缘相继娩出。当胎头仰伸时,胎儿双肩径沿左斜径进入骨盆入口(图5-10)。

仰伸

六、复位及外旋转

胎头娩出后,为使胎头与胎肩恢复正常关系,胎头枕部向左旋转45°称为复位。胎肩在盆腔入口继续下降,前(右)肩向前向中线旋转45°时,胎儿双肩径转成骨盆出口前后径相一致的方向,胎头枕部需在外继续向左旋转45°以保持胎头与胎肩的垂直关系,称为外旋转(图5-11)。

复位

外旋转

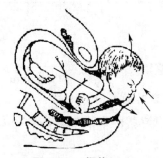
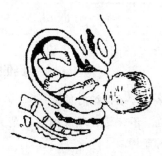

图5-10 仰伸　　　图5-11 复位及外旋转

七、胎儿娩出

胎头完成外旋转后,胎儿前(右)肩在耻骨弓下先娩出,随即后(左)肩从会阴前缘娩出。胎儿双肩娩出后,胎体及胎儿下肢随之取侧位顺利娩出。至此,胎儿娩出过程全部完成(图5-12)。

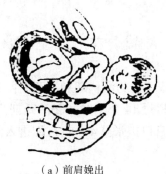
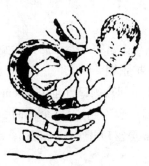

后肩娩出

前肩娩出

(a)前肩娩出　　　　　(b)后肩娩出

图5-12 胎儿娩出

第四节　临产诊断及产程的划分

一、临产诊断

临产开始的标志为有规律且逐渐增强的子宫收缩,持续30秒或以上,间歇5～6分钟,同时伴随进行性宫颈管消失、宫口扩张和胎先露部下降，用镇静药物不能抑制临产。

确定是否临产需严密观察宫缩的频率，持续时间及强度，消毒外阴后行阴道检查，了解宫颈长度、位置、质地、扩张情况及先露高低。目前多采用 Bishop 评分法判断宫颈成熟度（表 5-1），估计试产的成功率。满分为 13 分，＞9 分均成功，7～9 分的成功率为 80%，4～6 分的成功率为 50%，≤3 分均失败。

表 5-1　Bishop 宫颈成熟度评分法

指标	分数			
	0	1	2	3
宫口开大（cm）	0	1～2	3～4	≥5
宫颈管消退（%）（未消退长度为 2～3 cm）	0～30	40～50	60～70	≥80
先露位置（坐骨棘水平 =0）	-3	-2	-1～0	+1～+2
宫颈硬度	硬	中	软	
宫口位置	朝后	居中	朝前	

知识链接

真假临产鉴别

假临产　1. 不规律　宫缩持续时间短（＜30 s），间歇时间不固定。
　　　　2. 不伴随　不伴随宫颈管缩短、消失、宫颈口扩张及胎先露下降。
　　　　3. 镇静剂可抑制。
　　　　4. 一般夜晚出现，清晨消失。
临　产　1. 规律　宫缩的持续时间、间歇时间相对固定。
　　　　2. 伴随　随宫颈管缩短、消失、宫颈口扩张及胎先露下降。
　　　　3. 镇静剂不可抑制。

二、产程分期

分娩全过程是从规律宫缩开始至胎儿胎盘娩出为止，简称总产程。临床上一般分三个阶段。

第一产程：宫颈扩张期

指从规律宫缩开始到宫颈口开全（10 cm）。第一产程又分为潜伏期和活跃期：①潜伏期为宫口扩张的缓慢阶段，初产妇一般不超过 20 个小时，经产妇不超过 14 个小时。②活跃期为宫口扩张的加速阶段，即宫口开至 6 cm 至宫口开全（10 cm）。部分产妇在宫口扩张至 4～5 cm 即进入活跃期。此期宫口扩张速度应 ≥ 0.5 cm/h。

第二产程：胎儿娩出期

指从宫口开全至胎儿娩出。未实施硬膜外麻醉者，初产妇最长不应超过 3 个小时，经产妇不应超过 2 个小时；实施硬膜外麻醉镇痛者，可在此基础上延长 1 个小时，即初产妇最长不应超过 4 个小时，经产妇不应超过 3 个小时。值得注意的是，第二产程不应盲目等待至产程超过上述标准方才进行评估，初产妇第二产程超过 1 个小时即应关注产程进展，超过 2 个小时必须由有经验的医师进行母胎情况全面评估，决定下一步的处理方案。

第三产程：胎盘娩出期

指从胎儿娩出到胎盘娩出。一般约 5～15 分钟，不超过 30 分钟。

第五节　分娩期妇女的护理

一、第一产程妇女的护理

第一产程是产程的开始。在规律的宫缩作用下，宫颈缩短、消失，宫口扩张，胎先露下降。在第一产程过程中可能发生各种异常，需严密观察和评估，及早识别潜在或存在的健康问题，为产妇提供支持和照护，保证第一产程进展顺利。

【护理评估】

1. 健康史

（1）一般情况：了解产妇的姓名、年龄、职业、文化程度、身高、体重等。

（2）此次妊娠情况：询问并查阅产前检查记录，了解本次妊娠经过，包括末次月经、预产期、妊娠期有无阴道流血、高血压等异常情况。本次就诊时的主要不适及程度，如腹痛、见红、阴道流液。

（3）过去妊娠情况：包括妊娠次数，是否顺产，有无妊娠并发症，新生儿出生情况及体重等。

（4）既往病史及家族史：如高血压、心脏病、有无药物过敏史、遗传病史等。

2. 身体评估

（1）宫缩规律：第一产程开始时，子宫收缩力弱，持续时间较短约30秒，间歇期较长约5～6分钟。随产程进展，宫缩强度增加，持续时间延长，间歇期缩短。当宫口开全时，宫缩持续时间可长达1分钟，间歇仅1～2分钟。

（2）宫口扩张：表现为宫颈管逐渐变软、变短、消失，宫颈展平并逐渐扩大。宫口扩张开始速度较慢，后期速度加快。当宫口开全（10 cm）时，子宫下段、宫颈及阴道共同形成桶状的软产道。

（3）胎先露下降：这是决定能否经阴道分娩的重要指标。随着产程进展，先露部逐渐下降，并在宫口开大4～6 cm后快速下降，直到先露部达到外阴及阴道口。

（4）胎膜破裂：胎儿先露部衔接后，将羊水分隔为前后两部，在胎先露部前面的羊水称前羊水。当宫缩时羊膜腔内压力增加到一定程度时胎膜自然破裂，前羊水流出。自然分娩胎膜破裂多发生在宫口近开全时。

（5）胎儿宫内情况：可用胎心听诊器或多普勒胎儿监护仪于宫缩间歇期严密监测胎心变化。正常胎心率为110～160次/分。

3. 心理社会支持情况

（1）心理状况：由于第一产程时间较长，子宫收缩痛加上对分娩的担心和害怕，使产妇尤其是初产妇容易产生焦虑、恐惧、紧张等不良情绪，由于子宫收缩痛影响进食和休息，甚至出现恶心、呕吐等消化道症状，使精力和体力消耗严重，导致宫缩乏力影响产程进展。

（2）社会支持系统：评估产妇的年龄、产次、婚姻情况、社会经济地位、文化层次等资料。了解产妇对于丈夫、父母等社会支持系统的期望值。评估产妇可能得到的社会支持系统。

4. 辅助检查

通过胎心监护仪、超声、胎儿头皮血等进一步检查评估胎儿在宫内的安危情况，并做好血尿常规、血型、凝血常规及交叉配血试验、肝肾功能、心电图等各项必备的检查。

【常见护理诊断 / 问题】

1. 疼痛　与子宫收缩有关。

2.舒适度改变　与子宫收缩、胎膜破裂、环境等有关。

3.焦虑　与担心本身及胎儿安危，害怕分娩不顺利有关。

【护理目标】

1.产妇表示疼痛程度减轻。

2.产妇能配合助产士改变不适情况。

3.产妇焦虑程度减轻，增强分娩的信心。

【护理措施】

1.一般护理

（1）观察生命体征：测体温、脉搏、呼吸，每日2次。产程中每隔4～6小时测量血压1次。因宫缩时血压可能上升5～10 mmHg，应在宫缩间歇时测量血压。若产妇血压升高或有妊娠高血压疾病，应增加测量次数，并予以相应的处理。

（2）活动和休息：若产妇宫缩不强，胎膜未破，可在病室内适当活动，有助于加速产程进展。若胎膜已破，应嘱产妇卧床休息，抬高臀部并左侧卧位防止脐带脱垂。若初产妇宫口近开全或经产妇宫口已扩张进入活跃期时，进产房准备接生。

（3）补充液体和热量：在宫缩间歇期，鼓励产妇少量多次进食高热量易消化的流质或半流质食物，以保持足够的精力和体力。对产程较长、进食少、出汗多甚至呕吐者，应遵医嘱予以静脉补液，防止发生脱水和衰竭。

（4）清洁与舒适：产程中由于子宫收缩导致出汗，加上阴道分泌物、羊水破裂等会弄湿产妇的衣服和床单、床垫，护理人员应及时帮助产妇擦汗，更换污染的床单和床垫，大小便后给予会阴冲洗或擦洗，保持会阴部的清洁和干燥以增进舒适，预防感染。

（5）排尿和排便：临产后，为避免膀胱充盈影响宫缩及胎先露下降，应鼓励产妇每2～4小时排尿1次，排尿困难时，应警惕有无头盆不称，必要时可行导尿术。产妇有便意时，需判断直肠是否有大便及宫口扩张程度，前往卫生间排便需有人陪伴，嘱产妇避免长时间屏气用力排便，以免加重宫颈水肿，或接产不及时而发生无保护性自产。

2.产程观察

（1）子宫收缩：将手掌平放于产妇腹壁上，宫缩时宫体部隆起变硬，间歇期松弛变软，观察宫缩的持续时间、间歇时间、强度及其规律性。一般每隔1～2小时观察1次，连续观察3～5次宫缩并予以记录。也可用胎儿监护仪描记出宫缩曲线，观察其强度、频率和每次持续时间，这是反映宫缩的客观指标。10分钟内出现3～5次宫缩即视为有效产力，超过5次表明宫缩过频。

（2）胎心：常用电子胎心听诊器或者胎儿监护仪于宫缩间歇时听取胎心。潜伏期每隔1小时听1次，活跃期每隔30分钟听1次，每次听1分钟，注意胎心的频率、节律和宫缩后胎心有无变异。若胎心率超过160次/分或少于110次/分，或节律不规则，提示胎儿宫内窘迫。应立即给产妇吸氧，左侧卧位，并报告医生及时处理。

（3）宫口扩张及先露部下降曲线：通过肛门检查或阴道检查判断宫口扩张及胎头下降情况，初产妇潜伏期每4小时检查1次，进入活跃期后每1～2小时检查1次。若出现会阴膨隆、阴道血性分泌物增多、排便感等，应立即行阴道检查，明确是否宫口快速扩张。检查后描绘产程图，记录宫口扩张曲线和胎头下降曲线，观察产程进展，指导产程的处理。

①宫口扩张曲线：分为潜伏期和活跃期。潜伏期为宫口扩张的缓慢阶段，初产妇一般不超过20小时，经产妇不超过14小时。活跃期为宫口扩张的加速阶段，可在宫口开至4～5 cm即进入活跃期，最

迟至 6 cm 才进入活跃期，直至宫口开全（10 cm）。

② 胎头下降曲线：胎头下降程度成为决定能否经阴道分娩的重要观察指标。胎头下降情况可采用两种方法进行评估。a. 胎头颅骨最低点与坐骨棘平面的关系：颅骨最低点平坐骨棘平面时，以"0"表示；在坐骨棘平面上 1 cm 时，以"-1"表示；在坐骨棘平面下 1 cm 时，以"+1"表示，以此类推（图 5-13）。潜伏期胎头下降不明显，活跃期下降加快。一般宫口开大至 4~5 cm 时，胎头达坐骨棘水平。b. 国际五分法：腹部触诊时双手掌置于胎头两侧，触及骨盆入口平面时，双手指尖在胎头下方彼此触及为剩余 5/5；双手指尖在胎头两侧有汇聚但不能彼此触及为剩余 4/5；双手掌在胎头两侧平行为剩余 3/5；双手掌在胎头两侧呈外展为剩余 2/5；双手掌在胎头两侧呈外展且手腕可彼此触及为剩余 1/5（图 5-14）。

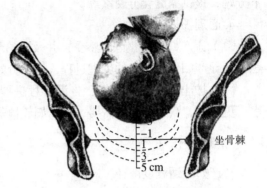

图 5-13 胎头下降的判断

胎头高低判断

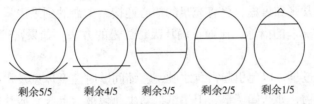

剩余5/5　剩余4/5　剩余3/5　剩余2/5　剩余1/5

图 5-14 骨盆入口平面触诊胎头入盆情况的国际五分法示意图

③ 绘制产程图：以临产时间（小时）为横坐标，以宫口扩张程度（cm）和先露下降程度（cm）为纵坐标，画出宫口扩张曲线和胎头下降曲线（图 5-15）。一般在临产后开始绘制产程图，用"O"表示宫颈扩张，"X"表示胎先露部最低点所处的水平，分别用线连接"O"和"X"，所绘成的两条曲线分别为宫颈扩张曲线和胎头下降曲线。通过产程图，可以对产程进展一目了然。

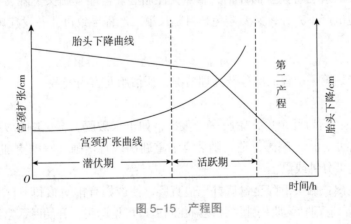

图 5-15 产程图

（4）胎膜破裂：胎膜多在宫口近开全时自然破裂，前羊水流出。一旦胎膜破裂，应立即听取胎心，同时注意观察羊水性状、颜色、液量，并记录破膜时间。若胎头未入盆，应抬高产妇臀部，防止脐带脱垂。

3. 疼痛护理

（1）产前，指导产妇及家属掌握妊娠分娩的相关知识，了解整个分娩过程及疼痛产生的原因，并教会产妇减轻分娩疼痛的方法，如呼吸训练和放松技巧、轻抚腹部和骶骨加压法。

（2）产时，鼓励产妇下床活动，采用舒适体位，用音乐、图片、谈话等方法分散产妇对分娩阵痛的注意力，也可以用按摩、淋浴、热敷等方法减轻疼痛。有条件的医院进行家属陪伴分娩、导乐分娩、水下分娩，提供家庭化分娩室等。

4.心理护理

（1）让产妇说出焦虑的感受，并及时给予指导和帮助，耐心解答产妇提出的有关分娩和胎儿安危问题，指导产妇认识分娩的生理过程，树立分娩的信心。

（2）护士随时陪伴产妇，告诉产程进展的信息，提升其信心。关心体贴产妇，协助产妇擦汗、饮水、更衣等，满足其身心需要，让产妇心情舒畅。

【护理评价】

1.产妇不适程度减轻。

2.产妇能积极参与和配合分娩过程，适当休息和活动、饮食与排泄。

3.产妇情绪稳定，有信心正常分娩。

【健康指导】

1.告知产妇尽量不要紧张和焦虑，要有充足的信心迎接新生命的到来。

2.指导产妇采取一些减痛的措施，比如正确呼吸、放松的方法。如果宫缩过强不能忍受可以选择分娩镇痛。

3.告知产妇不可用力过早，以免引起宫颈水肿，宫缩间歇时注意休息及水分和热量的补充。

4.嘱家属准备待产用物，如产妇产垫、卫生纸，新生儿包被、上衣、尿片等。

二、第二产程妇女的护理

第二产程是胎儿娩出期，宫缩强度达到最强、持续时间长、间隔时间短，产妇开始屏气用力。正确评估和处理对母儿结局至关重要，第二产程处理不应只考虑时限长短，对于初产妇，超1小时应密切关注产程进展，超过2小时应对母儿全面评估，重点关注胎心、宫缩、胎头下降、有无头盆不称及产妇的一般情况等，既要避免试产不充分，又要避免盲目延长第二产程导致母儿并发症风险增加。

【护理评估】

1.健康史　了解产妇第一产程的经过及处理情况，评估胎儿宫内安危。

2.身体评估

（1）子宫收缩增强：宫口开全后，胎膜多已破裂，如仍未破膜，会影响胎头下降，应行人工破膜。破膜后，宫缩常暂时停止，产妇略感舒适，随后宫缩重新出现且增强，宫缩更加频繁，约1～2分钟一次，每次持续时间可达1分钟或以上。

（2）胎儿下降及娩出：胎头下降至盆底并压迫直肠，使产妇有排便感和不自主的向下用力屏气的动作，会阴逐渐膨隆变薄，肛门括约肌松弛，并逐渐在阴道口可见胎头。开始时，宫缩时胎头露出于阴道口外，间歇期又缩回，称为胎头拨露（图5-16）。随着产程继续，胎头的双顶径越过骨盆出口，在宫缩间歇时也不缩回，称胎头着冠（图5-17）。此时，会阴极度扩张变薄，应注意保护会阴。当胎儿枕骨到达耻骨弓下方后，宫缩时胎头仰伸，依次将额、鼻、口和颏部娩出。胎头娩出后发生复位和外旋转，此时胎肩到达阴道口处，随之前肩和后肩以及胎体也相继娩出，后羊水涌出。

胎头着冠　　3.心理社会支持情况　进入第二产程，产妇的体力消耗更大，宫缩持续时间更长、腰骶部酸痛和会阴部胀痛加剧，大多表现为焦躁不安、精疲力竭，产妇家属也因产妇疼痛喊叫而焦虑不安。护理人员应给予安慰和鼓励，并密切关注生命体征的变化。

4.辅助检查　可以使用胎儿监护仪动态监测宫缩和胎心的变化。

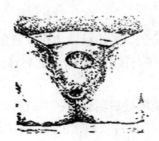

图 5-16 胎头拔露

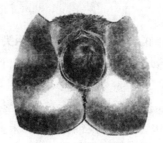

图 5-17 胎头着冠

【常见护理诊断 / 问题】

1. 疼痛 与子宫收缩有关。
2. 有受伤的危险 与可能发生会阴撕裂和新生儿产伤有关。
3. 焦虑 与担心分娩是否顺利和胎儿是否健康有关。

【护理目标】

1. 产妇及新生儿没有受伤。
2. 产妇情绪稳定，正确使用腹压，积极配合，分娩经过顺利。

【护理措施】

1. 一般照护 助产士陪伴在旁，给予支持，出汗多时给予毛巾擦拭，宫缩间歇期说服并协助产妇饮水及进食半流质食物。及时排空膀胱，必要时给予导尿，有条件的鼓励家属陪伴。

2. 密切观察产程 第二产程宫缩频而强，密切关注胎头下降情况，同时严密监测胎儿有无急性缺氧，勤听胎心，通常每 5 分钟 1 次，必要时可用胎儿监护仪持续动态监测。若发现第二产程延长或胎心异常，应立即给予氧气吸入，报告医生，进行阴道检查，尽早结束分娩。

3. 指导分娩体位 一般不限制分娩体位，需提供支持性工具，提高舒适性。屈膝半卧位是最常用的分娩体位，该体位方便观察产程进展、监测宫缩与胎心，接产时可充分暴露会阴，利于保护会阴及控制产妇使用腹压，也便于助产手术操作及新生儿处理。但该体位也会压迫盆腔血管，影响胎盘血液供应，也不利于产妇运用腹压，可能导致产程延长。在母胎良好、尊重产妇意愿的情况下，可鼓励采取自由体位分娩，包括坐位、半坐卧位、手膝卧位、站位、蹲位等，可提供分娩凳、分娩球等支持性工具，但无论选择何种体位，均应以有利于胎头下降、提高产妇舒适度、确保分娩安全为原则。

4. 指导产妇屏气 宫口开全后，正确指导产妇运用腹压，以减少体力消耗。方法是让产妇双足蹬在产床上，两手分别握住产床旁的把手，一旦出现宫缩，先深吸一口气屏住，然后向下用力屏气以增加腹压。宫缩间歇时，嘱产妇放松全身肌肉休息。宫缩再次出现时，重复做同样的屏气动作，如此反复直至胎头着冠。胎头着冠后，宫缩时应让产妇哈气，宫缩间歇时稍微用力，使胎头缓慢娩出，防止胎头娩出过快造成会阴裂伤。

5. 接产准备 初产妇胎头拔露 3 ~ 4 cm、经产妇宫口近开全、会阴膨隆紧张时，应做好接产准备工作。护士或助产士做好物品准备，指导产妇仰卧位于产床上，两腿屈曲分开，露出外阴部，用温水清洁外阴部，并用聚维酮碘溶液进行消毒，顺序依次是大阴唇、小阴唇、阴阜、大腿内上 1/3、会阴及肛门周围（图 5-18）。WHO 建议正常分娩只需要清洁外阴部，不必进行常规消毒，但需根据医院和产妇个人条件而定。此外，不建议常规剃除阴毛。接产者按要求洗手、戴手套、穿手术衣，准备接产。

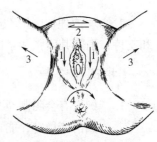

图 5-18 外阴消毒顺序

6.接产

（1）接产要领：正确保护会阴，协助胎头俯屈，让胎头以最小径线（枕下前囟径）在宫缩间歇期缓慢通过阴道口，这是预防会阴撕裂的关键，产妇屏气必须与接产者配合。胎肩娩出时也要注意保护好会阴。

（2）接产步骤：接生者站在产妇右侧，当胎头拨露使阴唇后联合紧张时，开始保护会阴。方法是在会阴部盖上消毒巾，接产者右肘支在产床上，右手拇指与其余四指分开，利用手掌大鱼际肌顶住会阴部。每当宫缩时应向上向内托压，同时左手应轻轻下压胎头枕部，协助胎头俯屈和使胎头缓慢下降。宫缩间歇时，保护会阴的右手稍放松，以免压迫过久过紧引起会阴水肿。当胎头枕部在耻骨弓下露出时，左手应按分娩机制协助胎头仰伸，右手仍需保护会阴。此时若宫缩强，应嘱产妇呼气解除腹压，宫缩间歇时则让产妇稍向下屏气，使胎头缓慢娩出。胎头娩出后，右手还要继续保护会阴，不要急于娩出胎肩，应以左手自胎儿鼻根向下颏挤压，挤出其口鼻内的黏液和羊水，然后协助胎头复位和外旋转，使胎儿双肩径与骨盆出口前后径相一致。接产者的左手向下轻压胎儿颈部，使前肩自耻骨弓下娩出，继而再托胎颈向上，使后肩从会阴前缘缓慢娩出（图5-19）。双肩娩出后，松开保护会阴的右手，双手协助胎体及下肢以侧位娩出。记录胎儿娩出时间。胎儿娩出后，在产妇臀下放置弯盘，以计算阴道流血量。

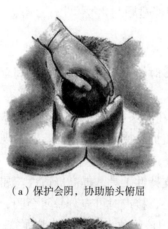
（a）保护会阴，协助胎头俯屈

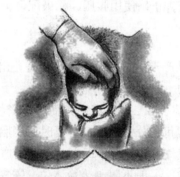
（b）协助胎头仰伸

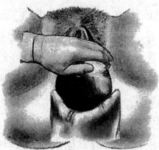
（c）协助前肩娩出

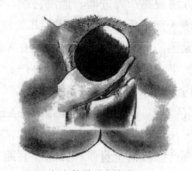
（d）协助后肩娩出

图5-19 接产步骤

7.心理护理　医护人员要有仁爱之心，态度和蔼。第二产程应有助产士陪伴，给予产妇更多的安慰和支持，消除其紧张和恐惧感。

【护理评价】

1.产妇没有会阴撕裂。新生儿没有头颅血肿、锁骨骨折等产伤。

2.产妇情绪稳定，能正确使用腹压，积极配合，分娩过程顺利。

【健康指导】

1.消除紧张恐惧心理，配合医务人员顺利娩出胎儿。

2.正确运用屏气法增加腹压。

3.告知有会阴侧切指征的产妇，会阴侧切对产程的推进作用和对会阴组织的保护作用，减轻产妇对侧切的抗拒心理。

三、第三产程妇女的护理

第三产程是胎盘娩出期，主要工作内容有正确处理已娩出的新生儿，确保胎盘、胎膜完整娩出，检查软产道有无损伤，预防产后出血。

【护理评估】

1.健康史　了解第一、第二产程分娩经过及产妇、新生儿情况。

2.身体评估　胎儿娩出后，子宫底降至脐平，产妇略感轻松，宫缩暂停几分钟后再次出现。由于宫腔容积突然明显缩小，而胎盘不能相应缩小，胎盘与子宫壁发生错位而剥离，剥离面出血形成胎盘后血肿。随着子宫继续收缩，剥离面积不断扩大，直至胎盘完全剥离娩出。

（1）胎盘剥离征象

① 子宫体收缩变硬呈球形，子宫下段扩张，子宫体被推向上，宫底升高达脐上（图5-20）。

② 剥离的胎盘降至子宫下段，阴道口外露的一段脐带自行延长。

③ 阴道少量流血。

胎盘剥离

④ 用手掌尺侧在产妇耻骨联合上方轻压子宫下段时，子宫体上升而外露的脐带不再回缩。

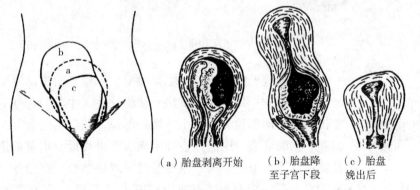

| （a）胎盘剥离开始 | （b）胎盘降至子宫下段 | （c）胎盘娩出后 |

图 5-20　胎盘剥离时子宫的形态

（2）胎盘剥离娩出方式

① 胎儿面娩出式：胎盘从中央开始剥离，而后向周围剥离扩大。其特点是胎盘胎儿面先排出，随后见少量阴道流血，这种方式多见。

② 母体面娩出式：胎盘从边缘开始剥离，血液沿剥离面流出，其特点是胎盘母体面先排出，胎盘排出前有较多阴道流血，这种方式少见。

3.心理社会支持情况　评估产妇的心理状态，观察产妇对新生儿的第一反应，能否接受新生儿性别，评估亲子间的互动。

【常见护理诊断/问题】

1.组织灌注量不足　与产后出血有关。

2.有亲子依恋改变的危险　与产后疲惫，会阴伤口疼痛，或新生儿性别与期望不符有关。

3.潜在并发症　产后出血，新生儿窒息。

【护理目标】

1.产妇不发生产后出血。

2.产妇情绪稳定，接受新生儿并开始亲子间的互动。

【护理措施】

1.产妇护理

（1）协助胎盘娩出：接生者切忌在胎盘未完全剥离之前，按揉及挤压宫底或牵拉脐带，以免胎盘部分剥离而造成产后出血或拉断脐带，甚至造成子宫内翻等并发症。当确认胎盘已完全剥离时，于宫缩时让产妇向下屏气略用腹压，接生者以左手握住宫底（拇指置于子宫前壁，其余四指放于子宫后壁）并按压，同时右手轻拉脐带，协助胎盘娩出。当胎盘娩出至阴道口时，接生者用双手捧住胎盘，向一个方向旋转并缓慢向外牵拉，协助胎膜完全剥离排出（图5-21）。若胎膜排出过程中发现有部分断裂，可用血管钳夹住断裂上段的胎膜，再继续向原方向旋转，直至胎膜完全排出。

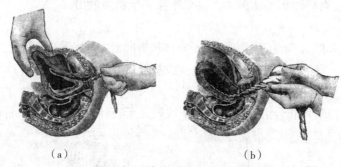

（a）　　　　　　　　　　（b）

图5-21　协助胎盘、胎膜娩出

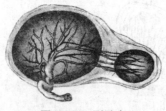

图5-22　副胎盘

（2）检查胎盘胎膜：将胎盘铺平，先检查胎盘母体面的胎盘小叶有无缺损，疑有缺损用牛乳测试法，从静脉注入牛乳，若见牛乳自胎盘母体面溢出，则溢出部位为胎盘小叶缺损部位。然后将胎盘提起，检查胎膜是否完整、胎膜破裂口距胎盘边缘距离、脐带长度及附着部位。再检查胎盘胎儿面边缘有无血管断裂，以便及时发现副胎盘。副胎盘为一小胎盘，与正常胎盘分离，但两者间有血管相连（图5-22）。若有副胎盘、部分胎盘残留或大部分胎膜残留时，应在无菌操作下，徒手入宫腔取出残留组织。若手取胎盘有困难，用大号刮匙清宫。若确认仅有少许胎膜残留，可给予子宫收缩剂，待其自然排出。

（3）检查软产道：胎盘娩出后，应仔细检查会阴、小阴唇内侧、尿道口周围、阴道、阴道穹隆部及宫颈有无裂伤，若有裂伤应立即缝合。

（4）预防产后出血：胎盘胎膜娩出以后，应立即按摩子宫刺激其收缩以减少出血。对估计有产后出血可能的产妇，可在胎儿前肩娩出时，给予缩宫素10～20 U或麦角新碱0.2 mg肌内注射。若胎盘未完全剥离而出血多时，应在严格消毒下行徒手剥离胎盘术。若胎儿娩出已30分钟，胎盘仍未排出而出血不多时，应注意排空膀胱，再轻轻按压子宫底及注射宫缩剂，仍不能使胎盘排出时，再行徒手剥离胎盘术。

（5）产后观察：产后2小时是产后出血的高发时段，又称为第四产程。胎盘娩出后，产妇留在产房观察2小时，注意监测血压、脉搏、子宫收缩、宫底高度、膀胱充盈情况、阴道流血量、会阴、阴道有无血肿等。若阴道流血量虽不多，但子宫收缩乏力、宫底上升，按之有血块涌出，提示宫腔内有积血；若产妇自觉有肛门坠胀感，多提示有阴道后壁血肿，应行肛查确诊，并报告医生及时处理。

（6）促进舒适：产程结束后，及时更换产妇臀下的污染床单，为产妇温水擦身，垫好消毒会阴垫，更换被褥和床单，使产妇感到清洁舒适。产妇应及时饮水补充水分，进食易消化营养丰富的食物，促进体力恢复。

（7）促进亲子互动：产后初期，产妇虽然身体上感到疲惫，然而情绪上却兴奋，若新生儿状况稳定，护理人员应协助产妇与新生儿尽早开始交流互动，如皮肤与皮肤的接触、目光交流、产妇触摸和拥抱新生儿，协助新生儿在产后30分钟内进行早吮吸，母婴皮肤接触至少90分钟。

（8）填写好分娩记录单和产妇交接单。

2. 新生儿护理

（1）擦干保暖：新生儿娩出后立即置于母亲腹部，用预热的毛巾擦干全身，5秒内启动，30秒内完成。然后将新生儿俯卧位，头偏向一侧，盖上干毛巾，戴上小帽，进行母婴皮肤接触。

（2）清理呼吸道：新生儿娩出断脐后，应继续清除呼吸道的黏液和羊水，用吸痰管或导管吸净新生儿口鼻腔的黏液和羊水，以免发生吸入性肺炎。若呼吸道黏液和羊水确已吸净而仍未啼哭时，可以用手轻拍新生儿足底。新生儿大声啼哭，表示呼吸道已畅通。

（3）阿普加（Apgar）评分：此评分法用于判断有无新生儿窒息及窒息的严重程度，是以新生儿出生后1分钟内的心率、呼吸、肌张力、喉反射及皮肤颜色5项体征为依据，每项为0～2分，满分为10分。8～10分属正常新生儿；4～7分属轻度窒息（青紫窒息），需清理呼吸道、人工呼吸、吸氧等处理；0～3分属重度窒息（苍白窒息），需紧急抢救，行喉镜直视下气管内插管、吸痰及给氧。新生儿评分异常者应在出生后5分钟、10分钟再次评分。1分钟阿普加评分评估出生时状况，反映宫内的情况，但窒息新生儿不能等1分钟后才开始复苏。5分钟阿普加评分则反映复苏效果，与近期和远期预后关系密切。脐动脉血气代表新生儿在产程中血气变化的结局，提示有无缺氧、酸中毒及其严重程度，反映窒息的病理生理本质，较阿普加评分更为客观、更具有特异性。我国新生儿窒息标准：① 5分钟阿普加评分≤7，仍未建立有效呼吸；② 脐动脉血气 pH < 7.15；③ 排除其他引起低阿普加评分的病因；④ 产前具有可能导致窒息的高危因素。以上①～③为必要条件，④ 为参考指标。新生儿阿普加评分法，见表5-2。

表5-2　新生儿阿普加评分法

体征	0分	1分	2分
每分钟心率（次/分）	0	< 100	≥ 100
呼吸	0	浅慢且不规则	佳
肌张力	松弛	四肢稍屈曲	四肢活动好
喉反射	无反射	有些动作	咳嗽、恶心
皮肤颜色	全身苍白	躯干红，四肢青紫	全身红润
总评分	0分	5分	10分

（4）脐带处理：新生儿娩出后，若母儿健康，可采取延迟断脐，可在新生儿出生后30～60秒或脐血管搏动消失后再结扎脐带。助产士更换手套，在距脐带根部15～20 cm处用两把血管钳夹住脐带，两钳相距2～3 cm，从中间剪断。先将气门芯套在血管钳上，在距离脐轮0.5 cm处夹住脐带，并在血管钳上0.5 cm处剪断脐带，挤出残余血液，将气门芯拉过脐带断面，套于血管钳下脐带根部，注意不可将脐轮皮肤套在气门芯内。目前还有用双棉线、脐带夹、血管钳等结扎脐带的方法。注意脐带必须扎紧，防止脐带出血。若为早产儿，视母儿具体情况延迟30～45秒断脐，若新生儿发生窒息或产妇有大出血风险，应立即断脐对新生儿及产妇进行紧急处理。

（5）新生儿检查与记录：将新生儿抱给产妇，让产妇看清孩子性别。擦净足底胎脂，将新生儿足及产妇拇指印于新生儿病历上，系上标明新生儿性别、体重、出生时间、母亲姓名和床号的手腕带及脚腕带。测量新生儿的身长和体重，检查身体外观，进行有无兔唇、腭裂、尿道下裂、无肛门、手脚多指（趾）症或脑脊膜膨出及有无产伤等检查。

【护理评价】

1.产妇在分娩中及分娩后出血量少于 500 mL。

2.产妇能接受新生儿，并开始与新生儿目光交流、皮肤接触和早吮吸。

【健康指导】

1.指导产妇产后注意休息与营养，吃易消化、富含蛋白质、高维生素、高热量的食物，尽量避免辛辣、刺激性的食物，促进体力恢复。

2.做好并教会产妇及家属新生儿护理，如婴儿皮肤及脐部护理。宣传母乳喂养好处，坚持 4～6 个月纯母乳喂养。

3.指导做产后保健操，促进骨盆肌及腹肌张力恢复。

4.注意保持外阴部清洁卫生，预防感染。若血性恶露较多，时间较长，应及时到医院就诊。

5.产后 42 天，带孩子一起去医院接受母婴健康检查。

6.产褥期禁止性生活，顺产 42 天后可行上环术，剖宫产 6 个月后方可上环，6 个月内可行工具避孕，非哺乳者可以选用药物避孕。哺乳期即使月经未恢复，也会有排卵而导致怀孕。

知识链接

WHO 正常分娩监护实用守则

1996 年 WHO 总结了 10 多年各国对产时技术的研究，提出了正常分娩监护实用守则。

①有用的、鼓励使用的措施：陪伴分娩、自由体位、口服营养、非药物镇痛、心理保健、全面支持。

②常用但不适宜的措施：常规输液、全身镇痛、硬膜外麻醉、电子胎心监护、催产素滴注、常规侧切、产后冲洗宫腔、家属戴口罩。

③无效的措施：剔除阴毛、灌肠、强迫体位、肛查。

④需研究的措施：常规人工破膜、加腹压。

第六节　分娩镇痛

分娩疼痛的主要原因是宫缩、宫颈阴道扩张、会阴伸展及盆底受压经主要感觉神经传导至 T～S 脊神经后，再上传到大脑痛觉中枢而产生。

分娩镇痛

一、分娩疼痛对母儿的影响

分娩时的剧烈疼痛使产妇体内发生一系列神经内分泌反应。疼痛加重了产妇紧张焦虑的情绪，引起紧张—疼痛综合征，体内去甲肾上腺素及肾上腺素等分泌增加，使血管收缩致胎儿缺氧、宫缩乏力、产程延长。疼痛促使产妇大量出汗，甚至大喊大叫、恶心呕吐，引起代谢性酸中毒；呼吸加快，过度通气，使胎盘氧交换降低，胎儿因缺氧而酸中毒。剧烈而漫长的疼痛使产妇的心理承受巨大压力，从而对妊娠分娩产生恐惧。

二、分娩镇痛的意义

1. 减少产妇身体和心理的不良刺激,增强产妇自然分娩的信心,促进阴道分娩。
2. 减少母体消耗,提高耐痛阈,减轻母体胎儿的缺氧程度,促使产程顺利进行。

三、影响分娩疼痛的因素

1. 心理因素 产妇分娩时害怕、焦虑、恐惧的心理,会增加对疼痛的敏感性。坚定分娩信心,可缓解分娩疼痛。

2. 身体因素 既往有痛经史者血液中会分泌更多的前列腺素,会引起强烈的子宫收缩,致分娩疼痛更剧烈;经产妇分娩疼痛较轻;难产常伴随更为剧烈的疼痛。

3. 社会因素 产妇对分娩的认知、家人的鼓励支持、其他产妇的表现、分娩环境及氛围等,都可影响分娩疼痛。

4. 文化因素 产妇受教育程度、家庭文化背景、信仰、风俗等都会影响对疼痛的耐受性。

四、分娩镇痛的方法

分娩镇痛的方法包括非药物镇痛和药物镇痛,应遵循自愿、安全的原则对不同产妇实施个性化分娩镇痛。

(一)非药物镇痛

1. 人文关怀 人性化、家庭化设计产房及走廊,如墙壁颜色可采用较柔和的粉色,可摆放绿植或婴儿卡通画等。温馨的产房布置和家庭化的设施布局,可有效减轻产妇对陌生环境的不适,尽快放松下来,达到减痛的目的。

2. 呼吸法 转移产妇注意力,放松肌肉,有效减轻分娩疼痛。宫缩不强时,可深呼吸,随着宫缩增强,可采取快慢交替法,提高产妇自我控制感。

3. 产时按摩产妇腰背部,有节律地轻按压,放松产妇紧绷的肌肉,减轻疼痛(图5-23)。

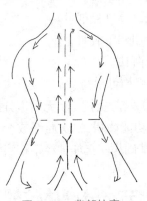

图5-23 背部按摩

4. 自由体位 无禁忌证时,可采取站立、坐、蹲、侧卧、仰卧、半坐位、手膝位等体位。每次改变体位后,注意胎心及宫缩变化,及时记录。

5. 集中和想象 当子宫收缩时,通过集中注意力,让产妇注视图片或固定的物体等方法缓解对疼痛的感知。此外,通过分散注意力,让产妇积极地想象过去生活中某件最愉快事情的情景,同时进行联想诱导,也可产生放松效果,转移对疼痛的关注。

6.音乐疗法　在产程中听音乐，产妇的注意力从宫缩疼痛转移到音乐旋律上，分散对疼痛的注意力。音乐唤起喜悦的感觉，引导产妇全身放松，如果同时有效运用呼吸法则可更好地减轻焦虑和疼痛。音乐疗法需要在产前进行音乐训练，以便在产程中挑出孕产妇最喜欢、最熟悉、最能唤起愉快情绪的音乐，起到最佳的镇痛效果。

7.导乐陪伴分娩　指在整个分娩过程中有一个富有生育经验的妇女时刻陪伴在旁边，传授分娩经验，不断提供生理上、心理上、感情上的支持，随时给予分娩指导和生活上的帮助，充分调动产妇的主观能动性，使其在轻松、舒适的环境下顺利完成分娩过程。根据产妇的需求和医院的条件可选择家属（丈夫、母亲、姐妹）陪伴，接受专门培训的专职人员或医护人员陪伴。

8.水中分娩　是指分娩时用温水淋浴，或在充满温水的分娩池中利用水的浮力完成自然分娩的过程。在水中分娩时，适宜的温度和水流的按摩能缓解产妇焦虑紧张的情绪；水的浮力产生的支撑作用使身体及腿部肌肉放松，增加会阴部和软产道的弹性，水的向上托力还可以减轻胎儿对会阴部的压迫；适宜的水温还可以阻断或减少疼痛信号向大脑传递；在温水中孕妇便于休息和翻身，减轻分娩过程中的阵痛。水中分娩既有优点，但也存在着一定的风险。因此，需要严格掌握适应证，遵守操作流程，遵循无菌操作的原则，在整个分娩过程中实施系统化管理

9.其他　水疗、经皮电刺激（减痛仪）、穴位按摩、香薰、冷热敷等方法。

（二）药物镇痛

1.药物镇痛的原则
① 对产妇及胎儿副作用小。
② 起效快，安全可靠，给药方便。
③ 避免运动阻滞，不影响宫缩和产妇活动。
④ 产妇清醒，能配合。
⑤ 满足整个产程镇痛要求。

2.常用方法
① 连续硬膜外镇痛：镇痛平面恒定，效果确切，母婴耐受良好。
② 腰麻—硬膜外联合阻滞：起效快，用量少。
③ 产妇自控硬膜外镇痛：便于给药，易掌控剂量。
④ 产妇自控静脉镇痛泵：不影响腹肌和下肢肌力。
⑤ 氧化亚氮吸入镇痛：起效快、苏醒快。

3.用药时机　从产程开始至第二产程均可用药。

4.适应证　① 产妇自愿。② 无硬膜外禁忌证。③ 无阴道分娩禁忌证。

5.禁忌证　① 产妇拒绝。② 凝血功能障碍。③ 局部或全身有感染病灶。④ 低血压或低血容量。⑤ 产程异常。⑥ 药物过敏。⑦ 有严重基础病变：如神经系统疾病、呼吸系统疾病、心血管疾病等。

第七节　分娩体位的选择

产妇体位的改变可以影响胎儿受力的变化。

一、传统仰卧位

产妇仰卧于产床，双腿屈曲分开，双脚蹬在产床的脚蹬上，双手握住床边的把手（图 5-24），床头

可适当抬高。目前大部分医院以这种分娩体位为主，优点在于：便于助产人员观察胎儿、产程进展；便于保护会阴；便于器械助产及处理新生儿；产妇疲劳度相对小。同时，传统仰卧位也有缺点：产妇易出现仰卧位低血压；易引起胎盘血流减少，导致胎儿窘迫；产妇骶尾关节难以扩张，容易引起骨盆出口狭窄；易导致神经损伤；产妇无法利用重力作用，易致产程延长，增加会阴侧切概率。

二、自由体位

WHO《正常分娩临床实用指南》指出：产程中运用运动和体位改变可对分娩产生更积极的效果，应促使产妇采取更舒适、更符合生理的体位。分娩过程中，若母儿状况均良好，可鼓励产妇采取自由体位分娩，如侧卧位、半卧位、坐位、站位、蹲位、手膝位等。可结合各自产房的具体分娩器械情况、产妇的舒适度及助产人员观察的便利，采取不同的分娩体位。

（一）侧卧位

产妇侧卧于产床，屈髋屈膝，臀与膝盖放松。可在两腿之间或背部放一枕头（图5-25）。此体位骶骨不受压，骨盆出口相对较大。

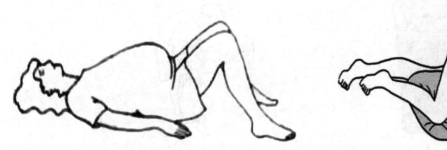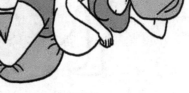

图5-24　传统仰卧位　　　　　　　　　　　　　图5-25　侧卧位

（二）半卧位

产妇半卧于产床，上身与床夹角大于45°（图5-26）。枕后位或胎心窘迫时不宜采用。

（三）坐位

产妇上半身垂直或前倾坐于产床上，或椅子、分娩球上（图5-27）。借助重力优势促进胎儿下降。

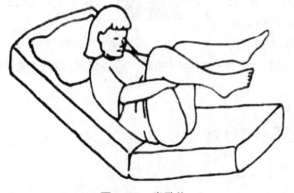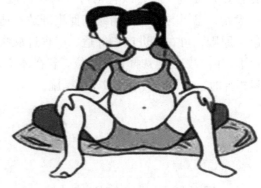

图5-26　半卧位　　　　　　　　　　　　　图5-27　坐位

（四）站位

产妇站立，上身倾靠在支持物上，可同时左右摆动骨盆（图5-28）。此体位可增大骨盆入口，借助重力优势，促进产程进展。

（五）蹲位

产妇双脚站于床上或地板，双手握住床栏，或在陪伴者协助下采取低蹲或半蹲位（图5-29）。可促进产妇向下用力欲望，同时增大骨盆出口径线，促进胎儿下降。

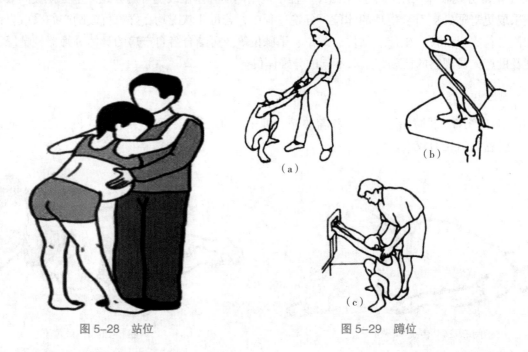

图 5-28 站位　　　　　　　　　图 5-29 蹲位

（六）手膝位

产妇双膝跪于床上或地板上（地板铺床垫或膝盖戴护膝），身体前倾，双掌或双拳着地支撑自己（图5-30）。利于枕后位胎儿的旋转，有效缓解产妇腰部不适。

自由体位是为了改善骨盆骨骼排列，增加骨盆径线；利用重力作用，促进产程；改善子宫—胎盘血流，增加胎儿氧供；减少紧张、恐惧与不安的情绪；促进舒适，适当缓解产痛。本着以上原则，可在促进产妇舒适、产程进展顺利、母婴安全的

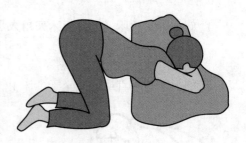

图 5-30 手膝位

前提下，由产妇自愿选择自由体位。若在体位改变过程中，出现产妇疼痛加剧、胎心异常，或出现任何产科指征时，应及时采取有效干预措施。

第八节　导乐陪伴分娩

一、导乐陪伴分娩的概述

"导乐"音译自希腊文"Doula"。导乐陪伴分娩是指由有分娩经验或助产经验的女性，在产前、产时

及产后给予产妇持续的陪伴，包括生理、心理、情感上的支持，使产妇顺利完成分娩过程。

1996年，美国开始"导乐分娩"，是世界上开展此项分娩最早的国家。导乐陪伴分娩是以产妇为中心的"一对一"服务模式，给予产妇充分的安全和依赖感，可有效减轻产妇分娩疼痛，明显消除产妇的产时紧张情绪。专业、耐心的导乐陪伴可以让产妇安心。

二、"导乐"的基本要求

"导乐"可由有生育经验或经过专业训练，有爱心、耐心和责任心，善于与不同类型的人沟通交流，熟悉分娩过程及相关知识，能及时提供各种非药物分娩镇痛方法供产妇知情选择，具有临危不乱能力的人担任。

三、导乐陪伴分娩实施的必要性

产妇对分娩的认知和信念受周围人和环境的影响，分娩经历对产妇及其家庭的影响是重要而持久的。促进产时服务模式联盟（CIMS）1996年提出爱母行动，提出产妇有按自己意愿选择分娩陪伴者的权利，不得限制"导乐"或其他分娩陪伴者对孕产妇进行精神和体力的支持。几乎100%的产妇都期望在待产和分娩过程中有人陪伴。研究表明，导乐服务对分娩结局有积极的影响，可以缩短产程、减少产后出血、降低剖宫产率、减少产后抑郁等。

四、导乐陪伴分娩的工作内容

1.产前 "导乐"在产前来到产妇身边，与产妇进行接触，了解产妇的一般情况及心理状态，向其介绍分娩知识，介绍临产及产程进展的相关信息，与产妇建立情感交流，陪伴产妇及其家属熟悉医院环境。

2.产时 向产妇讲解分娩的生理过程，为产妇进行心理疏导，树立产妇对分娩的信心，帮助产妇采取减痛措施减轻疼痛，细心观察产妇，给予生活照顾，及时与医护人员进行有效沟通。

（1）第一产程指导产妇放松，采取舒适体位，避免长时间仰卧。宫缩间歇期引导产妇全身放松，鼓励进食、饮水，定时排尿；宫缩时帮助产妇使用呼吸、按摩等方法减痛，避免产妇过早使用腹压。

（2）第二产程及时告知产妇产程进展，给予精神上的鼓励。指导产妇正确使用腹压。为产妇实施生活护理，如进食、饮水、擦汗等。

（3）第三产程与产妇共同分享喜悦，鼓励产妇配合助产人员或医生完成胎盘娩出、会阴伤口缝合等操作，帮助产妇与新生儿进行早接触、早吸吮等。

五、导乐陪伴分娩的优点

有"导乐"陪伴的产妇由于有了安全感、自信心及科学指导，能有效缩短产程，减少缩宫素的使用，减少镇痛药物的应用，提高自然分娩率。产后母体恢复快，产后抑郁减少，提高了母乳喂养率，母体对婴儿关心照顾多，使婴儿发病率降低。导乐陪伴分娩体现了WHO倡导的"爱母分娩行动"的实质，使分娩回归自然。

思考题

1.张女士，足月妊娠，阴道助产下分娩一男婴，新生儿出生时呼吸浅慢，心率86次/分，全身苍白，四肢稍屈，喉反射无。

请思考：

（1）该新生儿出生时阿普加评分是多少？

（2）应如何抢救？

2. 某孕妇，G_1P_0，孕39周，因宫缩痛和见红就诊。产科检查结果：孕妇有规律宫缩，宫颈管消失，宫颈口扩张2 cm，胎先露头位，胎头最低点在坐骨棘上2 cm，胎心音150次/分。入院后产妇紧张、焦虑，询问责任护士："检查结果怎样？我怎么做能较快地顺产？"

请思考：

（1）试分析孕妇是否临产。如临产，为第几产程？

（2）针对该病例提出护理措施。

3. 王女士，25岁，孕40周，G_1P_0，因规律性宫缩入院，入院后检查，胎心率140次/分，阴道检查宫口已开全，胎头矢状缝与骨盆横径一致，小囟门在3点处，大囟门在9点处。

请思考：

（1）王女士为何种胎方位？

（2）分娩结束后2小时应如何护理王女士？

第六章
产褥期妇女的护理

● 知识目标：

1. 掌握产褥期概念、产褥期妇女的护理及正常新生儿的日常护理。
2. 熟悉产褥期妇女的生理变化、临床表现。
3. 了解产褥期妇女的心理变化。

产褥期妇女的护理

● 能力目标：

1. 能运用所学知识为产褥期妇女提供家庭访视，并针对产褥期常见问题提供护理。
2. 对正常新生儿提供日常护理。

● 素质目标：

1. 增强保护隐私的意识。
2. 理解产妇和新生儿的特点，尊重其需求，提供耐心细致的护理。
3. 熟悉沟通技巧，善于与产妇及家属沟通和交流。

案例导入

王女士，26岁，初产妇，孕39周临产入院，经会阴侧切顺利娩出一女婴。现产后第一天，会阴伤口疼痛，下腹部胀痛。查体：下腹部膀胱区隆起，叩诊呈浊音；宫底于脐下1指；血性恶露，量少无异味；会阴伤口轻度水肿，无压痛。

请思考：

1. 请说出王女士目前主要的护理问题。
2. 请为王女士制定相应的护理措施。

第一节　产褥期妇女的身心变化

产妇全身各器官（除乳腺外）从胎盘娩出至恢复或接近正常未孕状态所需的时期称为产褥期，通常为6周。在产褥期，产妇的全身各系统尤其是生殖系统的变化最为显著。同时，伴随新生儿的出生，产妇需从妊娠期和分娩期的不适、焦虑中恢复，其家庭也经历着心理和社会的适应过程。产妇的性格倾向、生活经历、夫妻间及家庭成员的关系等是其产后心理变化的重要影响因素。

一、产褥期妇女的生理变化

（一）生殖系统

1.子宫复旧　在胎盘娩出后子宫逐渐恢复至未孕状态的全过程，称子宫复旧，一般为6周，其主要变化为子宫体肌纤维缩复和子宫内膜的再生，同时还有子宫血管的变化、子宫下段和宫颈的复原等。

（1）子宫体肌纤维缩复：子宫复旧不是肌细胞数目减少，而是肌细胞胞质蛋白质被分解排出，使肌细胞体积缩小。随着子宫体肌纤维的不断缩复，子宫体积及重量均发生变化。产后1周，子宫缩小至妊娠12周大小，在耻骨联合上方可触及；产后10天，子宫降至盆腔内，在腹部扪不到子宫底；产后6周恢复至妊娠前大小。子宫重量也逐渐减轻，分娩结束时约为1000 g，产后1周时约500 g，产后2周时约300 g，产后6周时则为50～70 g。

（2）子宫内膜再生：胎盘、胎膜从蜕膜海绵层分离并娩出后，残存的蜕膜分两层，表层发生变性、坏死、脱落，形成恶露的一部分自阴道排出，接近肌层的子宫内膜基底层逐渐再生新的功能层，形成新的子宫内膜。产后第3周除胎盘附着部位外的子宫内膜基本修复，胎盘附着部位的内膜全部修复需至产后6周。

（3）子宫血管变化：胎盘娩出后，其附着面积仅为原来的一半。由于肌层收缩，开放的子宫螺旋动脉和静脉窦被压缩变窄，数小时后血管内形成血栓，出血量逐渐减少直至停止。若在新生内膜修复期间，胎盘附着面因复旧不良出现血栓脱落，可导致晚期产后出血。

（4）子宫下段及宫颈变化：产后子宫下段肌纤维缩复，逐渐恢复为未孕时的子宫峡部。分娩后的子宫颈外口呈环状。于产后2～3天，宫口仍可容纳2指。产后1周，宫颈内口关闭，宫颈管复原。产后4周，子宫颈完全恢复至非孕时形态。分娩时子宫颈外口3点及9点处常发生轻度裂伤，使初产妇的子宫颈外口由产前的圆形（未产型）变为产后的"一"字形（已产型）横裂。

2.阴道　分娩后，阴道腔扩大，在产后最初几天可出现阴道黏膜及周围组织水肿，阴道壁松软、弹性较差，黏膜皱襞减少甚至消失。产褥期，阴道壁肌张力逐渐恢复，黏膜皱襞约于产后3周重新出现，但是产褥期结束时阴道紧张度仍不能完全恢复至未孕时状态。

3.外阴　分娩后的外阴轻度水肿，一般于产后2～3天逐渐消退。会阴部血液循环丰富，会阴部若有轻度撕裂或会阴切口缝合，一般在产后3～4天愈合。处女膜因在分娩时撕裂形成残缺的处女膜痕。

4.盆底组织　盆底肌肉及其筋膜在分娩时过度伸展致弹性减弱，且常伴盆底肌纤维的部分断裂，若能于产褥期坚持做产后康复锻炼，一般产褥期内可恢复。如盆底肌及其筋膜发生严重断裂而未能及时修复，加之产褥期过早从事重体力劳动，使盆底组织难以完全恢复正常，可导致阴道壁膨出及子宫脱垂。

（二）乳房

产褥期乳房的主要变化是泌乳。分娩后，产妇体内雌、孕激素及胎盘生乳素水平急剧下降，对垂体催乳素的抑制作用降低，在催乳素的作用下，乳房腺细胞开始分泌乳汁。新生儿每次吸吮刺激乳头时，可反射性产生更多的垂体催乳素和缩宫素，促进乳汁的分泌和排出。吸吮是保持乳腺不断泌乳的重要条件。此外，乳汁分泌量与乳房的发育、产妇营养、休息、睡眠、情绪和健康状态密切相关。

产后7天内分泌的乳汁称为初乳，初乳呈淡黄色，含有丰富的β-胡萝卜素，有较多的有形物质，故质稠。产后3天每次哺乳新生儿可吸出2～20 mL。初乳中蛋白质及矿物质较多，脂肪和乳糖含量较少，极易消化，是新生儿早期最理想的天然食物。初乳中还含有大量抗体，有助于新生儿抵抗疾病的侵袭。产后7～14天分泌的乳汁为过渡乳，蛋白质含量逐渐减少，脂肪和乳糖含量逐渐增多。产后14天以后分泌的乳汁为成熟乳，蛋白质占2%～3%，脂肪占4%，糖类占8%～9%，无机盐占0.4%～0.5%，还有维生素等。

（三）循环系统

妊娠期血容量增加，于产后 2 ~ 3 周恢复至未孕状态。产后 72 小时内，因子宫胎盘循环的停止，子宫缩复，大量血液从子宫流入体循环，同时由于产后大量的组织间液回吸收，产妇循环血容量增加 15% ~ 25%，使心脏的负担加重，应注意预防心衰的发生。

产褥早期，产妇血液仍处于高凝状态，有利于胎盘剥离创面迅速形成血栓，减少产后出血；纤维蛋白原、凝血酶、凝血酶原于产后 2 ~ 4 周内降至正常。血红蛋白水平于产后 1 周左右回升。白细胞总数于产褥期早期较高，可达（15 ~ 30）× 10^9/L，一般 1 ~ 2 周恢复正常。中性粒细胞和血小板数增多，淋巴细胞稍减少。红细胞沉降率于产后 3 ~ 4 周降至正常。

（四）消化系统

妊娠期胃肠平滑肌张力及蠕动减弱，胃液中盐酸分泌量减少，产后需 1 ~ 2 周逐渐恢复。产妇产后 1 ~ 2 天常感口渴，喜进流食或半流食。产褥期产妇活动少，肠蠕动减弱，加之腹直肌及盆底肌松弛等原因，容易发生便秘。

（五）泌尿系统

妊娠期体内潴留过多的水分在产后主要由肾脏排出，故产后 1 周尿量增多。妊娠期发生的肾盂及输尿管扩张，产后需 2 ~ 8 周恢复。在产褥期，尤其产后 24 小时内，因分娩过程中膀胱受压使其黏膜水肿、充血、膀胱肌张力降低，对膀胱内压的敏感性降低，加之会阴切口疼痛、不习惯床上排尿等原因，产妇容易出现排尿困难，可增加尿潴留的发生。

（六）内分泌系统

产后雌激素、孕激素水平急剧下降，至产后 1 周降至未孕水平。胎盘生乳素于产后 6 小时已不能测出。催乳素水平因是否哺乳而异，哺乳产妇的催乳素于产后下降，但高于非孕时水平，吸吮乳汁时催乳素明显增高；不哺乳产妇的催乳素于产后 2 周降至非孕时水平。

月经复潮及排卵受哺乳影响。不哺乳产妇月经复潮一般在产后 6 ~ 10 周，产后 10 周左右恢复排卵。哺乳产妇月经复潮延迟，平均在产后 4 ~ 6 个月恢复排卵，有的整个哺乳期不来月经。产后较晚恢复月经者首次月经复潮前多有排卵，故产后月经虽未来潮，却仍有受孕的可能。

（七）腹壁的变化

妊娠期出现的下腹正中线色素沉着，在产褥期逐渐消退。初产妇紫红色的妊娠纹变为银白色陈旧妊娠纹。腹壁皮肤受妊娠子宫增大的影响，部分弹力纤维断裂，腹直肌呈不同程度分离，致产后腹壁明显松弛，需 6 ~ 8 周恢复。

二、产褥期妇女的心理变化

产后产妇可能经历一系列不同的心理变化，表现为高兴、幸福、兴奋或疲倦、乏力、焦虑、易激惹、注意力不集中、思维迟钝、哭泣、失眠等。产后心理波动与产妇体内的雌、孕激素水平急剧下降与产后心理压力、疲劳、经济条件、知识水平、性格特征、家人及社会支持等有关，常表现为对角色转换的不适应、对育儿重任的焦虑、对新生儿性别期待的落差、对体形变化的担忧、生产方式未如预期的抑郁。若产妇具有较好的家人关心及社会支持，同时自身具有较好的调节能力，可顺利度过产褥期特殊的心理变化过程，如果不能适应则可能发生产后抑郁、产后精神病。

Rubin 的研究结果显示，产褥期妇女典型的心理调适需经历三个阶段：① 依赖期：产后前 3 天。产妇需要依赖别人来护理自己和照顾孩子，需要在别人的帮助下进食以及进行乳房和会阴护理、母乳喂养、婴儿沐浴等。② 依赖独立期：产后 3～14 天。产妇开始表现出较为独立的行为，主动参与护理自己和照顾孩子，并开始尝试独自完成新角色所承担的任务。③ 独立期：产后 2 周至 1 个月。产妇、家人和婴儿成为一个完整的系统，产妇及其家人能正确认识和承担家庭关系中新的角色和任务。

中医学认为，产妇由于产时耗伤气血，产后百脉空虚，并需哺乳婴儿，劳心伤神、劳力伤气，容易发生精神倦怠、心神不宁、气郁不舒或烦躁易怒。故产后宜戒急躁，勿悲伤，忌大喜大怒，调适自我，保持愉快的心情，以使七情调和，免生产后诸病。

第二节　产褥期妇女的护理

【护理评估】

1. 健康史　评估产妇妊娠前的健康状况，有无慢性病史。评估产妇的妊娠经过，是否有妊娠期并发症、合并症及其他特殊状况和处理等。评估产妇分娩经过是否顺利、分娩方式、产时用药情况、产后出血量、会阴情况等；评估新生儿出生时的状况。

产褥期妇女的护理

2. 临床表现

（1）生命体征：评估产妇的体温、脉搏、呼吸、血压等。

① 体温：多数在正常范围。在产后 24 小时内体温可略升高，一般不超过 38 ℃，可能与产程中过度疲劳、产程延长有关。产后 3～4 天因乳房血管、淋巴管极度充盈，乳房胀大，体温升高至 37.8～39 ℃，称为泌乳热，一般持续 4～16 小时，体温即下降，不属病态；但需要排除其他原因尤其是产褥感染或乳腺炎引起的发热。

② 脉搏：在正常范围内，一般略慢，为 60～70 次/分，与子宫胎盘循环停止及卧床休息等因素有关，产后 1 周恢复正常。脉搏过快应考虑发热或产后出血引起休克的早期表现。

③ 呼吸：产后呼吸深慢，一般 14～16 次/分，是由于产后腹压降低、膈肌下降，由妊娠期的胸式呼吸变为胸腹式呼吸所致。

④ 血压：产褥期血压维持在正常水平，变化不大。

（2）生殖系统

① 子宫复旧：产后当日子宫底平脐或脐下一横指，以后每日下降 1～2 cm，产后 1 周在耻骨联合上方 2～3 横指，至产后 10 天子宫降入骨盆腔内。每日应在同一时间评估产妇的子宫复旧情况。评估前，嘱产妇排尿平卧，双膝稍曲，腹部放松，注意遮挡及保暖。先按摩子宫使其收缩后，再手测子宫底高度或尺测耻骨联合上缘至子宫底的距离。正常子宫圆而硬，位于腹部中央。子宫质地软应考虑是否有产后宫缩乏力，子宫偏向一侧应考虑是否有膀胱充盈。子宫不能如期复原常提示异常。

② 产后宫缩痛：在产褥早期因子宫收缩引起下腹部阵发性剧烈疼痛，称为产后宫缩痛。于产后 1～2 天出现，持续 2～3 天自然消失，多见于经产妇。哺乳时反射性缩宫素分泌增多使疼痛加重，不需要用药。

③ 恶露：产后随子宫蜕膜脱落，含有血液及坏死蜕膜等组织经阴道排出，称为恶露。恶露有血腥味，但无臭味，持续 4～6 周，总量 250～500 mL。因其颜色、内容物及时间不同，恶露分为血性恶露、浆液恶露和白色恶露（表 6-1）。

表 6-1　正常恶露性状

评估	血性恶露	浆液恶露	白色恶露
持续时间	3～4 天	10 天左右	持续 3 周
颜色	鲜红	淡红色	白色
组成	大量血液，量多，有时有小血块、少量胎膜及坏死蜕膜组织	少量血液、较多的坏死蜕膜组织、宫腔渗出液、宫颈黏液、少量红细胞及白细胞、细菌	大量白细胞、坏死蜕膜组织、表皮细胞及细菌

（3）会阴：分娩时因会阴部撕裂或侧切缝合后，可出现会阴局部水肿、疼痛，一般在产后 3～5 天逐渐缓解。

（4）乳房

① 乳房的类型：评估有无乳头平坦、内陷。

② 乳汁的质和量：初乳呈淡黄色，质稠；过渡乳和成熟乳呈白色。产后 1～2 日，乳房较软，产后 3～4 天可出现乳房肿胀、充盈，有时可形成硬结，产妇自觉胀痛，可伴有体温升高。

产后前 3 天，每次哺乳可以吸出淡黄色初乳 2～20 mL；过渡乳及成熟乳分泌量的多少与产妇哺乳次数有很大关系，吸吮次数越多，乳汁分泌就越多。评估乳汁量是否能满足新生儿需要，主要评估指标是两次喂奶期间，新生儿能满足、安静，每日小便 6 次或以上，大便 2～4 次，体重增长理想等，即可判断新生儿进食了足够的奶量。

③ 乳房胀痛及乳头皲裂：评估乳房出现胀痛的原因，当触摸乳房有坚硬感，并有明显触痛，提示产后哺乳延迟或没有及时排空乳房。评估产妇有无乳头皲裂及其原因，初产妇孕期乳房护理不良或哺乳方法不当，或在乳头上使用肥皂、酒精等，容易发生乳头皲裂。

（5）排泄

① 排尿：产后 5 天内尿量明显增多，鼓励产妇尽早自行排尿。产后 4 小时内应让产妇排尿。若第 1 次排尿尿量少，应再次评估膀胱充盈情况，若排尿时间延迟，应鼓励产妇饮水并警惕尿潴留发生。

② 排便：由于分娩过程中产妇进食少以及产后肠蠕动减弱、腹壁肌松弛、产后卧床休息、会阴伤口疼痛等原因，产妇易发生便秘。

③ 褥汗：产后 1 周内皮肤排泄功能旺盛，排出大量汗液，以夜间睡眠和初醒时更明显，称为褥汗，不属病态。

（6）下肢：产后由于疲倦及伤口疼痛等原因，产妇可出现长时间的卧床休息，而产褥期的早期血液仍处于高凝状态，导致下肢静脉血流缓慢，血液容易淤积在静脉内，可发生静脉血栓。表现为患侧下肢体表温度下降，感觉麻木，肢体有肿胀感。下肢静脉血栓发生率较低，一旦发生，影响产妇的生命安全。

（7）产褥中暑：产褥期因高温环境使体内余热不能及时散发，引起中枢性体温调节功能障碍的急性热病，表现为高热、水电解质紊乱，循环衰竭和神经系统功能损害等。本病常见原因是依照旧风俗习惯担心产妇"受风"而关闭门窗，包头盖被，使居室环境处于高湿高温状态，影响产妇出汗散热，导致体温调节中枢功能衰竭而出现高热、意识丧失和呼吸循环功能衰竭等中暑表现。

3. 心理社会支持情况

（1）评估产妇心理状态：产妇在产后 2～3 天内发生轻度或中度的情绪反应称为产后抑郁，主要表现出易哭、易激惹、忧虑、不安，有时喜怒无常，一般 2～3 天后自然消失，有时可持续达 10 天。产后抑郁的发生可能与产妇体内的雌、孕激素水平急剧下降，产后的心理压力及疲劳等因素有关。因此，应注意评估产后产妇的心理状态。

① 评估产妇的感受：评估产妇对妊娠和分娩的感受是舒适或痛苦，产妇现在的感受是否舒适，对今

后自己体型的变化、家庭关系重新定位的看法。产妇对妊娠和分娩的经历及产后自我形象的感受，直接影响产后母亲角色的获得，关系到能否接纳孩子。

② 评估产妇的母亲行为：评估产妇作为母亲的行为是属于适应性的还是不适应性的。如产妇能满足孩子的需要并表现出喜悦，积极有效地锻炼身体，学习护理孩子的知识和技能，为适应性行为；相反，产妇不愿意接触孩子，不亲自喂养孩子，不护理孩子或表现出不悦、不愿交流、食欲差等，为不适应性行为。

③ 评估对新生儿的看法：评估产妇是否觉得孩子吃得好、睡得好又少哭就是好孩子，因而自己是一个好母亲；认为常哭、哺乳困难，需要常常更换尿布和搂抱的孩子是坏孩子，因而自己是一个坏母亲。产妇能正确理解孩子的行为将有利于建立良好的母子关系。

（2）评估社会支持及经济状况：评估配偶及家庭成员的心理变化。和谐的家庭氛围、良好的经济基础，有助于产妇及家庭各成员角色的获得，有助于建立多种亲情关系。护理人员可从产妇的人际交往特征、与家人的互动来评估其社会支持系统。

4. 辅助检查　产后常规体检，必要时进行血、尿常规检查，药物敏感试验等。

【常见护理诊断／问题】

1. 舒适改变　与产后宫缩痛、会阴伤口疼痛及褥汗等因素有关。
2. 尿潴留　与产时膀胱受压张力下降、会阴伤口疼痛及不习惯床上排尿有关。
3. 母乳喂养无效　与乳汁分泌不足、喂养技能不熟练有关。
4. 知识缺乏　缺乏产后自我保健和新生儿护理相关知识。

【护理目标】

1. 产妇的舒适感增加。
2. 产妇小便正常。
3. 产妇正确实施母乳喂养。
4. 产妇获得正确的产褥期健康生活指导和新生儿护理指导，表现出自信和满足。

【护理措施】

1. 产后2小时护理　产后2小时内是发生产后出血、产后子痫、产后心衰的关键时期，因此分娩后产妇应留在产房观察2小时。观察内容包括：① 测量血压、脉搏，特别是有妊娠期高血压疾病的产后应监测血压的变化，警惕产后子痫；② 观察阴道流血量，将弯盘置于产妇臀下收集阴道出血量；③ 观察子宫收缩情况及宫底高度；若发现子宫乏力，应按摩子宫并肌注缩宫剂（缩宫素、前列腺素或麦角新碱）；若子宫收缩不良、宫底上升，但产妇阴道流血量不多，提示宫腔内有积血，应挤压宫底排出积血，并给予子宫收缩剂；④ 膀胱是否充盈，膀胱充盈时应及时排空，以免影响子宫收缩导致产后出血；⑤ 是否有肛门坠胀感，若有应行肛查以明确是否有阴道后壁血肿，及时处理。同时协助产妇产后半小时开奶，产后2小时若产妇身体评估正常，可将产妇及新生儿送回产科病房。

2. 入产科病房后护理

（1）一般护理：为产妇提供一个空气清新，通风良好，舒适、安静的环境；保持床单的整洁、整齐。

（2）休息与活动：保证产妇有充足的睡眠，产褥期产妇睡眠每日8～10小时，指导产妇与婴儿同步休息，生活有规律，护理活动应尽量不打扰产妇的休息。正常分娩者，产后6～12小时内可起床轻微活动，产后24小时可在室内走动；行会阴侧切或剖宫产的产妇，可适当推迟活动时间。待拆线后伤口不感疼痛时，可做产后康复锻炼。产后康复锻炼可促进子宫复旧、增进食欲、促进排尿、预防便秘，同时可促进腹壁及盆底肌肉张力的恢复、预防下肢静脉血栓形成，促进产妇康复。由于产妇产后盆底肌肉松弛，应避免负重劳动或蹲位活动，以防子宫脱垂。

（3）营养与饮食：产后1小时可让产妇进流食或清淡半流食，以后可进普通饮食，建议产妇少食多餐。食物应富有营养、足够热量和水分。哺乳者，应多进食蛋白含量丰富的食物及汤汁类食物，适当补充维生素和铁剂，推荐补充铁剂3个月。避免吸烟、饮酒、咖啡及食用辛辣刺激性食物等。

（4）排尿与排便：自产后4小时起即应鼓励产妇尽早自行排尿。如排尿困难，除鼓励产妇坐起排尿外，可采用以下方法：① 温开水冲洗会阴；② 热敷下腹部；③ 按摩膀胱，刺激膀胱收缩；④ 针刺两侧气海、关元、阴陵泉、三阴交等穴位；⑤ 肌内注射甲硫酸新斯的明 1 mg，兴奋膀胱逼尿肌促进排尿；⑥ 上述方法均无效时应导尿，留置尿管 1～2 天。产后因卧床休息、食物缺乏纤维素，加之肠蠕动减弱，产褥早期腹肌、盆底肌张力降低，容易发生便秘，应鼓励产妇早日下床活动、多饮水、多吃富含纤维素类食物，以预防便秘。对便秘者可遵医嘱口服缓泻剂。

3.病情观察

（1）生命体征：每日测体温、脉搏、呼吸及血压2次，如体温超过 38 ℃，应及时向医生汇报，加强观察，协助医生查找原因。

（2）子宫复旧及恶露：产后1周内每日在同一时间了解子宫复旧情况。每日观察恶露颜色、气味及数量，必要时遵医嘱做好血及组织培养标本的采集。

（3）会阴：观察会阴部水肿程度及消退情况。会阴部有缝线者，应每日观察伤口周围有无渗血、血肿、红肿、硬结及分泌物。

4.对症护理

（1）会阴护理

① 清洁护理：每日2次用 0.05% 聚维酮碘液或 1∶5000 高锰酸钾溶液擦洗或冲洗会阴，擦洗顺序为自下而上、由内向外，会阴伤口单独擦洗，注意无菌操作。勤换会阴垫，大便后用水清洗会阴，保持会阴部清洁及干燥。

② 伤口护理：嘱产妇向会阴伤口对侧侧卧（健侧卧位）。会阴部水肿者，可以用 50% 硫酸镁湿热敷，产后24小时可用红外线照射外阴；有硬结者，可用大黄、芒硝外敷或用 95% 乙醇湿热敷；会阴切口疼痛剧烈或产妇有肛门坠胀感，应及时报告医生，以排除阴道壁及会阴部血肿；会阴部小血肿者，24小时后可湿热敷或红外线照射，大的血肿应配合医师切开处理；会阴伤口感染者，应配合医师提前拆线，充分引流，并定时换药；伤口愈合不佳者，可在产后 7～10 天起给予高锰酸钾溶液坐浴。

（2）子宫复旧护理：每次观察子宫复旧时按压宫底，以免宫腔积血影响子宫收缩，同时按摩子宫，并遵医嘱给予子宫收缩剂，促进子宫复旧。产后当天，禁止用热水袋外敷缓解宫缩痛，以免子宫肌肉松弛造成出血过多。

（3）乳房护理：乳房应保持清洁、干燥。建议哺乳期产妇使用棉质乳罩，避免过紧过松。每次哺乳前产妇应洗净双手，然后用清水洗净自己的乳头和乳晕，并柔和地按摩乳房，刺激泌乳反射。乳头处如有痂垢，应先用油脂浸软后再用温水洗净。切忌用肥皂或酒精之类擦洗，以免引起局部皮肤干燥、皲裂。哺乳时应让新生儿吸空乳汁；如乳汁充足孩子吸不完时，应用吸乳器将剩余的乳汁吸出，以免乳汁淤积影响乳汁分泌，并预防乳腺管阻塞及两侧乳房大小不一等情况。如吸吮不成功，则指导产妇挤出乳汁喂养。

（4）平坦及凹陷乳头护理：部分产妇的乳头凹陷，一旦受到刺激乳头呈扁平或向内回缩，婴儿很难吸吮到乳头，可指导产妇进行以下练习。乳头伸展练习：将两示指平行放在乳头两侧，慢慢地由乳头向两侧外方拉开，牵拉乳晕皮肤及皮下组织，使乳头向外突出；接着将两示指分别放在乳头上侧和下侧，将乳头向上、向下纵行拉开（图6-1），如此重复多次。此练习每日2次，每次15分钟。乳头牵拉练习：

用一只手托乳房，另一只手的拇指和中、示指抓住乳头向外牵拉（图 6-2），重复 10～20 次，每日 2 次。配置乳头罩：从妊娠 7 个月起佩戴，对乳头周围组织起到稳定作用。此外，可指导产妇改变多种喂奶的姿势和使用假乳套以利于婴儿含住乳头，也可以利用吸乳器进行吸引。哺乳时先吸吮平坦一侧，因婴儿饥饿时吸吮力强，容易吸住乳头和大部分乳晕。

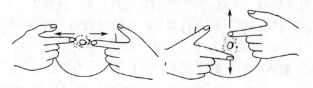
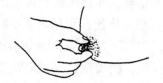

图 6-1　乳头伸展练习　　　　　　　　　　图 6-2　乳头牵拉练习

（5）乳房胀痛护理：产后 3 天内，因淋巴和静脉充盈，乳腺管不畅，乳房逐渐胀实、变硬，触之疼痛，可有轻度发热。可采用下列方法缓解：① 尽早哺乳：鼓励并协助产妇在产后半小时开始哺乳。② 外敷乳房：哺乳前热敷乳房；在两次哺乳间冷敷乳房，可减少局部充血、肿胀。③ 按摩乳房：哺乳前按摩乳房，方法为从乳房边缘向乳头中心按摩，可使乳腺管畅通，减少疼痛。④ 佩戴乳罩：指导产妇穿戴合适的具有支托性的乳罩，以减轻乳房充盈时的沉重感。⑤ 生面饼外敷乳房。⑥ 服用药物：可口服维生素 B_6 或散结通乳的中药。

（6）乳腺炎护理：产妇乳房局部出现红、肿、热、痛症状，或有痛性结节，提示乳腺炎的发生。轻度乳腺炎时，坚持哺乳，哺乳前湿热敷乳房 3～5 分钟，并按摩乳房，轻轻拍打和抖动乳房，哺乳时先从患侧乳房开始，因饥饿时婴儿的吸吮力强，有利于吸通乳腺管。每次哺乳应充分吸空乳汁，同时增加哺乳的次数，每次哺乳至少 20 分钟。哺乳后充分休息，饮食要清淡。重度乳腺炎应停止哺乳，并进行外科处理。

（7）乳头皲裂护理：哺乳姿势不当是引起乳头皲裂的重要原因。轻者可继续哺乳，指导产妇哺乳时取舒适卧位，哺乳前湿热敷乳房 3～5 分钟，挤出少许乳汁使乳晕变软，让婴儿含住乳头和大部分乳晕，先吸吮损伤较轻的乳房，以减轻对损伤重侧乳房的吸吮力。哺乳后，挤出少许乳汁涂在乳头和乳晕上，短暂暴露使乳头干燥。增加喂哺的次数，缩短每次喂哺的时间。乳头皲裂严重者应停止直接吸吮，可用乳头罩间接哺乳或用吸乳器将乳汁吸出后进行喂养。

（8）催乳护理：产妇出现乳汁分泌不足，可指导其正确的哺乳方法，按需哺乳，夜间哺乳，调节饮食，服用中药，针刺合谷、外关、少泽、膻中等穴位，同时鼓励产妇树立信心。

（9）退乳护理：产妇因疾病或其他原因不能哺乳或终止哺乳者应尽早退乳。首先应停止哺乳，不排空乳房，少进汤汁。同时可用生麦芽 60～90 g 水煎当茶饮，每日 1 剂，连服 3～5 日；亦可用皮硝 250 g 碾碎装布袋分敷于两乳房上并固定，皮硝受湿后应更换再敷，直至乳房不胀。

5. 心理护理

（1）母婴同室：让产妇更多地接触自己的孩子，在产妇获得充分休息的基础上，让产妇多抱孩子，培养母子感情。

（2）建立良好的护患关系：产妇入产后休养室时，护理人员应热情接待，与产妇建立良好关系。耐心倾听产妇述说分娩经历和感受，积极回答问题，加强对产妇的精神关怀。

（3）提供指导：提供母乳喂养、新生儿护理及自我保健指导，帮助产妇减轻身心的不适；鼓励和指导丈夫及家人参与新生儿护理活动，培养新家庭观念，促进适应新的家庭生活。

【护理评价】

1. 产妇生命体征是否保持正常。

2. 产妇的舒适感是否增加。

3. 产妇产后是否及时排尿、排便。

4. 产妇在护士的指导下是否积极参与新生儿护理及自我护理,并表现出自信和满足。

5. 产妇及家属对产褥期保健知识了解的程度。

【健康指导】

1. 一般指导　产妇居室应清洁通风,合理饮食。注意休息,合理安排家务及婴儿护理,注意个人卫生和会阴部清洁,衣着宽大透气,保持良好心境,适应新的家庭生活方式。

2. 母乳喂养指导

(1)介绍母乳喂养的优点

1)对婴儿:① 提供营养,促进发育:母乳中所含的各种营养物质,最有利于婴儿的消化吸收,而且随着婴儿生长发育的需要,母乳的质和量发生相应的改变。② 提高免疫力,预防疾病:母乳中含有各种免疫活性物质和丰富的免疫球蛋白,免疫活性物质有巨噬细胞、淋巴细胞等,免疫球蛋白包括分泌型免疫球蛋白、乳铁蛋白、溶菌酶、纤维结合蛋白、双歧因子等。通过母乳喂养可预防婴儿腹泻、呼吸道和皮肤感染。③ 利于牙齿的发育和保护:吮吸时婴儿肌肉运动,可促进面部肌肉正常发育,预防奶瓶喂养引起的龋齿。④ 促进亲子关系建立:通过母乳喂养,增加了婴儿与母亲皮肤接触的机会,有助于母婴间的情感联系,满足婴儿爱与安全的需要,有助于婴儿日后心理的健康发展。

2)对母亲:① 预防产后出血:吸吮刺激能使神经垂体分泌缩宫素,可促进子宫收缩,减少产后出血。② 避孕:吸吮乳头可刺激腺垂体分泌催乳素,催乳素可抑制排卵,延迟月经,起到避孕作用。此外,哺乳期推迟月经复潮及排卵,有利于产后恢复,有利于延长生育间隔。③ 尽快适应母亲角色:母乳喂养时产妇与婴儿之间的皮肤接触能促进亲子关系建立,使产妇尽快适应母亲角色。④ 降低女性肿瘤的发生:研究表明,母乳喂养可降低母亲患乳腺癌、卵巢癌的概率。⑤ 安全、方便、经济:母乳新鲜、卫生,温度适宜,可直接喂哺婴儿。

(2)哺乳方法指导

① 哺乳时间:原则是按需哺乳。一般产后半个小时内,母子情况稳定可以开始哺乳,此时乳房内乳量虽少,但可通过新生儿吸吮动作刺激泌乳。以后哺乳的时间及频率取决于新生儿的需要及乳母感到奶胀的情况而定,一般 2～3 小时哺乳一次,每次哺乳时间不超过 30 分钟,忌让婴儿养成含乳头睡觉的习惯。

② 哺乳姿势:哺乳可以采用坐式、侧卧式或环抱式,母亲及婴儿均应选择舒适位置,使母婴胸贴胸、腹贴腹、下颌贴乳房。

③ 哺乳方法:每次哺乳前产妇应洗净双手,用温开水擦洗乳房,一手扶托乳房,拇指在上,其余4 指在下,并用乳头触动婴儿上唇中间部分,当婴儿嘴巴张开时顺势把乳头和大部分乳晕放入其中,注意使婴儿将乳头和大部分乳晕吸吮住,并防止婴儿鼻部被乳房压迫及头部与颈部过度伸展造成吞咽困难。哺乳应两侧乳房交替进行,先吸空一侧乳房后,再吸吮另一侧。哺乳结束时,用示指轻轻向下按压婴儿下颌使其张口,以免在口腔负压情况下拉出乳头而引起局部疼痛或皮肤损伤。哺乳后,挤出少许乳汁涂在乳头和乳晕上。每次哺乳后,应将婴儿直立抱起轻拍背部 1～2 分钟,排出胃内空气,以防吐奶。建议纯母乳喂养 6 个月,哺乳期以 10 个月～1 年为宜。

(3)判断乳汁分泌量是否充足的标准

每日 8 次左右满意的母乳喂养;婴儿每日排尿 5～6 次,排便 2～4 次;婴儿体重增加,睡眠情况良好。

（4）母乳的储存

无法直接母乳喂养的产妇，可将乳汁吸出于储奶袋中储存。储存时间：20～30℃保存不超过4小时，4℃不超过48小时，–15～–5℃可保存6个月。

（5）不宜或者暂停母乳喂养的指征

母亲患有传染病急性期、严重脏器功能障碍性疾病、严重的产后心理障碍和精神疾病；母亲酗酒、暴怒、服用对婴儿有影响的特殊药物等。婴儿患有乳糖不耐受症等。

3.产后健身操　产后健身操（图6-3）可促进腹壁、盆底肌肉张力恢复，预防尿失禁、膀胱直肠膨出及子宫脱垂。根据产妇实际情况，运动量由小到大、由弱到强，循序渐进练习。一般在产后第2天开始，每1～2天增加1节，每节做8～16次。出院后继续做健身操直至产后6周。

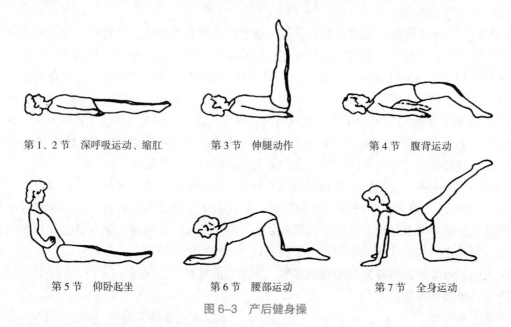

第1、2节　深呼吸运动、缩肛　　　第3节　伸腿动作　　　第4节　腹背运动

第5节　仰卧起坐　　　第6节　腰部运动　　　第7节　全身运动

图6-3　产后健身操

第一节：仰卧，深吸气，收腹部，然后呼气。

第二节：仰卧，两臂直放于身旁，进行缩肛与放松动作。

第三节：仰卧，两臂直放于身旁，双腿轮流上举和并举，与身体呈直角。

第四节：仰卧，髋与腿放松，分开稍屈，脚底置于床上尽力抬高臀部及背部。

第五节：仰卧起坐。

第六节：跪姿，双膝分开，肩肘垂直，双手平放于床上，腰部进行左右旋转动作。

第七节：跪姿，双臂支撑在床上，左右腿交替向背后高举。

4.计划生育指导　产后42天内禁止性生活。根据产后检查情况，恢复正常性生活，指导产妇选择适当的避孕措施，原则是哺乳者宜选择工具避孕，不哺乳者可选用药物或工具避孕。

5.产后检查　包括产后访视及产后健康检查。

（1）产后访视：由社区医疗保健人员在产妇出院后3天内、产后14天、产后28天分别进行3次产后访视，内容包括：① 产妇饮食、睡眠及心理状况；② 子宫复旧及恶露；③ 乳房、哺乳情况；④ 会阴伤口或剖宫产腹部伤口情况；⑤ 新生儿生长、喂养及预防接种。通过访视了解产妇及新生儿的健康状况，若发现异常给予及时指导。

（2）产后健康检查：告知产妇于产后42天带孩子一起到分娩医院做产后健康检查，包括：① 全身检查：血压，脉搏，血、尿常规等；② 妇科检查：主要检查盆腔内生殖器是否恢复至非孕状态。

抚触

抚触在出生后 24 小时开始，时间选择在沐浴后及哺乳间为宜。每次抚触 10～15 分钟，每日 2～3 次。室温应在 28 ℃以上，全裸时可使用调温的操作台，温度为 36 ℃左右。抚触者操作前要洗净双手，用婴儿润肤油揉搓双手至温暖后，再进行抚触。抚触过程中要与婴儿进行语言和情感交流。抚触时要注意观察婴儿的反应，若有哭闹、肌张力提高、肤色出现变化或呕吐等，应立即停止对该部位的抚触，如持续 1 分钟以上，应完全停止抚触。

第三节　新生儿的日常护理

新生儿出生后需要适应从宫内到宫外的转变，尤其是出生后第一个小时是新生儿"生命的黄金时间"，应及早进行皮肤接触（SSC），促进母婴连接和母乳喂养。

一、环境与安全

（一）环境

新生儿居室的温度与湿度应随气候温度变化调节，房间宜向阳、光线充足、空气流通。由于刚出生的新生儿抵抗力较弱，对环境的要求高，因此室温保持在 24～26 ℃、相对湿度在 50%～60% 为宜，并随着新生儿的生长发育及时调整。母婴同室，一张母亲床加一张婴儿床所占面积不少于 6 m²。

（二）安全

新生儿出生后，将其右脚及母亲右拇指印在病历上。新生儿手腕系写有母亲姓名、新生儿性别、住院号的手腕带。新生儿床应配有床围，床上不放危险物品，如锐角玩具、过烫的热水袋等。

二、一般护理

1. 生命体征　定时测新生儿体温，体温过低者加强保暖，过高者采取降温措施。观察呼吸道通畅情况，保持新生儿侧卧位，预防窒息。

2. 沐浴　包括淋浴、盆浴，其目的是清洁皮肤、促进舒适。沐浴时室温控制在 26～28 ℃，水温控制在 38～42 ℃（用手腕测试较暖即可）为宜。沐浴在喂奶后 1 小时进行。新生儿体温未稳定者不宜沐浴。每个婴儿用一套沐浴用品，所有用物在婴儿沐浴后用消毒液浸泡消毒，以预防感染。护士动作宜轻而敏捷，沐浴过程中注意保护婴儿，防止意外发生。

3. 脐部护理　脐带一般于出生后 3～7 天脱落。应保持脐带残端清洁干燥。脱落后如有黏液或渗血，用聚维酮碘（碘伏）消毒或重新结扎；若有肉芽组织，可用硝酸银烧灼局部；若有化脓性感染，局部用过氧化氢或碘伏消毒，同时遵医嘱酌情用抗生素。

4. 皮肤护理　勤洗澡，保持皮肤清洁。正常新生儿可每天洗澡，每次大便后用温水清洗臀部，勤换尿布，防止红臀。红臀可用红外线照射，每次 10～20 分，每日 2～3 次。臀部皮肤溃烂可用植物油或鱼肝油纱布敷于患处。

5. 预防感染　房间内应配有手消毒液，以备医护人员或探视者接触新生儿前消毒双手。医护人员必须身体健康，定期体检。若患有呼吸道、皮肤黏膜、肠道传染性疾病，应暂避免接触新生儿。新生儿患有脓疱疮、脐部感染等疾病时，应采取相应的消毒隔离措施。

三、免疫接种

1. 卡介苗　出生后3天接种，采取皮内注射。早产儿、有皮肤病或发热等疾病的新生儿暂缓接种；怀疑有先天性免疫缺陷的新生儿禁忌接种。

2. 乙肝疫苗　正常新生儿出生后24小时内、1个月、6个月各注射重组酵母乙肝病毒疫苗1次，每次5 μg。乙肝病毒携带者分娩的新生儿应在出生6小时内肌内注射高价乙肝免疫球蛋白100～200 IU，同时换部位注射重组酵母乙肝病毒疫苗10 μg。

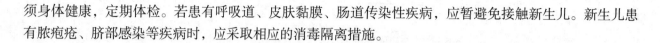 思考题

1. 某产妇，自然分娩产后1天，自诉下腹部阵发性坠痛，哺乳时加剧。护理评估：T 38 ℃、P 84次/分。

请思考：

（1）产妇下腹疼痛可能的原因有哪些？

（2）护士的护理措施有哪些？

2. 陈女士，28岁，G_1P_1，孕40周临产入院。入院次日晨4时行会阴侧切术，产钳助娩一女婴，体重4000 g。产后第1日，查体发现体温37.8 ℃，脉搏70次/分，呼吸18次/分，血压120/75 mmHg；子宫平脐，阴道流出血鲜红色；会阴切口缝合处水肿，无压痛。产妇自述尿量增多，且哺乳时出现下腹部疼痛；乳房胀痛，但无乳汁分泌；产妇住在母婴病房，自感焦虑。

请思考：

（1）该产妇的表现有无异常？

（2）如何对该产妇进行乳房护理？

3. 周女士，G_2P_1，阴道分娩一足月女婴，羊水清，出生后1分钟Apgar评分8分，产后半小时母婴进行了皮肤接触，在产房内观察2小时后无异常进入休养室。

请思考：

（1）如何对该新生儿进行评估？

（2）如何针对该新生儿进行护理和健康指导？

第七章

高危妊娠的识别与管理

● 知识目标：

1. 掌握高危妊娠的概念；高危妊娠母儿评估、监测与管理；正常电子胎心监护结果；常见异常电子胎心监护结果及临床意义。

2. 熟悉高危妊娠的风险因素。

3. 了解高危妊娠评估方法。

高危妊娠的识别与管理

● 能力目标：

1. 具备筛查常见孕妇危险因素的能力。

2. 能运用所学知识对高危妊娠母儿进行针对性护理管理及健康教育。

● 素质目标：

具有较好的临床思维和责任心，积极为高危妊娠妇女进行健康宣教，维护母儿安全。

案例导入

吴女士，38 岁，G_3P_0，因"停经 39^{+4} 周，头痛、头晕、视物模糊 3 天"来产科门诊就诊。查体：身高 160 cm，体重 85 kg，血压 160/110 mmHg，下肢水肿（++），尿蛋白（++）。辅助检查血红蛋白 90 g/L，尿蛋白（++）。初中文化水平，曾流产 2 次。

请思考：

1. 吴女士存在哪些高危因素？

2. 应如何护理该女士？

高危妊娠是指妊娠期存在个人或社会不良因素及有某种并发症或合并症，可能危害孕妇、胎儿及新生儿或者导致难产者。具有高危妊娠因素的孕妇称高危孕妇。出现以下情况即为高危：① 孕龄 < 37 周或 > 42 周；② 出生体重 < 2500 g；③ 小于孕龄儿或大于孕龄儿；④ 生后 1 分钟内 Apgar 评分 0 ~ 3 分；⑤ 产时感染；⑥ 高危妊娠产妇的新生儿；⑦ 手术产儿；⑧ 新生儿的兄姐有严重的新生儿病史或新生儿期死亡。

第一节　高危妊娠常见的风险因素

一、范畴

高危妊娠包括了所有的病理产科，故而高危妊娠的因素包括以下方面。

（一）社会经济因素及个人因素

孕妇的年龄、文化程度、经济状况、婚姻状况、营养状况等，都可能影响妊娠的进展。孕妇年龄 ≤ 18 岁或者 ≥ 35 岁，身高 ≤ 145 cm 或有对生育可能有影响的躯体残疾，体重指数（BMI）> 25 或 < 18.5，Rh 血型阴性，孕妇及其丈夫职业稳定性差、收入低、居住条件差，未婚或独居，营养低下，孕期未做或极晚做产前检查，均会增加妊娠的风险。

（二）疾病因素

1. 不良妊娠史　如自然流产（≥ 3 次），异位妊娠，早产，死产，死胎，难产（包括剖宫产史及中位产钳），生育间隔 < 12 个月，新生儿死亡、新生儿溶血性黄疸、新生儿畸形或有先天性、遗传性疾病、巨大儿等。

2. 妊娠合并症　如心脏病、糖尿病、高血压、肾脏病、肝炎、甲状腺功能亢进、血液病（如贫血）、病毒感染（如风疹病毒、巨细胞病毒感染）、性病、恶性肿瘤、明显生殖器发育异常、智力低下、明显的精神异常。

3. 妊娠并发症　如妊娠高血压、前置胎盘、胎盘早期剥离、羊水过多或过少、胎儿宫内发育迟缓、过期妊娠、母儿血型不合、胎位异常、多胎妊娠、骨盆异常、软产道异常、妊娠期接触大量放射线、化学性毒物或服用过多对胎儿有影响的药物。

4. 妇产科疾病及手术史　生殖道畸形、子宫肌瘤或卵巢囊肿 ≥ 5 cm、阴道及宫颈锥切手术史、瘢痕子宫、子宫附件恶性肿瘤手术史，各种重要脏器疾病史，其他重大手术史、药物过敏史。

5. 家族史　高血压家族史且孕妇目前血压 ≥ 140/90 mmHg，直系亲属患有糖尿病、凝血因子缺乏、严重的遗传性疾病（如遗传性高脂血症、血友病等）。

6. 不良生活方式　吸烟、饮酒、吸毒等，也是影响妊娠的危险因素。

二、高危妊娠风险筛查

在确定妊娠后第一次检查时应对所有的孕妇进行危险因素的初筛，以后每次检查或于妊娠早期、中期和晚期进行三次筛查，及时发现高危孕妇，以加强随访和管理。

对妊娠风险阳性的孕妇，医疗机构需要对照《孕产妇妊娠风险评估表》（表7-1）进行妊娠风险评估分级。

表7-1　孕产妇妊娠风险评估表

评估分级	孕产妇相关情况
绿色（低风险）	孕妇基本情况良好，未发现妊娠合并症、并发症
黄色（一般风险）	1. 基本情况 （1）年龄 ≥ 35 岁或 ≤ 18 岁 （2）BMI > 25 或 < 18.5 （3）生殖道畸形 （4）骨盆狭小 （5）不良孕产史（各类流产 ≥ 3 次、早产、围产儿死亡、出生缺陷、异位妊娠、滋养细胞疾病等） （6）瘢痕子宫 （7）子宫肌瘤或卵巢囊肿 ≥ 5 cm （8）盆腔手术史 （9）辅助生殖妊娠

评估分级	孕产妇相关情况
黄色 （一般风险）	2. 妊娠合并症 （1）心脏病（经心内科诊治无须药物治疗，心功能正常）：先天性心脏病（不伴有肺动脉高压的房缺、室缺、动脉导管未闭；法洛氏四联症修补术后无残余心脏结构异常等）、心肌炎后遗症、心律失常、无合并症的轻度的肺动脉狭窄和二尖瓣脱垂 （2）呼吸系统疾病：经呼吸内科诊治无须药物治疗，肺功能正常 （3）消化系统疾病：肝炎病毒携带（表面抗原阳性，肝功能正常） （4）泌尿系统疾病：肾脏疾病（目前病情稳定，肾功能正常） （5）内分泌系统疾病：无须药物治疗的糖尿病、甲状腺疾病、垂体泌乳素瘤等 （6）血液系统疾病：妊娠合并血小板减少［PLT（50～100）×10⁹/L］但无出血倾向、妊娠合并贫血（Hb 60～110 g/L） （7）神经系统疾病：癫痫（单纯部分性发作和复杂部分性发作）、重症肌无力（眼肌型）等 （8）免疫系统疾病：无须药物治疗（如系统性红斑狼疮、IgA肾病、类风湿性关节炎、干燥综合征、未分化结缔组织病等） （9）尖锐湿疣、淋病等性传播疾病 （10）吸毒史 （11）其他 3. 妊娠并发症 （1）双胎妊娠 （2）先兆早产 （3）胎儿宫内生长受限 （4）巨大儿 （5）妊娠期高血压疾病（除外红、橙色） （6）妊娠期肝内胆汁淤积症 （7）胎膜早破 （8）羊水过少 （9）羊水过多 （10）≥36周胎位不正 （11）低置胎盘 （12）妊娠剧吐
橙色 （较高风险）	1. 基本情况 （1）年龄 ≥40岁 （2）BMI ≥28 2. 妊娠合并症 （1）较严重心血管系统疾病：心功能Ⅱ级、轻度左心功能障碍或者EF 40%～50%，需药物治疗的心肌炎后遗症、心律失常等，瓣膜性心脏病（轻度二尖瓣狭窄瓣口＞1.5 cm²，主动脉瓣狭窄跨瓣压差＜50 mmHg，无合并症的轻度肺动脉狭窄，二尖瓣脱垂，二叶式主动脉瓣疾病，Marfan综合征无主动脉扩张），主动脉疾病（主动脉直径＜45 mm），主动脉缩窄矫治术后经治疗后稳定的心脏病，各种原因的轻度肺动脉高压（＜50 mmHg），其他 （2）呼吸系统疾病：哮喘、脊柱侧弯、胸廓畸形等伴轻度肺功能不全 （3）消化系统疾病：原因不明的肝功能异常，仅需要药物治疗的肝硬化、肠梗阻、消化道出血等 （4）泌尿系统疾病：慢性肾脏疾病伴肾功能不全代偿期（肌酐超过正常值上限） （5）内分泌系统疾病：需药物治疗的糖尿病、甲状腺疾病、垂体泌乳素瘤、肾性尿崩症（尿量超过4000 mL/d）等 （6）血液系统疾病：血小板减少［PLT（30～50）×10⁹/L］、重度贫血（Hb 40～60 g/L）、凝血功能障碍无出血倾向、易栓症（如抗凝血酶缺陷症、蛋白C缺陷症、蛋白S缺陷症、抗磷脂综合征、肾病综合征等） （7）免疫系统疾病：应用小剂量激素（如强的松5～10 mg/d）6月以上，无临床活动性表现（如系统性红斑狼疮、重症IgA肾病、类风湿性关节炎、干燥综合征、未分化结缔组织病等） （8）恶性肿瘤治疗后无转移无复发 （9）智力障碍 （10）精神病缓解期 （11）神经系统疾病：癫痫（失神发作）、重症肌无力（病变波及四肢骨骼肌和延脑部肌肉）等 （12）其他

评估分级	孕产妇相关情况
橙色 （较高风险）	3. 妊娠并发症 （1）三胎及以上妊娠 （2）Rh 血型不合 （3）瘢痕子宫（距末次子宫手术间隔＜18 月） （4）瘢痕子宫伴中央性前置胎盘或伴有可疑胎盘植入 （5）各类子宫手术史（如剖宫产、宫角妊娠、子宫肌瘤挖除术等）≥ 2 次 （6）双胎、羊水过多伴发心肺功能减退 （7）重度子痫前期、慢性高血压合并子痫前期 （8）原因不明的发热 （9）产后抑郁症、产褥期中暑、产褥感染等
红色 （高风险）	1. 妊娠合并症 （1）严重心血管系统疾病：各种原因引起的肺动脉高压（≥ 50 mmHg），如房缺、室缺、动脉导管未闭等，复杂先心（法洛氏四联症、艾森曼格综合征等）和未手术的紫绀型心脏病（SpO₂ ＜ 90%）；Fontan 循环术后，心脏瓣膜病：瓣膜置换术后，中重度二尖瓣狭窄（瓣口＜ 1.5 cm²），主动脉瓣狭窄（跨瓣压差≥ 50 mmHg），马凡氏综合征等，各类心肌病，感染性心内膜炎，急性心肌炎，风心病风湿活动期，妊娠期高血压性心脏病，其他 （2）呼吸系统疾病：哮喘反复发作、肺纤维化、胸廓或脊柱严重畸形等影响肺功能者 （3）消化系统疾病：重型肝炎、肝硬化失代偿、严重消化道出血、急性胰腺炎、肠梗阻等影响孕产妇生命的疾病 （4）泌尿系统疾病：急、慢性肾脏疾病伴高血压，肾功能不全（肌酐超过正常值上限） （5）内分泌系统疾病：糖尿病并发肾病 V 级、严重心血管病、增生性视网膜病变或玻璃体出血、周围神经病变等，甲状腺功能亢进并发心脏病、感染、肝功能异常、精神异常等疾病，甲状腺功能减退引起相应系统功能障碍，基础代谢率小于 −50%，垂体泌乳素瘤出现视力减退、视野缺损、偏盲等压迫症状，尿崩症：中枢性尿崩症伴有明显的多饮、烦渴、多尿症状，或合并有其他垂体功能异常，嗜铬细胞瘤等 （6）血液系统疾病：再生障碍性贫血，血小板减少（＜ 30×10⁹/L）或进行性下降或伴有出血倾向，重度贫血（Hb ≤ 40 g/L），白血病，凝血功能障碍伴有出血倾向（如先天性凝血因子缺乏、低纤维蛋白原血症等），血栓栓塞性疾病（如下肢深静脉血栓、颅内静脉窦血栓等） （7）免疫系统疾病：活动期，如系统性红斑狼疮（SLE）、重症 IgA 肾病、类风湿性关节炎、干燥综合征、未分化结缔组织病等 （8）精神病急性期 （9）恶性肿瘤：妊娠期间发现的恶性肿瘤，治疗后复发或发生远处转移 （10）神经系统疾病：脑血管畸形及手术史，癫痫全身发作，重症肌无力（病变发展至延脑肌、肢带肌、躯干肌和呼吸肌） （11）吸毒 （12）其他严重内、外科疾病等 2. 妊娠并发症 （1）三胎及以上妊娠伴发心肺功能减退 （2）凶险性前置胎盘，胎盘早剥 （3）红色预警范畴疾病产后尚未稳定
紫色 （孕妇患有 传染性疾病）	所有妊娠合并传染性疾病，如病毒性肝炎、梅毒、HIV 感染及艾滋病、结核病、重症感染性肺炎、特殊病毒感染（H1N7、寨卡等）

备注：除紫色标识孕妇可能伴有其他颜色外，如同时存在不同颜色分类，按照较高风险的分级标识

第二节　高危妊娠妇女的护理

【护理评估】

（一）健康史

评估孕妇年龄及孕前健康状况，包括疾病史、手术史、月经史、既往生育史，特别应评估有无不良孕产史。了解孕妇本次妊娠早期经过，是否接触过有害物质、放射

高危妊娠妇女的护理

线检查、病毒性感染等。

（二）身体评估

1.体格状况　进行完整体格检查，了解孕妇体重、身高，计算体质指数，测量血压，评估心功能、下肢水肿程度等。身高 ≤ 145 cm 者容易头盆不称，BMI > 25 或 < 18.5，危险性增加。血压 ≥ 140/90 mmHg，应评估尿蛋白，警惕妊娠期高血压疾病。

2.产科情况

（1）子宫长度及腹围：子宫长度是指耻骨联合上缘中点到宫底的弧形长度。腹围是指以塑料软尺经脐绕腹1周的数值，孕晚期每孕周腹围平均增长约0.8 cm。每次产前检查，均需测量子宫长度和腹围，并绘制在妊娠图上，以评估胎儿生长发育与孕龄是否相符合。

（2）妊娠图：以动态评估胎儿宫内生长情况。将每次产前检查所测的血压、体重、子宫长度、腹围、水肿、尿蛋白、胎位、胎儿心率等数值记录在图上，绘制成曲线，称为妊娠图（图7-1）。妊娠图可以动态评估胎儿在子宫内的发育状况及孕妇的健康情况。其中，子宫长度曲线是妊娠图中最主要的曲线。

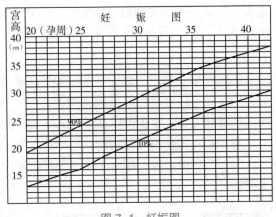

图7-1　妊娠图

妊娠图中标有正常妊娠情况下人群的第10百分位线和第90百分位线检查值。每次检查的结果连成的曲线如果在上述两条线之间，提示正常。如果连续2次或间隔3次出现子宫长度低于正常同期妊娠子宫长度的第10百分位，提示可能为小于胎龄儿或胎儿生长受限（FGR），如果高于第90百分位，应考虑双胎、巨大儿、羊水过多。如果增长率出现不规则变异，应警惕先天畸形的可能。

3.确定胎龄　胎龄在影响围生儿预后中起着决定性作用，确定胎龄可以准确评估胎儿生长发育是否正常并及时进行必要的检查，以了解妊娠过程中是否有危险因素。目前主要根据末次月经时间来计算胎龄。若末次月经记不清楚或月经不准，可根据早孕反应时间及胎动出现的时间来推算胎龄，但这可能会导致2周左右的误差，因此，需做超声扫描胎儿身体不同解剖部位的参数来确定胎龄。孕早期以胎儿顶臀长度（GRL）来评估胎龄，孕12周后，可通过测量胎头双顶径（BPD）来明确胎龄，孕晚期32周后，随着胎头增长缓慢，可同时测量胎儿腹围或头围/腹围比值（HC/AC）和股骨长度（FL）来评估胎龄。

4.胎动计数　胎动是胎儿情况良好的一种表现，与胎盘功能状态直接相关，因此，胎动计数是判断胎儿安危最简便有效的方法之一。随着孕周增加，胎动逐渐由弱变强，至妊娠足月时，胎动又因羊水量减少和空间减小而逐渐减弱。妊娠28周后，若胎动计数 < 10 次 /2 小时或减少50% 提示胎儿可能缺氧。

5.并发症及合并症评估　重视孕妇主诉，了解有无妊娠期并发症及合并症，如妊娠期高血压疾病、前置胎盘、胎膜早破。

（三）心理社会支持情况

高危孕妇因为担心母儿健康及安全，妊娠早期担心流产或胎儿畸形，妊娠晚期担心早产、胎死宫内、死产等，常存在焦虑、恐惧、悲哀、失落及无助感等情绪，应评估产妇的心理变化、社会支持系统及应对策略。

（四）辅助检查

1.实验室检查　了解孕妇血、尿常规检查；肝肾功能检查；血糖及糖耐量；凝血时间及血小板计数；血 / 尿雌三醇检查，血清胎盘生乳素及妊娠特异性 β 糖蛋白检查；羊水检查结果等。

2. 超声检查　超声检查提供胎儿状况的重要信息，可以确定子宫大小及是否与孕周相符。妊娠早期，超声检查在孕 5 周时可见到妊娠囊，孕 6 周时可见到胚芽和原始心管搏动，妊娠 9 ~ 13^{+6} 周时可测量胎儿颈项透明层和胎儿发育情况。妊娠中晚期，超声可以测量双顶径、腹围及股骨长度，评估胎儿宫内生长发育情况，妊娠 18 ~ 20 周超声可以进行胎儿结构异常的筛查与诊断。此外，超声检查还能显示胎儿数目、胎位、有无胎心搏动，以及胎盘位置等。

3. 胎心听诊　经腹壁进行胎心听诊是临床上普遍使用的了解胎儿在子宫内安危的最简单的方法。可用听诊器或超声多普勒胎心仪监测，可了解胎心的强弱、频率和节律，缺点是不能分辨瞬间变化。正常胎心率为 110 ~ 160 次 / 分，比较规律、有力。听诊时需与子宫杂音、腹主动脉音、胎动音、脐带杂音鉴别。

4. 电子胎儿监护　电子胎儿监护可以连续记录胎心率的变化，并可以观察胎心率与胎动、宫缩之间的关系，还可以连续监测妊娠晚期胎儿心率的动态变化，因此，成为筛选胎儿宫内窘迫、评判胎盘储备功能的首选方法。监护可以在妊娠 32 ~ 34 周开始，高危妊娠孕妇酌情提前。

电子胎儿监护有两种功能，监测胎心率及预测胎儿宫内储备能力。

（1）监测胎心率：用电子胎儿监护仪记录胎心率，它有两种基本变化：胎心率基线及胎心率一过性变化。

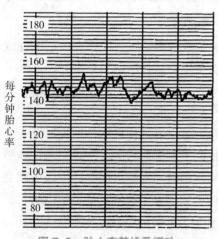

图 7-2　胎心率基线及摆动

胎心率基线（BFHR）指在没有胎动及宫缩的情况下记录 10 分钟的胎心率平均值，即每分钟的心搏次数（bpm）。胎心率基线包括胎心率基线水平及胎心率基线变异（图 7-2）。

胎心基线率水平：正常胎心率为 110 ~ 160 次 / 分，胎心率 > 160 次 / 分或 < 110 次 / 分，持续 10 分钟，称为心动过速或心动过缓。

胎心率基线变异又称为胎心率基线摆动，包括胎心率的摆动幅度及摆动频率，摆动振幅为胎心率上下摆动波的高度，正常范围为 6 ~ 25 bpm。摆动频率为 1 分钟内波动的次数，正常 ≥ 6 次。胎心率的基线摆动是判断胎儿宫内安危的最重要指标之一，胎心率基线摆动减少或消失最常见于胎儿慢性缺氧及酸中毒，胎心率基线摆动活跃可见于急性缺氧早期或脐带因素。

胎心率一过性变化：受胎动、宫缩、触诊及声响等刺激，胎心率发生暂时性加速或减慢，随后又恢复至基线水平，称为胎心率一过性变化，是判断胎儿宫内安危的重要指标。

加速：是指宫缩时胎心率基线暂时增加，> 15 bpm，并且持续时间 > 15 秒。这表示胎儿有良好的心血管系统交感神经反应，可能是由于宫缩时胎儿躯干或脐静脉受压引起反射性心率加速。但若脐静脉受压时间过长，则可发展成减速。

减速：是指宫缩时胎心率出现短暂的减慢，分为三种情况。

① 早期减速（ED）：胎心率减速几乎与宫缩同时开始，胎心率最低点在宫缩的高峰，即波谷对波峰，宫缩结束胎心率恢复到原水平（图 7-3）。胎心率下降幅度 < 50 bpm，持续时间短，恢复快。早期减速常见于第一产程后期，宫缩时胎头受压引起脑血流一过性减少，反射性引起心率减慢。若持续出现早期减速、减速幅度过大，提示脐带因素或羊水过少。不受孕妇体位及吸氧的改变。

② 变异减速（VD）：胎心率变异形态不规则，减速与宫缩无恒定关系，持续时间长短不一，下降幅度大，> 70 bpm，恢复迅速（图 7-4）。变异减速通常由宫缩时脐带受压兴奋迷走神经引起，嘱孕妇改变体位或给予吸氧可迅速改善或消失。如果存在变异减速伴有胎心率基线变异消失，提示可能存在胎儿

宫内缺氧。

③ 晚期减速（LD）：胎心率减速多在宫缩高峰后开始出现，即波谷落后于波峰，时间差在 30 ～ 60 秒，下降缓慢，下降幅度＜ 50 bpm，持续时间长，恢复缓慢（图 7-5）。晚期减速通常提示胎盘功能不良，胎儿宫内缺氧。

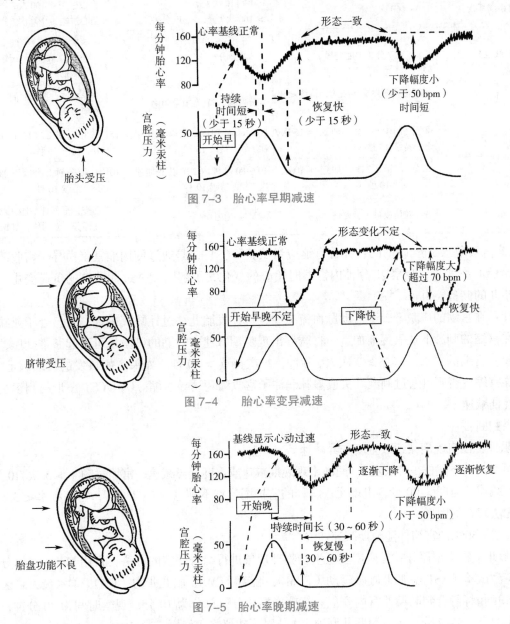

图 7-3　胎心率早期减速

图 7-4　胎心率变异减速

图 7-5　胎心率晚期减速

（2）预测胎儿宫内储备能力：包括无应激试验和缩宫素激惹试验。

① 无应激试验（NST）：指在无宫缩、无外界负荷刺激下，对胎儿进行胎心率宫缩图的观察和记录，以了解胎儿在子宫内的储备能力。

原理：在胎儿不存在酸中毒或神经受压的情况下，胎动时会出现胎心率的短暂上升，预示着正常的自主神经功能。

方法：孕妇取坐位或侧卧位，一般监护 20 分钟。胎儿睡眠时，可能需监护 40 分钟或更长时间。试验前 12 小时内一般不用镇静剂，以免影响胎心率试验结果。

根据胎心率基线、胎动时胎心率变化（变异、减速和加速）等分为正常 NST、不典型 NST 和异常

NST（表 7-2）。

表 7-2　NST 的结果判读及处理

参数	正常 NST	不典型 NST	异常 NST
胎心率基线	110~160 次/分	100~110 次/分 >160 次/分，<30 分钟	胎心过缓<100 次/分 胎心过速>160 次/分，>30 分钟
基线变异	6~25 次/分（中度变异）	≤5 次/分	<5 次/分 ≥25 次/分，>10 分钟 正弦波形
减速	无减速或偶发变异减速，持续<30 秒	变异减速，持续 30~60 秒	变异减速，持续时间>60 秒 晚期减速
加速（≥32 周）	40 分钟内≥2 次，加速≥15 次/分，持续 15 秒	40~80 分钟内 2 次以下加速>15 次/分，持续 15 秒	>80 分钟 2 次以下加速>15 次/分，持续 15 秒
加速（<32 周）	40 分钟内≥2 次，加速≥10 次/分，持续 10 秒	40~80 分钟内 2 次以下加速>10 次/分，持续 10 秒	>80 分钟 2 次以下加速>10 次/分，持续 10 秒
处理	继续随访或进一步评估	需要进一步评估	复查；全面评估胎儿状况；生物物理评分；及时终止妊娠

② 缩宫素激惹试验（OCT）：亦称宫缩应激试验（CST），是通过使用缩宫素诱导子宫收缩，并用监护仪记录胎心率变化，观察 20 分钟内宫缩时胎心的变化，了解胎盘一过性缺氧的负荷变化，测定胎盘功能和胎儿的储备能力。

原理：在宫缩的应激下，子宫动脉血流减少，可促发胎儿一过性缺氧表现。对已处于亚缺氧状态的胎儿，在宫缩的刺激下缺氧逐渐加重，将诱导出现晚期减速。宫缩的刺激还可引起脐带受压，从而出现变异减速。宫缩的要求：宫缩≥3 次/10 分钟，每次持续≥40 秒。如果产妇自发的宫缩满足上述要求，无须诱导宫缩，否则可通过刺激乳头或静脉滴注子宫收缩药诱导宫缩。OCT/CST 图形的判读主要基于是否出现晚期减速。

结果判断：

A. 阴性：没有晚期减速或重度变异减速。

B. 可疑（有下述任一种表现）：间断出现晚期减速或重度变异减速；宫缩过频（>5 次/10 分钟），宫缩伴胎心减速，时间>90 秒，出现无法解释的监护图形；不满意的 OCT/CST，宫缩频率<3 次/10 分钟或出现无法解释的图形。

C. 阳性：50% 的宫缩伴随晚期减速。

③ 胎儿生物物理评分：是应用多项生物物理现象进行综合评定的方法，常用 Manning 评分法。通过观察无应激试验（NST）、胎儿呼吸运动（FBM）、胎动（FM）、胎儿张力（FT）、羊水最大暗区垂直深度（AFV）5 项指标综合判断胎儿宫内安危。每项指标 2 分，总分为 10 分，观察时间为 30 分钟，8~10 分提示胎儿健康，5~7 分提示可疑胎儿窘迫，4 分以下建议终止妊娠（表 7-3）。

表 7-3　Manning 评分法

指标	2 分（正常）	0 分（异常）
NST（20 分钟）	≥2 次胎动，FHR 加速，振幅≥15 次/分，持续≥15 秒	<2 次胎动，FHR 加速，振幅<15 次/分，持续<15 秒
FBM（30 分钟）	≥1 次，持续≥30 秒	无或持续<30 秒
FM（30 分钟）	≥3 次躯干和肢体活动（连续出现累计一次）	≤2 次躯干和肢体活动
FT	≥1 次躯干伸展后恢复到屈曲，手指摊开合拢	无活动，肢体完全伸展，伸展缓慢，部分恢复到屈曲
AFV	最大羊水池垂直直径≥2 cm	无或最大羊水池垂直直径<2 cm

5. 胎儿心电图监测　胎儿心电图监测是通过置电极于母体腹壁或胎儿体表，记录胎儿心脏活动的电位变化及其心脏传导过程的图形。通过胎儿心脏活动的客观指标，及早诊断胎儿宫内缺氧及先天性心脏病。

6. 胎盘功能监测　胎盘是供给胎儿营养和排泄胎儿代谢产物的器官，通过检查胎盘功能，可以间接了解胎儿在宫内的安危情况。可通过 B 超、胎动、孕妇血液或尿液中的雌三醇、血液中人胎盘生乳素、妊娠特异性 β 糖蛋白监测胎盘功能。

7. 胎肺成熟度的监测

（1）孕周：妊娠满 34 周胎儿肺发育基本成熟。

（2）卵磷脂鞘磷脂比值（L/S）：若羊水 L/S > 2，提示胎儿肺成熟。也可用羊水振荡试验（泡沫试验）间接估计 L/S 值。

（3）磷脂酰甘油（PG）阳性，提示胎肺成熟。

8. 胎儿缺氧程度检查　常用检查方法包括胎儿头皮血血气测定、胎儿血氧饱和度测定等，或用羊膜镜直接观察羊水的量、颜色和性状。

【常见护理诊断 / 问题】

1. 焦虑及恐惧　与母儿健康受到威胁有关。

2. 知识缺乏　与对病情不了解、缺乏自我保健意识和能力有关。

3. 功能障碍性悲哀　与预感到妊娠失败或失去胎儿有关。

【护理目标】

1. 母婴安全、健康。

2. 孕妇对病情了解，自我保健意识和能力增强。

3. 孕妇能正确面对自己和孩子可能存在的危险。

【护理措施】

（一）一般护理

1. 筛查　孕妇在孕 12 周前进行系统的收集病史及全身检查，包括盆腔检查、实验室检查，评估是否有高危因素。属于高危者需定期在高危门诊随访，对不适宜妊娠者适时终止妊娠。

2. 补充营养　对进食差、营养不良的高危孕妇，每日静脉补充能量，10% 葡萄糖液 500 mL 中加入维生素 C 2 g，缓慢静脉滴注，可促进 ADP 转化为 ATP。在胎儿宫内生长受限或胎儿宫内缺氧恢复期，给母体补充葡萄糖有助于提高糖原储备，增强对缺氧的耐受力。指导孕妇摄入高蛋白、适当的脂肪和碳水化合物，并补充足够的维生素及钙、铁。对妊娠合并糖尿病的孕妇指导其控制饮食。

3. 加强休息　休息对高危孕妇尤其重要，休息可以改善子宫胎盘血流，增加雌三醇的合成。卧床休息时建议孕妇取左侧卧位，缓解右旋子宫对下腔静脉的压迫。妊娠后期避免仰卧位，以免子宫受压造成静脉回流受阻和心排出量降低。对先兆早产、前置胎盘和妊娠高血压孕妇，更应该增加卧床休息时间。

4. 间歇吸氧　孕妇贫血可严重损害母体的携氧能力和对胎儿胎盘的供氧能力，给母体吸氧可减轻胎儿的低氧症，增加胎儿组织的携氧能力，改善胎儿心率。因此，可给予孕妇吸氧，每日 3 次，每次 1 小时。

（二）产科监护

1. 产前监护　产前监护是对高危妊娠妇女采取全程监护，其中以产前高危门诊定期检查、指导随访最重要，可及时发现孕妇的各种危险因素，及早采取各种措施，并监测胎儿在子宫内的生长发育情况及安危情况，预测胎儿的成熟度，为临床决策提供依据。

2. 分娩期监护　对采取阴道分娩的高危孕妇，产时监护至关重要，可采用产程图监测产程进展是否顺利，采用电子胎儿监护仪观察胎心与宫缩及胎动的关系，判断胎儿在子宫内是否缺氧，并定时观察产妇的全身情况、进食、睡眠及血压、心率等生命体征的变化，确保高危孕妇顺利度过分娩期。

3. 产褥期监护　高危产妇在产后应继续给予重视，必要时送高危病房进行监护，新生儿按高危儿处理。产后哺乳视产妇具体情况而定，对各种传染性疾病、严重心脏病等原则上不宜哺乳。

（三）对症护理

1. 遗传性疾病的产前诊断　对下列孕妇应在孕 16 周左右行羊水穿刺，进行产前诊断，有异常应及时终止妊娠：① 孕妇年龄在 37 ~ 40 岁或以上；② 上次妊娠为先天愚型或有家族史；③ 孕妇有先天性代谢障碍或染色体异常家族史；④ 孕妇曾娩出过开放神经管性畸形儿，如无脑儿、脊柱裂儿；⑤ 早期接触过可能导致胎儿先天缺陷的物质。

2. 妊娠期并发症和合并症的处理　监测血压、阴道流血或流液，预防和及时处理妊娠期并发症。对合并心脏病、糖尿病、肝炎、慢性肾炎等内科疾病的孕妇应加强产前检查，做好病情监测及胎儿监护。

（四）家庭自我监护指导

指导孕妇按期进行产前检查，并做好家庭自我监护，包括胎动计数，胎心听诊，测量体重、血压，关注异常症状（阴道流血、阴道流液、肛门坠胀感、疼痛、皮肤瘙痒等）。特别是胎动频繁或者减少、有异常症状出现，应及时就诊。

（五）心理护理

评估孕妇的心理状态及应对方式，鼓励其倾诉内心的感受，支持家人的参与。及时告知相关信息和注意事项，减轻其焦虑和恐惧。

（六）预防

高危妊娠虽不能完全预防，但可通过科学规范的孕前和产前检查，综合评估孕妇情况，根据各项筛查指标，采取针对性治疗及护理，来改善不良妊娠结局。

1. 做好孕前准备

（1）做好生育计划：该计划指夫妻双方的怀孕次数和时间计划。医护人员应帮助其解决怀孕前的潜在问题。

（2）确保叶酸的摄入：研究表明，妊娠前 3 个月和后 3 个月服用叶酸可以将神经性疾病的风险降低 70%。

（3）控制体重：超重或肥胖也会使孕妇在怀孕期间面临并发症的风险，并增加剖宫产的机会；同时孕期营养摄入过少，易导致胎儿发育不良，甚至影响到脑部神经发育。因此，医护人员应帮助孕妇制订合理的体重控制计划。

（4）了解家庭健康史：医护人员应询问夫妻双方家族基因和健康史。如果存在某些慢性疾病或家族遗传性疾病，应建议转介相应专科咨询治疗。

（5）维持良好的心理状态：孕妇长期精神过度紧张，容易导致内分泌紊乱，增加妊娠心理压力。

2. 规范孕期管理

（1）按要求规律孕期检查：应准确筛查高危孕妇，并增加其孕期检查频次。

（2）科学营养支持：在孕妇首次产检时即应确定其 BMI，定期对其进行饮食、运动及孕期增重指导和监测，同时避免营养失调的问题。

（3）适当活动及锻炼：根据孕妇的综合情况制订个性化活动计划。

（4）避免暴露于有害环境：暴露于辐射、杀虫剂及某些化学物质会导致出生缺陷、早产和流产。

（5）避免滥用药物：如有特殊情况应嘱其严格遵医嘱用药。

（6）避免感染：某些感染可能会增加妊娠期胎儿畸形、流产及早产等风险，应积极进行健康教育及监测，防止感染的发生。

（7）维持稳定情绪状态：消除妊娠期间的焦虑和恐惧，积极主动地配合治疗。

（8）其他：提醒孕妇适当限制咖啡因的摄入（每日不超过200 mg）；禁止吸烟、饮酒及毒品的使用等。

【护理评价】

1. 孕妇的高危妊娠得到有效控制，母婴维持健康。

2. 孕妇保持良好心情。

3. 孕妇主动了解病情，配合治疗。

4. 孕妇能与医护人员讨论，表达自己的感受。

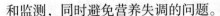 思考题

1. 李女士，33岁，初产妇，孕40周，规则宫缩10小时，破膜1小时，宫口开6 cm，先露"+1"，胎位LOT，羊水呈黄绿色，CST结果显示胎心基线120次/分，见两次晚期减速。

请思考：

（1）对李女士可能的临床诊断是什么？

（2）应如何处理？

2. 孕妇，25岁，G_1P_0，妊娠38^{+3}周，因"妊娠合并心脏病"住院待产。在做电子胎儿监护时发现有减速发生，减速与宫缩的关系不恒定，下降幅度为90次/分，持续时间长短不一，但很快能够恢复。

请思考：

（1）如何评估胎儿宫内安危？

（2）胎心率发生了什么变化？

（3）上述胎心率变化有何临床意义？

3. 冯女士，36岁，G_2P_0，孕32^{+5}周，因"头晕、视物模糊3天"到产科门诊就诊。产检：身高157 cm，体重85 kg，血压165/110 mmHg，双下肢水肿（+++），宫高33 cm，腹围87 cm，胎方位LOA，胎心146次/分。辅助检查：血红蛋白85 g/L，尿蛋白（+++）。该孕妇小学文化程度，妊娠前体重71 kg，曾发生自然流产1次。

请思考：

（1）该孕妇存在哪些影响妊娠的高危因素？

（2）应对该孕妇进行哪些监护措施？

第八章

妊娠并发症妇女的护理

● 知识目标：

1. 掌握自然流产、异位妊娠、早产、妊娠高血压、妊娠肝内胆汁淤积症、过期产的定义；掌握常见妊娠并发症的临床表现、护理措施。

2. 熟悉常见妊娠并发症的处理原则、辅助检查。

妊娠并发症妇女的护理

● 能力目标：

1. 应用护理程序为妊娠并发症妇女进行护理评估、提出常见护理诊断/问题、制订护理计划并进行护理评价。

2. 分析妊娠并发症妇女的健康需求，针对性地提供健康教育。

● 素质目标：

在为妊娠并发症妇女提供护理措施的过程中体现人文关怀。

案例导入

张女士，35岁，已婚，因"停经17周，阴道多量流血伴下腹阵发性疼痛5小时"来院就诊。查体：宫口已开，有妊娠物堵塞宫口，宫体如孕15周大小。

请思考：

1. 对该患者可能的临床诊断是什么？

2. 该患者的护理问题有哪些？

3. 应采取哪些护理措施？

第一节 自然流产

凡妊娠不足28周、胎儿体重不足1000 g而终止者，称为流产。流产发生在妊娠12周以前者称为早期流产。流产发生在妊娠12周或之后者称为晚期流产。流产分为自然流产和人工流产。自然流产占全部妊娠的31%左右，其中早期流产占80%。在早期流产中，约2/3为隐性流产，即发生在月经期前的流产，也称为生化妊娠。本节内容阐述自然流产。

【病因】

（一）胚胎因素

染色体异常是早期自然流产最常见的原因。50% ~ 60%的早期自然流产是由染色体异常导致的。染色体异常包括数目异常和结构异常，多见的是数目异常，如 X 单体、3 倍体及多倍体；结构异常，如染色体断裂、缺失、易位。除遗传因素外，感染、药物等因素也可引起染色体异常。染色体异常的胚胎多数发生流产，极少数发育成胎儿，出生后也会发生某些功能异常或合并畸形。

（二）母体因素

1.全身性疾病　妊娠期任何疾病引起的高热，都可引起子宫收缩而致流产；细菌、病毒通过胎盘进入胎儿血液循环，导致胎儿死亡而流产；母体患严重贫血或心力衰竭可致胎儿缺氧引起流产；慢性消耗性疾病、慢性肝肾疾病或高血压、内分泌功能失调、精神或身体创伤也可致流产；TROCH 感染虽对孕妇影响不大，但可感染胎儿导致流产。

2.生殖器官异常　子宫发育不良、子宫畸形、子宫肌瘤等可影响胚胎着床发育而导致流产；宫颈重度裂伤、宫颈内口松弛常致胎膜早破而发生晚期流产。

3.免疫因素　母胎双方发生免疫不适应，母体排斥胎儿发生流产；母体内有抗精子抗体，也可发生早期流产。

4.其他因素　母儿血型不合可引起晚期流产；妊娠期尤其妊娠早期腹部手术，过度疲劳、性交，过量吸烟、酗酒、吸毒等均可引起流产。

（三）胎盘因素

滋养细胞发育和功能不全是胚胎早期死亡的重要原因。

（四）环境因素

过多接触有害化学物质（汞、苯、铅、镉等）和物理因素（放射性、噪声、高温等），可直接或间接对胚胎或胎儿造成伤害而引起流产。

【病理】

妊娠 8 周前的早期流产，胚胎多先死亡，随后底蜕膜出血，造成绒毛与蜕膜分离，分离的胚胎组织如同异物，刺激子宫收缩，发生阵发性下腹痛，直至胚胎全部排出。因此时胎盘绒毛发育不成熟，易完整地与子宫壁分离而排出，出血不多。妊娠 8 ~ 12 周时，胎盘绒毛发育茂盛，与底蜕膜联系较牢固，若此时发生流产，妊娠产物往往不易完整分离排出，常有部分组织残留宫腔内，影响子宫收缩，致使出血较多。妊娠 12 周后胎盘已形成，流产往往先有腹痛，然后排出胎儿、胎盘。若胎儿在宫腔内死亡过久，被血块包围，则形成血样胎块引起出血不止。也可因血红蛋白被吸收而形成肉样胎块，或钙化后形成石胎。

【护理评估】

1.健康史　了解孕妇既往病史，评估有无导致自然流产的因素。

2.身体评估　流产的主要临床症状为停经后阴道出血和腹痛。结合如下临床表现（表 8-1）判断流产阶段及类型，注意有无贫血及感染征象。

（1）先兆流产：停经后先出现少量阴道流血，少于月经量，有时伴有轻微下腹痛、腰酸或坠胀感。妇科检查可见子宫颈口未开，胎膜未破，子宫大小与停经周数相符，经休息和治疗后症状消失，可继续妊娠。若阴道流血量增多或腹痛加剧，则可发展为难免流产。

（2）难免流产：由先兆流产发展而来，流产已不可避免。表现为阴道流血量增多，常超过月经量，阵发性腹痛加重。妇科检查子宫大小与停经周数相符或略小，子宫颈口已扩张，但组织尚未排出；有时可有羊水流出或胚胎组织堵于宫颈口。

（3）不全流产：难免流产继续发展，部分妊娠物排出体外，部分残留于宫腔内，影响子宫收缩而致阴道持续流血，严重时可引起出血性休克。妇科检查子宫小于停经周数，宫颈口已扩张，可见持续性血液流出，妊娠物堵塞或部分妊娠物已排出于阴道内，有时宫颈口已关闭。

（4）完全流产：妊娠物已完全排出，阴道流血逐渐停止，腹痛消失。妇科检查子宫大小接近正常或略大，宫颈口已关闭。

（5）稽留流产：稽留流产又称过期流产。指胚胎或胎儿已死亡，但滞留在宫腔内尚未自然排出者。胚胎或胎儿死亡后，宫体不再增大，反而缩小，早孕反应或胎动消失。可有反复阴道流血，量时多时少，色暗。妇科检查子宫小于停经周数，质地较硬，宫颈口关闭。

（6）复发性流产：是指同一人连续发生 3 次或 3 次以上的自然流产。每次流产多发生于同一妊娠月份。流产过程与偶发性流产相同。多数学者提出连续 2 次流产即应重视，因其再次流产的风险与 3 次者相近。

（7）流产合并感染：流产过程中，若出血时间过长、有组织残留宫腔等，均可能导致宫腔感染。严重者可扩散至盆腔、腹腔，并发盆腔炎、腹膜炎，甚至发生败血症及感染性休克，称感染性流产。

表 8-1　各类型流产的临床表现

类型	症状		妇科检查			
	出血量	下腹痛	组织排出	宫颈口	子宫大小	妊娠试验
先兆流产	少	无或轻	无	未开	与妊娠周数相符	阳性
难免流产	中→多	加剧	无或堵于宫口	扩张	相符或略小	阳性或阴性
不全流产	少→多	减轻	部分排出	扩张	小于妊娠周数	阴性
完全流产	少→无	无	全部排出	关闭	接近非孕	阴性
稽留流产	少或无	无或轻	无	未开	小于妊娠周数	阴性

3.心理社会支持情况　流产孕妇常表现为焦虑、恐惧，对阴道流血不知所措，因担心胎儿安危而影响情绪，可表现出沮丧、郁闷、烦躁不安等；家属表现紧张。

4.辅助检查

（1）实验室检查：连续测定血 β-hCG、人胎盘生乳素（HPL）、孕激素等动态变化，有助于妊娠诊断和预后判断。

（2）超声检查：超声显像可显示有无胎囊、胎心、胎动等；通过超声检查可诊断并鉴别流产类型，指导正确处理。

【常见护理诊断/问题】

1.有感染的危险　与阴道流血时间过长，宫腔内有残留组织等因素有关。
2.焦虑　与担心胎儿能否存活或健康有关。
3.知识缺乏　缺乏孕期保健相关知识。

【护理目标】

1.孕妇体温正常，无感染征象。
2.先兆流产孕妇能积极配合保胎措施，继续维持妊娠。
3.孕妇能叙述流产的相关知识，心态稳定。

【护理措施】

流产的类型不同，处理和护理措施也不同。

1.先兆流产的处理和护理

（1）卧床休息，禁止性生活，减少各种刺激，加强营养。遵医嘱给予对胎儿危害小的镇静剂、孕激素等。

（2）黄体功能不足者可遵医嘱给予黄体酮肌注保胎。及时协助超声检查，了解胚胎发育情况，避免盲目保胎。

（3）注意孕妇情绪反应，提供心理支持，使其情绪稳定。增强保胎信心，同时争取家属的配合。

（4）严密观察阴道流血的量、颜色及腹痛的情况。配合医师做好 β-hCG 测定及超声等检查，以监测胚胎发育情况。

2.妊娠不能再继续者的处理和护理

（1）难免流产一旦确诊，尽早协助医师排空宫腔内组织，严格无菌操作规程，加强会阴护理，防止出血与感染的发生。

（2）不全流产一旦确诊，积极采取措施，协助医师及时行吸宫术或钳刮术清除宫腔内残留组织，同时做好输液、输血准备。有感染征象者遵医嘱给予抗感染治疗。

（3）完全流产若无感染征兆，一般不需特殊处理。

（4）稽留流产一旦确诊，协助医师尽早排出宫腔内容物，以防发生严重的凝血功能障碍及 DIC。处理前应做凝血功能检查。有凝血功能障碍者应予以纠正后再予排空宫腔内组织。

（5）复发性流产以预防为主，查明原因、保胎至发生流产的月份。宫颈机能不全者应在妊娠 12～16 周行预防性宫颈环扎术，术后定期随诊，妊娠达到 37 周或以后拆除环扎的缝线。若环扎术后有阴道流血、宫缩，经积极治疗无效，应及时拆除缝线，以免造成宫颈撕裂。

（6）流产合并感染时，控制感染的同时尽快清除宫内残留物。若阴道流血不多，待感染控制后再行刮宫。若阴道流血量多，控制感染及输血的同时，用卵圆钳将宫腔内残留大块组织夹出，使出血减少，切不可用刮匙全面搔刮宫腔，以免造成感染扩散。待感染控制后再行刮宫术。若已合并感染性休克，应积极进行抗休克治疗，病情稳定后再行刮宫术。若感染严重或盆腔脓肿形成，应行手术引流，必要时切除子宫。

3.预防感染　监测孕妇的体温、血象及阴道流血，分泌物的性质、颜色、气味等；严格无菌操作规程，加强会阴护理。指导孕妇保持会阴部清洁，维持良好卫生习惯。有感染征象者遵医嘱予抗感染治疗。

【护理评价】

1.出院时，孕妇体温正常，白细胞数及血红蛋白值正常，无出血、感染征象。

2.先兆流产孕妇配合保胎治疗，继续妊娠。

【健康指导】

由于失去胎儿，孕妇往往出现伤心、悲哀等不良情绪反应，护士应持同理心态，帮助孕妇及家属度过悲伤期，与他们共同讨论流产的原因，讲解相关知识，帮助他们为再次妊娠做好准备。有习惯性流产史者下次妊娠确诊后应卧床休息、加强营养、禁止性生活，保胎至超过以往发生流产的妊娠月份。病因明确者应积极接受对因治疗。

第二节 异位妊娠

异位妊娠

异位妊娠是指受精卵在子宫体腔以外着床发育。异位妊娠是妇产科常见急腹症，发病率约为2%，是孕产妇死亡原因之一。近年来由于对异位妊娠的更早期诊断和处理的能力提升，患者的存活率和生育保留能力明显提高。

根据受精卵在子宫体腔外种植部位不同，异位妊娠分为：输卵管妊娠、卵巢妊娠、腹腔妊娠、阔韧带妊娠、宫颈妊娠。异位妊娠中输卵管妊娠最常见（约占95%），其中壶腹部最多见，约占78%，其次为峡部、伞部，间质部妊娠较少见。本节内容主要介绍输卵管妊娠。

【病因】

1. 输卵管炎症　是输卵管妊娠的主要病因。炎症使黏膜皱襞粘连，管腔变窄，或纤毛功能受损，管壁与邻近器官粘连，致使输卵管扭曲，受精卵运行受阻而发生异位妊娠。

2. 输卵管妊娠史或手术史　曾有输卵管妊娠史，再次妊娠复发率达10%。输卵管绝育或手术史，输卵管妊娠发生率为10%～20%。

3. 输卵管发育不良或功能异常　输卵管过长、肌层发育差、黏膜纤毛缺乏、先天性憩室等都可影响受精卵正常运行。

4. 输卵管游走　卵子在一侧输卵管受精，受精卵经宫腔或腹腔进入对侧输卵管称受精卵游走。移行时间过长、受精卵发育增大，即可在对侧输卵管内着床形成输卵管妊娠。

5. 辅助生殖技术　近年辅助生殖技术的应用，使输卵管妊娠发生率增加。既往少见的卵巢妊娠、宫颈妊娠、腹腔妊娠的发生率亦有增加。

6. 避孕失败　宫内节育器避孕失败及口服紧急避孕药失败后，发生异位妊娠的概率较大。

7. 其他　精神因素、内分泌失调、输卵管子宫内膜异位、肿瘤压迫等因素均可引发输卵管妊娠。

【病理】

输卵管妊娠流产

输卵管管腔狭小，管壁薄且缺乏黏膜下组织，肌层远不及子宫肌壁厚与坚韧，妊娠时不能形成完好的蜕膜，不利于胚胎的生长发育，常出现以下结果。

1. 输卵管妊娠流产　多见于8～12周输卵管壶腹部妊娠。由于蜕膜形成不完整，发育中的囊胚向管腔膨出，最终突破包膜而出血，囊胚与管壁分离，若整个囊胚落入管腔，刺激输卵管逆蠕动经伞端排出到腹腔，形成输卵管妊娠完全流产，出血一般不多。若囊胚剥离不完整，形成输卵管妊娠不全流产，此时滋养细胞继续侵蚀输卵管壁，导致持续或反复出血，形成输卵管血肿或输卵管周围血肿，血液不断流出积聚在直肠子宫陷凹形成盆腔血肿，甚至流入腹腔（图8-1）。

输卵管妊娠破裂

2. 输卵管妊娠破裂　多见于妊娠6周左右峡部妊娠，绒毛侵蚀管壁肌层及浆膜层，最终穿破管壁形成输卵管妊娠破裂。输卵管肌层血管丰富，短期内可大量出血致患者休克，出血量远较输卵管妊娠流产多，疼痛剧烈，也可反复出血，在盆腔、腹腔形成血肿。间质部妊娠虽不多见，但由于间质部管腔周围肌层较厚且血运丰富，因此，间质部妊娠破裂常发生于孕12～16周，一旦破裂，后果严重（图8-2）。

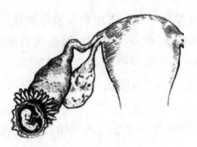

图 8-1 输卵管妊娠流产

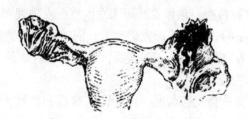

图 8-2 输卵管妊娠破裂

3. 陈旧性宫外孕 输卵管妊娠流产或破裂，若长期反复内出血形成的盆腔血肿不消散，可机化变硬并与周围组织粘连，临床称为陈旧性宫外孕。

4. 继发性腹腔妊娠 无论输卵管妊娠流产或破裂，胚胎从输卵管排入腹腔后重新种植而获得营养，继续生长发育形成继发性腹腔妊娠。

5. 持续性异位妊娠 近年来，对输卵管妊娠行保守性手术机会增多，若术中未完全清除妊娠物，或残留有存活滋养细胞而继续生长，致术后 β–hCG 不下降或反而上升，称为持续性异位妊娠。

输卵管妊娠时，子宫的变化和正常妊娠一样，合体滋养细胞产生 hCG 维持黄体生长，使甾体激素分泌增加，致使月经停止来潮，子宫增大变软，子宫内膜出现蜕膜反应。若胚胎受损或死亡，滋养细胞活力消失，蜕膜自宫壁剥离而发生阴道出血，蜕膜有时可完整剥离，有时呈碎片状排出，但排出组织中无绒毛、无滋养细胞，血 hCG 下降。

【护理评估】

1. 健康史 详细询问月经史，以往月经是否规则，以准确推算停经时间。评估有无导致输卵管妊娠发生的高危因素。

2. 身体评估

（1）症状

① 停经：多有 6～8 周停经史，间质部妊娠停经时间稍长。20%～30% 的患者无停经史，将异位妊娠的不规则阴道流血误认为月经，或月经过期仅数日而不认为是停经。

② 腹痛：约 95% 的患者有腹痛症状，是患者就诊的主要原因。输卵管妊娠流产或破裂在发生前，常表现为一侧下腹部隐痛或酸胀感。当发生流产或破裂后，患者突感一侧下腹撕裂样疼痛，常伴有恶心、呕吐。当血液积聚在子宫直肠陷凹时，可出现肛门坠胀感。病情继续发展，疼痛可向全腹扩散，甚至出现肩胛部放射性疼痛及胸部疼痛。

③ 阴道流血：约 60%～80% 的患者可出现阴道不规则流血，色暗红或深褐，量少呈点滴状，一般不超过月经量，少数患者类似月经量。阴道流血可伴有蜕膜管型或碎片排出，是子宫内膜剥离所致。出血一般在病灶去除后方可停止。

④ 晕厥及休克：由剧烈腹痛及急性内出血所致，轻者出现晕厥，严重者出现休克，休克程度与出血量不成正比。

⑤ 腹部包块：输卵管妊娠流产或破裂所形成的血肿时间较长者，由于血液凝固、机化并与周围组织器官（子宫、输卵管、卵巢、肠管或大网膜等）粘连形成包块。

（2）体征

① 一般情况：观察患者的体温、脉搏、血压、面色等。休克时体温略低，脉搏加快，血压下降；腹腔内血液吸收时体温略升高，但不超过 38 ℃；失血多时可呈贫血貌。

② 腹部检查：输卵管妊娠流产或破裂者，下腹部有明显压痛和反跳痛，尤以患侧为甚，轻度腹肌紧

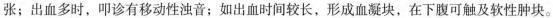

张；出血多时，叩诊有移动性浊音；如出血时间较长，形成血凝块，在下腹可触及软性肿块。

③ 盆腔检查：输卵管妊娠未发生流产或破裂者，除子宫略大较软外，可能触及胀大的输卵管并有轻度压痛。输卵管妊娠流产或破裂者，阴道后穹隆饱满，有触痛。将宫颈轻轻上抬或左右摇动时引起剧烈疼痛，称为宫颈抬举痛或摇摆痛，是输卵管妊娠的主要体征之一。子宫稍大而软，腹腔内出血多时检查子宫呈漂浮感。

3.心理社会支持情况　由于剧烈腹痛和急性大量内出血，患者可有激烈的情绪反应，表现为无助、恐惧、悲伤；家属往往表现极度焦虑与恐慌。

4.辅助检查

（1）超声检查：超声检查对异位妊娠诊断必不可少，有助于明确异位妊娠部位和妊娠囊大小。经阴道超声检查比经腹部超声检查准确性高。

（2）hCG测定：尿或血hCG测定是早期诊断异位妊娠的重要方法。异位妊娠时患者体内hCG水平较宫内妊娠低。

（3）孕酮测定：输卵管妊娠时血清孕酮水平偏低，有参考价值。

（4）腹腔镜检查：目前很少将腹腔镜作为检查的手段，更多用于镜下手术治疗。

阴道后穹隆穿刺抽血

（5）阴道后穹隆穿刺：简单、可靠，适用于疑有腹腔内出血的患者。输卵管妊娠流产或破裂可抽出暗红色不凝血。陈旧性宫外孕时，可抽出小血块或不凝固的陈旧性血液。当无内出血、内出血少、血肿位置高或直肠子宫陷凹有粘连时，可能抽不出血液，但不能排除输卵管妊娠。

（6）诊断性刮宫：目前临床很少应用，仅适用于阴道流血多者，刮出物仅见蜕膜、未见绒毛组织有助于诊断异位妊娠。

【常见护理诊断/问题】

1.疼痛　与输卵管妊娠破裂有关。
2.恐惧　与担心生命安危及担心不能再次妊娠有关。
3.潜在并发症　出血性休克。

【护理目标】

1.生命体征平稳，休克能及时得到纠正。
2.疼痛减轻或消失。
3.患者情绪稳定，积极配合治疗与护理。

【护理措施】

1.手术治疗　根据情况行患侧输卵管切除术或保留患侧输卵管及其功能的保守性手术。手术治疗适用于：① 生命体征不稳定或有腹腔内出血征象者；② 异位妊娠有进展者（如血hCG > 3000 U/L或持续升高、有胎心搏动、附件区大包块等）；③ 随诊不可靠者；④ 药物治疗禁忌证或无效者；⑤ 持续性异位妊娠者。

手术治疗的护理措施：

（1）配合医师积极纠正大出血、休克的同时做好术前准备：去枕平卧、吸氧、开通静脉、做好输血准备；按医嘱及时、准确给药；根据输卵管破裂的情况迅速做好术前准备，配合医师行患侧输卵管切除根治手术或保留输卵管的保守手术。

（2）密切观察病情变化：严密监测心率、脉搏、呼吸、血压以及神志、面色、尿量等，及时发现休克征象。

（3）提供心理支持：向患者及家属介绍疾病相关知识、治疗及手术过程，给予心理安慰；帮助术后患者正视现实，积极配合治疗，以利早日康复。

2. 非手术治疗　化学药物治疗主要适用于早期异位妊娠，要求保留生育能力的年轻患者。全身用药常用甲氨蝶呤，治疗机制是抑制滋养细胞增生、破坏绒毛，使胚胎组织坏死、脱落、吸收。但在治疗中若有严重内出血征象，或疑似输卵管间质部妊娠或胚胎继续生长时仍应及时进行手术治疗。

非手术治疗的护理措施：

（1）指导患者休息与饮食：患者应卧床休息，防止便秘，避免增加腹压，减少异位妊娠破裂的机会；指导患者摄入富含铁质、蛋白质的食物；护士应提供生活护理。

（2）严密观察病情：密切观察生命体征及一般情况；重视腹痛变化，有无突然加剧；有无肛门坠胀感，注意阴道流血的观察。

（3）加强药物治疗配合：化学药物治疗，主要适用于早期输卵管妊娠及要求保持生育能力的年轻患者，但需严格掌握适应证和禁忌证，注意观察药物疗效和毒副反应，若病情无改善，甚至发生急性腹痛或输卵管破裂症状，应及时汇报医师，立即进行手术准备。对化疗药物引起的反应，按医嘱给予对症处理。

（4）监测治疗效果：及时正确留取送检血标本，监测治疗效果。

【护理评价】

1. 生命体征平稳，休克症状得以及时发现并得到纠正。

2. 患者消除恐惧心理，积极配合治疗与护理。

【健康指导】

介绍异位妊娠的相关知识，增强患者自我保健意识；注意经期卫生，预防流产、产后以及宫腔术后感染；积极防止、治疗盆腔炎症；再次妊娠时及时就医。

第三节　妊娠剧吐

在妊娠早期有半数以上妇女会出现早孕反应，包括头晕、疲乏、嗜睡、食欲缺乏、偏食、厌油腻、恶心、呕吐等症状。早孕反应症状的严重程度和持续时间因人而异，多数在孕6周前后出现，8～10周达到高峰，孕12周左右自行消失。少数孕妇早孕反应严重，频繁恶心呕吐，不能进食，致发生体液失衡及新陈代谢障碍，需住院输液治疗者称妊娠剧吐。大多数妊娠剧吐发生于妊娠10周以前。其发生与hCG水平升高、服用雌激素、过度紧张、焦急、生活环境和经济状况较差等因素有关。

妊娠剧吐

【护理评估】

1. 健康史　询问末次月经时间，早孕反应出现和持续时间；有无进食不洁食物；有无嗜睡、乏力，有无头疼、咳嗽、出血病史；有无肝炎、胰腺炎、胆囊炎、糖尿病等病史。

2. 身体状况　孕妇频繁呕吐，不能进食，皮肤及黏膜干燥、眼窝凹陷，严重者体重减轻（超过5%）、脱水、电解质和酸碱平衡紊乱，甚至导致维生素B、维生素K缺乏症。

3. 心理社会支持情况　孕妇及家属担心进食少影响胎儿健康，精种过度紧张、焦虑、烦躁不安。

4. 辅助检查　尿液检查尿酮体、尿比重、尿蛋白等；血液检查血常规、肝肾功能、电解质、二氧化碳结合力等；B型超声检查了解胚胎发育情况；必要时行眼底检查及神经系统检查。

5. 处理要点　输液改善身体营养状况，必要时终止妊娠。

【常见护理诊断 / 问题】

1. 营养失调　与频繁呕吐、进食少、体液失衡有关。

2. 焦虑　与担心胎儿安危及自身状况有关。

【护理措施】

1. 纠正营养失调

（1）生活护理：提供舒适环境，保证休息；及时清理呕吐物，做好口腔护理。

（2）用药护理：呕吐严重者禁食。根据化验结果，明确失水量及电解质紊乱情况，遵医嘱给予输液治疗，纠正营养失调，孕妇症状缓解后，鼓励进食少量流质食物，若无不良反应可逐渐增加进食量，同时遵医嘱调整补液量。

补液：① 每日静脉补液量 3000 mL 左右，补充维生素 B_6、维生素 B_1、维生素 C，连续输液至少 3 天，维持每日尿量 ≥ 1000 mL，孕妇若不能进食，可按照葡萄糖 50 g、胰岛素 10 U、10% 氯化钾 1.0 g 配成极化液输注补充能量。应注意先补充维生素 B_1 后再输注极化液，以防止发生 Wernicke 脑病。② 补钾 3 ~ 4 g/d，严重低钾血症时可补钾至 6 ~ 8 g/d，原则上每 500 mL 尿量补钾 1 g 较为安全，同时监测血清钾水平和心电图。

止吐：① 维生素 B 或维生素 B– 多西拉敏复合制剂；② 甲氧氯普胺：妊娠早期应用甲氧氯普胺较安全，不增加胎儿畸形、自然流产的发生风险，且新生儿出生体重与正常对照组相比无显著差异等。

（3）终止妊娠：如果常规治疗无效，持续出现黄疸、蛋白尿、体温持续在 38 ℃以上，心动过速（> 120 次 / 分），伴发 Wernicke 综合征（维生素 B_1 缺乏症，临床表现为眼球震颤、视力障碍、共济失调、急性期言语增多，以后逐渐出现精神迟钝、嗜睡，个别患者发生木僵或昏迷，若不及时治疗，病死率达 50%）等危及孕妇生命时，需终止妊娠。

2. 心理护理　鼓励家属安慰孕妇并给予支持，耐心向孕妇解释有关疾病的知识，对情绪不稳定的孕妇遵医嘱给予镇静剂，缓解其紧张情绪，解除思想顾虑。

3. 健康指导　告知孕妇及家属妊娠剧吐的危害性，需治疗。指导孕妇学会应对早孕反应的技巧，保持心情舒畅，树立继续妊娠的信心。

第四节　妊娠高血压

妊娠高血压是妊娠与血压升高并存的一组疾病，发病率为 5% ~ 12%。该病多发生于妊娠 20 周以后，临床表现为高血压、蛋白尿和水肿，严重时出现抽搐、昏迷甚至母婴死亡，是孕产妇和围生儿死亡的主要原因之一。

妊娠高血压

【病因及发病机制】

该病病因及发病机制至今尚未阐明，很多学者认为其病因是母体、胎盘、胎儿等众多因素共同作用的结果，提出了免疫、血管内皮功能障碍、营养缺乏和子宫胎盘缺血、缺氧等多种学说。其发病高危因素有：年轻孕产妇（≤ 18 岁）或高龄孕产妇（≥ 35 岁）；初产妇；有子痫前期病史者；精神过度紧张或受刺激致中枢神经系统功能紊乱者；有慢性高血压、慢性肾炎、糖尿病病史者；有营养不良，如贫血、低蛋白血症者；体形矮胖，初次孕检 BMI ≥ 28 kg/m²；家族有高血压病史，尤其是孕妇之母有妊娠期重度高血压病史者；子宫张力过高者（如双胎妊娠、羊水过多等）；寒冷季节或气温变化过大。

【病理生理】

本病基本的病理生理变化是全身小血管痉挛和血管内皮损伤。造成血管管腔狭窄，周围阻力增高，内皮损伤致通透性增加，表现为血压上升、蛋白尿、水肿、血液浓缩。全身各组织器官因缺血、缺氧而受到不同程度的损害，严重时可引起脑水肿、脑出血、抽搐、昏迷、微血管病性溶血、心力衰竭、肝包膜下出血、少尿、肾衰、胎儿生长受限、胎儿窘迫甚至死亡、胎盘早剥以及 DIC 等严重并发症。

【护理评估】

1. 健康史　评估孕妇是否存在本病的高危因素，既往有无高血压病史及家族史，妊娠前有无肾病、糖尿病等病史和表现，妊娠后的血压变化情况，高血压、蛋白尿等症状的出现时间和严重程度。

2. 身体评估

（1）症状与体征：不同的疾病类型其临床表现不尽相同（表 8-2、8-3）。护士应重点评估孕妇血压、尿蛋白、水肿程度（表 8-4）以及有无头痛、眼花、胸闷、恶心、呕吐等自觉症状。

评估注意事项：① 血压评估前让孕妇安静休息 5 分钟，同一手臂至少测量 2 次，通常测量右上肢。初测血压升高者，需间隔 4 小时复测血压，若收缩压 ≥ 160 mmHg 和（或）舒张压 ≥ 110 mmHg，间隔数分钟后即可复测。测量后注意将测得血压与孕妇基础血压进行对比，若血压较基础血压升高 30/15 mmHg 但低于 140/90 mmHg 时，虽不诊断为妊娠期高血压疾病，但仍需严密观察。② 蛋白尿的出现及量的多少可反映病情严重程度，凡 24 小时尿蛋白定量 ≥ 0.3 g 或尿蛋白 / 肌酐比值 ≥ 0.3 或随机尿蛋白（+）均为蛋白尿。③ 水肿轻重虽不反映病情的严重程度，但水肿不明显者也可发展为子痫，应特别注意一周内体重增加超过 0.5 kg 的隐性水肿。④ 孕妇出现头痛、眼花、胸闷等自觉症状时，提示进入子痫前期阶段。⑤ 出现抽搐与昏迷时，还应评估意识状态、发作状态、间隔时间、持续时间和有无唇舌咬伤、吸入性肺炎等并发症。

（2）产科情况：评估胎儿发育情况及有无胎儿窘迫、早产迹象；评估孕妇有无发生胎盘早剥、肾功能衰竭、DIC 等并发症。

表 8-2　妊娠高血压分类与临床表现

分类	临床表现
妊娠高血压	妊娠 20 周以后出现高血压，收缩压 ≥ 140 mmHg 和（或）舒张压 ≥ 90 mmHg，于产后 12 周内恢复正常；尿蛋白（−）。产后方可确诊
子痫前期	妊娠 20 周后出现收缩压 ≥ 140 mmHg 和（或）舒张压 ≥ 90 mmHg，伴有尿蛋白 ≥ 0.3 g/24 h，或随机尿蛋白（+）， 或虽无蛋白尿，但合并下列任何一项者： · 血小板减少（血小板 < 100 × 10⁹/L） · 肝功能损害（血清转氨酶水平为正常值 2 倍以上） · 肾功能损害（血肌 BF 水平大于 1.1 mg/dL 或为正常值 2 倍以上） · 肺水肿 · 新发生的中枢神经系统异常或视觉障碍
子痫	子痫前期孕妇抽搐，不能用其他原因解释。以产前子痫居多，发生前可有不断加重的重度子痫前期，也可发生于血压升高不显著、无蛋白尿病例。产后子痫少见，但病情严重 典型发作过程：先眼球固定，瞳孔散大，牙关紧闭，继而口角及面部肌肉颤动，数秒后全身及四肢肌肉强直，双手紧握、双臂伸直，发生强烈的抽动 抽搐期间意识丧失、面色青紫、口吐白沫、呼吸暂停，持续时间约 1 ~ 1.5 分钟，抽搐后很快苏醒，频繁抽搐且时间长者，患者可陷入深昏迷状态

分类	临床表现
慢性高血压并发子痫前期	慢性高血压孕妇妊娠前无蛋白尿，妊娠20周后出现尿蛋白；或妊娠前有蛋白尿，妊娠后尿蛋白明显增加或血压进一步升高，或出现血小板减少 $< 100 \times 10^9/L$，或出现其他肝肾功能损害、肺水肿、神经系统异常或视觉障碍等严重表现
妊娠合并慢性高血压	既往存在高血压或妊娠20周以前收缩压 ≥ 140 mmHg 和（或）舒张压 ≥ 90 mmHg（除外滋养细胞疾病），妊娠期无明显加重；或妊娠20周以后首次诊断高血压持续至产后12周后

表8-3 重度子痫前期的诊断标准

子痫	诊断标准
子痫前期伴有其中任何一种表现	·收缩压 ≥ 160 mmHg，或舒张压 ≥ 110 mmHg（卧床休息，两次测量间隔至少4小时） ·血小板减少（血小板 $< 100 \times 10^9/L$） ·肝功能损害（血清转氨酶水平为正常值2倍以上），严重持续性右上腹或上腹疼痛，不能用其他疾病解释，或二者均存在 ·肾功能损害（血肌酐水平大于1.1 mg/dL 或无其他肾脏病时肌酐浓度为正常值2倍以上） ·肺水肿 ·新发生的中枢神经系统异常或视觉障碍

表8-4 妊娠水肿及分度

分度	部位
+	踝部及小腿有明显凹陷性水肿
++	水肿延及大腿
+++	水肿延及外阴和腹部
++++	全身水肿或伴腹水

3.心理社会支持情况 评估孕妇及家属对疾病的认知程度、应对机制，有无焦虑、恐惧情绪以及家庭支持系统是否完善。

4.辅助检查

（1）常规检查：① 血常规；② 尿蛋白、尿常规；③ 凝血功能；④ 肝、肾功能；⑤ 胎心监测；⑥ 心电图；⑦ 产科超声。

（2）子痫前期及子痫者酌情增加以下检查：① 眼底检查：视网膜小动脉变化是反映病情严重程度的一项重要指标。眼底检查可见小动脉痉挛，动静脉管径比例变为1：2甚至1：4（正常为2：3），严重时可发生视网膜脱离；② 凝血功能系列：纤维蛋白原、D-二聚体、鱼精蛋白副凝试验（3P试验）等；③ 电解质、动脉血气分析；④ 超声检查肝、肾等脏器情况；⑤ 心脏彩超及心功能测定、头颅CT或MRI等检查。

【护理诊断/问题】

1.体液过多 与下腔静脉回流受阻或低蛋白血症有关。

2.有受伤的危险 与硫酸镁治疗、子痫抽搐、胎儿宫内缺氧等因素有关。

3.焦虑 与担心母体、胎儿预后有关。

4.知识缺乏 缺乏疾病保健、治疗、自我监护等相关知识。

5.潜在并发症 胎盘早剥、肾功能衰竭、脑出血、DIC等。

【护理目标】

1. 产妇营养改善，水肿程度减轻。

2. 产妇不发生跌倒、坠床和胎儿不发生缺氧等不良事件。

3. 产妇焦虑情绪减轻。

4. 产妇获得疾病相关知识及自我监护、胎儿监护知识。

5. 产妇不发生胎盘早剥、肾功能衰竭等严重并发症。

【护理措施】

1. 一般护理

（1）休息：轻症者可居家休息，子痫前期及病情严重者宜住院治疗。嘱孕妇多卧床休息，睡眠每天不少于 10 小时。休息时以左侧卧位为宜，以减轻增大右旋的子宫对下腔静脉的压迫，增加回心血量，维持有效的子宫胎盘血液循环。对精神紧张、焦虑或睡眠欠佳者可遵医嘱给予少量镇静剂。

（2）饮食：指导孕妇进食富含蛋白质、维生素、铁、锌、钙的食物，减少脂肪摄入，全身水肿者应限制食盐摄入量。

（3）间断吸氧：增加血氧含量，改善全身主要脏器和胎儿供氧。

2. 病情观察

（1）监测血压：密切观察孕妇血压尤其是舒张压的变化，以判断病情变化。

（2）重视孕妇自觉症状：询问孕妇有无头痛、恶心、呕吐、胸闷、视力下降、上腹不适等症状。一旦出现自觉症状或加重，须及时汇报医生进行处理。

（3）监测体重：每日或隔日测量体重。

（4）辅助检查：定期通过血液、尿常规及 24 小时尿蛋白定量、超声检查，了解病情进展和胎儿发育、胎盘功能；定期进行眼底检查，通过视网膜小动脉痉挛程度评估全身小动脉的痉挛程度。

（5）并发症观察：重症孕妇可通过观察腹部体征、子宫肌张力变化等判断有无发生胎盘早剥；通过观察皮肤黏膜出血点和伤口、阴道流出血液不凝，早期发现 DIC；通过观察意识、瞳孔变化判断有无并发脑出血；通过观察肾功能检验结果、尿量变化判断有无发生急性肾功能衰竭。

（6）胎儿监护：注意监测胎心、胎动，必要时行胎儿电子监护。间断吸氧，遵医嘱予 10% 葡萄糖加维生素 C 静脉注射，提高胎儿对缺氧的耐受能力。

3. 用药护理

妊娠高血压基本的处理原则为解痉、镇静、有指征的降压和利尿治疗，适时终止妊娠，以预防母儿并发症的发生。

（1）硫酸镁：治疗妊娠高血压的首选解痉药物。

1）用药方法：① 静脉给药：首次负荷剂量为硫酸镁 4 ~ 6 g，溶于 25% 葡萄糖 20 mL 缓慢静脉注射（15 ~ 20 分钟），或溶于 5% 葡萄糖 100 mL 快速静脉滴注（15 ~ 20 分钟）。维持量以 1 ~ 2 g/h 静脉滴注维持。② 肌内注射：为了夜间更好地睡眠，可在睡前停用静脉给药，改为肌内注射一次。25% 硫酸镁 20 mL 加 2% 利多卡因液 2 mL，以细长针头作深部肌内注射，注射时严格无菌操作，防止注射部位感染。硫酸镁 24 小时用药总量一般不超过 25 g，用药时限一般不超过 5 天。

2）用药观察：硫酸镁有效治疗浓度为 1.8 ~ 3.0 mmol/L，若超过 3.5 mmol/L 即可发生镁离子中毒，其治疗有效浓度与中毒浓度非常接近。因此，用药期间必须确保：膝跳反射存在；呼吸每分钟不少于 16 次；24 小时尿量不少于 400 mL 或每小时尿量不少于 17 mL。用药同时应备有 10% 葡萄糖酸钙，还应注意定期监测血清镁离子浓度。向孕妇及家属说明药物常见的不良反应和中毒症状，便于早期发现、及时处理。

3）中毒抢救：当发生硫酸镁中毒时，依次出现的症状是膝跳反射减弱或消失、全身肌张力减退、呼吸抑制、严重者可出现心跳停止。一旦出现毒性反应，立即停药，遵医嘱以 10% 葡萄糖酸钙 10 mL 缓慢静脉推注（5～10 分钟以上），必要时可重复给药，但 24 小时不宜超过 8 次。

（2）镇静药物：常用药物有地西泮、冬眠合剂（氯丙嗪、哌替啶、异丙嗪）、苯巴比妥钠。因氯丙嗪可使孕妇血压急剧下降、子宫胎盘血供减少、胎儿缺氧，必须用此药时应注意监测胎心。哌替啶及苯巴比妥钠可抑制胎儿呼吸中枢，估计 6 小时内可结束分娩者不宜使用。

（3）降压药物：常用拉贝洛尔、硝苯地平、酚妥拉明等药物口服或静脉滴注降压。用药注意事项：① 观察孕妇有无头痛、心悸、心率加快等降压药物副作用。② 严密观察血压：根据血压调节药物剂量或滴速，尤其注意降压幅度不可过大。若未并发器官功能损伤，收缩压、舒张压宜分别控制在 130～155 mmHg、80～105 mmHg；有器官功能损伤者，收缩压、舒张压宜分别控制在 130～139 mmHg、80～89 mmHg。降压后血压不可低于 130/80 mmHg，以免影响子宫胎盘血流灌注。

（4）利尿药物：当孕妇出现全身水肿、肺水肿等症状时，常用呋塞米等快速利尿剂；甘露醇多用于并发脑水肿者，需快速静脉滴注。

4. 分娩管理

（1）终止妊娠时机：终止妊娠是彻底治疗妊娠期高血压疾病的主要手段。① 妊娠高血压、子痫前期患者可期待治疗至 37 周终止妊娠。② 重度子痫前期患者：妊娠 < 24 周经治疗病情不稳定者建议终止妊娠；孕 24～28 周根据母儿情况及当地的医疗水平决定是否期待治疗；孕 28～34 周，若病情不稳定，经积极治疗 24～48 小时病情仍加重，促胎肺成熟后应终止妊娠；若病情稳定，可考虑继续期待治疗，并建议提前转至早产儿救治能力较强的医疗机构；妊娠 ≥ 34 周患者应考虑终止妊娠。

（2）分娩方式：如无产科剖宫产指征，原则上考虑阴道分娩，若短期内不能分娩或病情可能加重者则考虑剖宫产。

（3）分娩期：开放静脉通道并保持通畅，注意控制液体滴速和总量。密切观察孕妇血压（血压宜控制在 ≤ 160/110 mmHg）、尿量、自觉症状、宫缩、产程进展，酌情给予氧气吸入。保持环境安静、保证充分休息。监测胎心，必要时行胎儿电子监护。以会阴侧切、胎头吸引或低位产钳助产缩短第二产程。胎肩娩出后及时给予宫缩剂，预防产后出血，禁用麦角新碱。

（4）产褥期：安排安静的休养环境，继续监测血压、自觉症状。重度子痫前期孕妇，分娩后 24～48 小时需继续使用硫酸镁预防产后子痫。大量使用硫酸镁易致子宫收缩乏力，注意观察子宫收缩和阴道流血量，遵医嘱使用宫缩剂预防产后出血。加强会阴及切口护理，防止感染发生。

5. 子痫抢救配合

（1）控制抽搐：遵医嘱立即缓慢静脉推注硫酸镁并应用有效镇静药物。子痫患者产后继续应用硫酸镁 24～48 小时。

（2）控制血压：当收缩压 ≥ 160/110 mmHg 时遵医嘱给予降压药物，以防发生脑血管意外。

（3）降低颅压：可用 20% 甘露醇 250 mL 快速静脉滴注降低颅内压。

（4）安全护理：床旁备好开口器、舌钳、压舌板、吸痰管、电动吸痰器等抢救用物。抽搐发作时立即为孕产妇取头低侧卧位，将开口器置于上下臼齿之间，以舌钳固定、牵拉舌头，防止舌咬伤或舌根后坠阻塞呼吸道。随时清理口、鼻分泌物与呕吐物，必要时给予吸痰，保持呼吸道通畅。床边加床档，防止坠床。有假牙者应取出，防止脱落阻塞气道。禁止强力按压抽搐肢体，防止骨折。孕产妇未完全清醒前应禁食、禁饮。

（5）改善缺氧：给予面罩或者气囊吸氧，改善各组织器官缺氧或胎儿缺氧。

（6）病情观察：专人看护，持续心电监护，密切观察并记录血压、脉搏、呼吸，重视孕产妇自觉症状；未分娩者注意观察产兆，监测胎心变化，必要时给予胎儿电子监护。留置导尿管，观察尿量，准确记录24小时液体出入量。及时、正确地送检血、尿标本及配合进行各项特殊检查，尽早发现并发症。用药期间、用药后注意观察药物疗效与不良反应。

（7）减少刺激：子痫孕产妇应安置于单间、暗室休息，避免声、光刺激，一切治疗、护理操作尽可能集中实施，动作轻柔，避免诱发抽搐。

（8）终止妊娠：抽搐控制后，护士应配合医生做好未分娩者终止妊娠的准备工作。

6. 心理护理

妊娠期指导孕妇保持心情愉快，有助于抑制疾病的继续发展；告知孕妇疾病相关知识及配合治疗的重要性，告知其部分症状及体征在产后会逐渐减轻甚至消失，消除其思想顾虑。分娩期提供舒适的环境，关心、陪伴产妇，及时提供产程进展信息，助其顺利度过分娩期。产褥期协助产妇、家属与新生儿尽快建立亲子关系。

【护理评价】

1. 产妇营养改善，液体出入平衡，水肿及病情得到有效控制。

2. 产妇未发生跌倒、坠床和胎儿未发生缺氧等不良事件，母婴安全。

3. 产妇心态平和，焦虑情绪减轻。

4. 产妇能积极配合产前检查，严格遵守饮食、活动、治疗方案；能正确说出子痫前期表现和胎儿监护方法。

5. 产妇恢复良好，未发生胎盘早剥、肾功能衰竭等并发症。

【健康指导】

1. 保健指导　合理饮食，食物应富含优质蛋白、维生素、钙、铁、锌，减少脂肪和过量食盐摄入。有本病高危因素者，补充钙剂可预防疾病的发生与发展。注意休息，休息时取左侧卧位，保持孕期心情愉快。

2. 自我监护　向其强调定期产前检查的重要性和必要性；注意体重变化，有无头晕、头痛、胸闷、视力改变、上腹不适等自觉症状；注意监测胎动，发现异常及时就医。

知识链接 ○

HELLP 综合征

HELLP 综合征以溶血、肝酶升高及血小板减少为特点，是子痫前期的严重并发症，常危及母儿生命。其主要病理改变与妊娠高血压相同，如血管痉挛、血管内皮损伤、血小板聚集与消耗、纤维蛋白沉积和终末器官缺血等，但发展为 HELLP 综合征的启动机制尚不清楚。HELLP 综合征常表现为右上腹疼痛、恶心、呕吐等非特异性症状，多数患者有重度子痫前期的基本特征，约20%患者血压正常或轻度升高，15%孕妇可既无高血压也无明显的蛋白尿。本病可发生于妊娠中期至产后数日的任何时间，70%以上发生于产前，产后发生 HELLP 综合征伴肾衰竭和肺水肿者，危险性更大。HELLP 综合征应住院，按重度子痫前期治疗。

第五节　妊娠肝内胆汁淤积症

妊娠肝内胆汁淤积症（ICP）是妊娠中、晚期特有的并发症，临床以皮肤瘙痒、黄疸和胆汁淤积为特征，主要危及胎儿，使围生儿发病率和死亡率增高。本病发病率为 0.8% ~ 12%，有明显的地域和种族差异，以智利、瑞典和我国重庆、上海等地发生率较高。

【病因及发病机制】

妊娠肝内胆汁淤积症的病因尚不清楚，可能与高雌激素水平、遗传和环境等因素有关。

1. 高雌激素水平　妊娠期肝内胆汁淤积症多发于双（多）胎妊娠、妊娠晚期、卵巢过度刺激及曾应用避孕药的妇女，而这些妇女均为高雌激素水平状态。雌激素可使肝细胞 Na^+、K^+-ATP 酶活性下降，能量提供减少，导致胆酸代谢障碍；雌激素也可使肝细胞膜流动性降低，使胆汁流出受阻；同时，雌激素也会改变肝细胞蛋白质的合成，导致胆汁回流增加，上述综合作用导致妊娠期肝内胆汁淤积症的发生。有学者认为雌激素不是导致妊娠期肝内胆汁淤积症的唯一因素，还可能与雌激素代谢异常及妊娠期肝脏对生理性增加的雌激素敏感性过高有关。

2. 遗传与环境因素　遗传学研究发现，母亲或姐妹中有妊娠期肝内胆汁淤积症病史的孕妇发生妊娠期肝内胆汁淤积症的概率明显增加。流行病学研究提示，妊娠期肝内胆汁淤积症发病率冬季高于夏季，有明显的种族、地域差异。

【对母儿的影响】

1. 孕妇　妊娠肝内胆汁淤积症孕妇并发明显脂肪痢时，脂溶性维生素 K 的吸收减少，致使凝血功能障碍，容易发生产后出血。

2. 胎儿　胆汁酸的毒性作用可造成流产、胎儿生长受限、胎儿宫内窘迫、早产、羊水胎粪污染、新生儿颅内出血和不能预测的胎儿突然死亡。

【护理评估】

1. 健康史　评估孕妇既往妊娠或家族中有无类似病史，口服避孕药后有无胆汁淤积发病史和既往有无流产、死胎、死产、围生儿死亡等不良孕产史。

2. 身体评估

（1）症状与体征：本病一般于妊娠晚期发生。

首发症状为皮肤瘙痒，常发生于 28 ~ 30 周。症状平均早于实验室检查结果异常约 3 周出现。病情特点为：瘙痒呈持续性，昼轻夜重，一般始于手掌和脚掌，渐向肢体近端延伸甚至到面部。一般分娩后 24 ~ 48 小时缓解。

少数孕妇伴有轻度黄疸和上腹部不适，黄疸在瘙痒发生后 2 ~ 4 周内出现，有黄疸者新生儿窒息和围生儿死亡率显著增加。黄疸于分娩后 1 ~ 2 周后消退。

护士应重点评估孕妇首发症状、瘙痒发生时间、程度、顺序，评估有无黄疸、恶心、食欲减退等消化道症状，注意有无皮肤抓痕、尿色加深、肝区压痛等体征。

（2）产科情况：评估有无胎儿生长受限、胎儿窘迫、早产、胎死宫内等并发症。

（3）分度

A 轻度：① 血清总胆汁酸 10 ~ 39.9 μmol/L；② 主要症状为瘙痒，无其他明显症状。

B 重度：① 血清总胆汁酸 ≥ 40 μmo/L；② 症状严重伴其他情况，如多胎妊娠、妊娠期高血压疾病、复发性 ICP、既往有因 ICP 的死胎史或新生儿窒息死亡史等。满足以上任何一条即为重度。

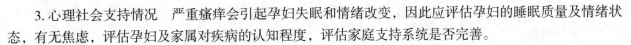

3.心理社会支持情况 严重瘙痒会引起孕妇失眠和情绪改变，因此应评估孕妇的睡眠质量及情绪状态，有无焦虑，评估孕妇及家属对疾病的认知程度，评估家庭支持系统是否完善。

4.辅助检查

（1）血清总胆酸测定：血清胆酸升高是妊娠期肝内胆汁淤积症最特异的指标，无诱因的皮肤瘙痒及血清总胆酸＞10 μmol/L 可诊断为妊娠期肝内胆汁淤积症。

（2）肝功能测定：多数孕妇门冬氨酸转氨酶（AST）、谷丙转氨酶（ALT）表现为轻至中度升高。

（3）无激惹试验：将基线胎心率变异消失作为预测妊娠肝内胆汁淤积症胎儿宫内缺氧的指标。

【护理诊断 / 问题】

1.有皮肤完整性受损的危险 与皮肤瘙痒而致孕妇频繁抓挠有关。

2.睡眠型态紊乱 与夜间瘙痒症状加重或全身严重瘙痒有关。

3.焦虑 与担心胎儿预后有关。

4.潜在并发症 产后出血、胎死宫内等。

【护理目标】

1.产妇瘙痒症状减轻，皮肤无损伤。

2.产妇睡眠紊乱得到纠正，休息良好。

3.产妇焦虑情绪减轻。

4.产妇妊娠、分娩期间母婴健康，不发生并发症。

【护理措施】

1.一般护理

（1）适当卧床休息：保持病室安静、整洁、舒适。取左侧卧位休息，以增加胎盘血流量。夜间有计划地安排好护理活动，减少对孕妇睡眠的影响。

（2）皮肤护理：指导孕妇选择宽松、舒适、透气性强、吸水性好的纯棉内衣裤袜，保持良好的卫生习惯。避免搔抓皮肤，以免加重瘙痒和引起皮肤损伤，可通过压、拍局部等方法减轻痒感；禁用过热的水洗浴，勿使用肥皂等碱性物品清洁皮肤。如因瘙痒严重而影响睡眠时，可遵医嘱给予抗组织胺类或镇静、安眠类药物。

（3）饮食指导：指导孕妇饮食宜清淡，禁食辛辣刺激食物及蛋白含量过高的食物，多食水果和蔬菜，补充各种维生素及微量元素。

（4）间断吸氧：以提高胎儿血氧含量，必要时遵医嘱给予高渗葡萄糖、维生素 C，提高胎儿对缺氧的耐受性。

2.病情观察

（1）孕妇监护：注意观察孕妇瘙痒程度，睡眠质量，有无黄疸及严重程度，有无恶心、食欲减退等消化道症状。胆汁酸含量过高可引起子宫平滑肌收缩导致流产、早产，注意观察有无宫缩及其强度。遵医嘱定期采血复查总胆酸、肝功能，观察治疗效果。

（2）胎儿监护：严密观察胎心、胎动，34 周后每周行 NST 检查；定期复查超声，了解羊水及胎盘功能，警惕突然胎死宫内。

（3）用药护理：①熊去氧胆酸：是治疗妊娠期肝内胆汁淤积症的一线药物，用药后注意观察有无腹泻、便秘等不良反应。②苯巴比妥：有增加新生儿呼吸抑制的危险，近临产前不宜使用。③地塞米松：可预防早产儿呼吸窘迫综合征，仅用于妊娠 34 周以前、估计 7 日内分娩者。长期使用此药有降低新生

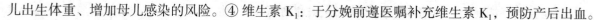

儿出生体重、增加母儿感染的风险。④ 维生素 K_1：于分娩前遵医嘱补充维生素 K_1，预防产后出血。

3. 分娩管理

（1）及时终止妊娠：轻度 ICP 患者终止妊娠的时机在孕 38～39 周；重度 ICP 患者在孕 34～37 周之间，但需结合患者的治疗效果、胎儿状况及是否有其他合并症等综合评估。当孕妇出现黄疸，胎龄达 36 周，胎盘功能减退或胎儿宫内窘迫者，应及时终止妊娠，以降低围生儿病死率。

（2）分娩方式：妊娠期肝内胆汁淤积症不是剖宫产的指征，但阴道分娩会加重胎儿缺氧，以剖宫产为宜。

（3）分娩期：阴道试产者左侧卧位休息，给予间断氧气吸入。观察孕妇生命体征、宫缩和产程进展，产程时间不宜过长。密切观察胎心，必要时行胎心监护。注意缩短第二产程，胎肩娩出后立即为产妇注射止血药物、宫缩剂，预防产后出血。

（4）产褥期：注意观察子宫收缩、阴道流血情况；遵医嘱使用药物预防出血和感染。加强基础护理，遵医嘱采血复查肝功能。

4. 心理护理　孕妇常因瘙痒、担心宝宝预后而焦虑。护理人员应耐心倾听孕妇主诉，详细讲解疾病相关知识和自我监护的重要性，及时提供病情信息，同时发挥家庭支持系统的作用，使其顺利地度过妊娠期和分娩期。

【护理评价】

1. 产妇瘙痒症状减轻，舒适感增强，能正确实施皮肤护理，皮肤无损伤。
2. 产妇睡眠时间充足，精神状态良好。
3. 产妇能够面对现实，积极配合治疗，焦虑情绪减轻。
4. 产妇妊娠及分娩经过顺利，母婴健康，未发生产后出血等并发症。

【健康指导】

1. 产前检查指导　增加产前检查次数，定期测定血中胆酸、转氨酶及胆红素水平，动态地了解病情变化。

2. 保健指导　对 32 周内发病的孕妇，伴有黄疸、妊娠高血压疾病或双胎妊娠或既往有死胎、死产等不良孕产史者，告知必须立即住院监护；告知孕妇配合治疗的重要性，指导孕妇正确进行自我监护，以防胎儿突然死亡。

3. 避孕指导　产后指导正确的避孕方法，不可服用含雌、孕激素的避孕药，以免诱发肝内胆汁淤积。

4. 复查指导　指导产后定期复查肝功能。

第六节　早　产

早产是指妊娠满 28 周至不足 37 周（196～258 天）期间分娩者。此时娩出的新生儿称为早产儿，体重为 1000～2499 g，各器官发育尚不够健全，出生孕周越小、体重越轻则预后越差。国内早产分娩率为 5%～15%。出生 1 岁以内死亡的婴儿约 2/3 为早产儿。近年早产儿的治疗及监护手段不断进步，使其生存率明显提高，伤残率明显下降。

早产

【病因及类型】

1. 胎膜完整早产　是最常见的类型，约占 45%，发病机制主要为：① 宫腔过度扩张，如双胎或多胎妊娠、羊水过多等；② 母胎应激反应，孕妇精神、心理压力过大，导致胎盘胎儿肾上腺内分泌轴紊乱，

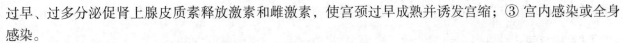

过早、过多分泌促肾上腺皮质素释放激素和雌激素，使宫颈过早成熟并诱发宫缩；③ 宫内感染或全身感染。

2. 胎膜早破早产　高危因素有 PPROM 史、体重指数（BMI）< 19.0 kg/m² 、吸烟、营养不良、宫颈功能不全、子宫畸形（如纵隔子宫、单角子宫、双角子宫等）、宫内感染、细菌性阴道病、子宫过度膨胀、辅助生殖受孕等。

3. 治疗性早产　由于母体或胎儿的健康原因不允许继续妊娠，在未足 37 周引产或剖宫产终止妊娠，即为治疗性早产。常见终止妊娠的指征有子痫前期、胎儿窘迫、胎儿生长受限、胎儿先天缺陷、羊水过少或过多、胎盘早剥、前置胎盘及其他妊娠合并症、并发症等。

【护理评估】

1. 健康史　评估孕妇存在的高危因素及早产儿的类型。

2. 身体评估　即子宫收缩，初时为不规则宫缩，常伴有少许阴道流血或血性分泌物，继之发展为规则宫缩，其过程与足月临产相似，胎膜早破的发生较足月临产多。临床上早产分为先兆早产与早产临产两个阶段。先兆早产指有规律或不规律宫缩，伴宫颈管进行性缩短。早产临产指有规律宫缩（20 分钟 ≥ 4 次，或 60 分钟 ≥ 8 次），伴有宫颈进行性改变；宫颈扩张 1 cm 以上；宫颈容受 ≥ 80%。

【护理措施】

1. 加强孕期监护　指导孕妇定期产检，积极治疗泌尿道、生殖道感染；多休息和睡眠，取左侧卧位以改善胎儿血氧供应；加强营养；保持心情愉快；避免诱发宫缩的活动，如性生活、抬举重物；慎做肛查和阴道检查；宫颈功能不全者应在 12 ~ 16 周行宫颈环扎术。

2. 药物治疗及护理　先兆早产的主要治疗措施是抑制宫缩。若胎膜完整，在母儿条件允许情况下，尽量保胎至 34 周。其次是积极控制感染、治疗合并症和并发症。常用抑制宫缩药物如下。

（1）β - 肾上腺素能受体激动剂：作用为激动子宫平滑肌 β₂ 受体，从而抑制宫缩，其有心跳加快、血压下降、血糖升高、血钾降低、恶心、出汗、头痛等副作用；常用药物有盐酸利托君片和注射液。用药期间要根据宫缩调整速度，密切观察孕妇主诉、心率、血压及宫缩变化。

（2）硫酸镁：镁离子直接作用于子宫平滑肌细胞，有较好的抑制宫缩作用。用法：硫酸镁 4 ~ 5 g 静脉注射或快速滴注，随后 1 ~ 2 g/h 缓慢滴注 12 小时，一般用药不超过 48 小时。用药过程中必须监测呼吸、膝反射、尿量和血镁离子浓度，并备好 10% 葡萄糖酸钙。

（3）钙通道阻滞剂：阻滞钙离子进入细胞内而抑制宫缩。常用药物为硝苯地平，口服建议起始剂量 20 mg，然后每次 10 ~ 20 mg，每 6 ~ 8 小时 1 次，应密切观察孕妇心率及血压变化，已用硫酸镁者慎用，预防血压急剧下降。

（4）前列腺素合成酶抑制剂：能抑制前列腺素合成酶，减少前列腺素合成或抑制前列腺素释放，从而抑制宫缩。因其能通过胎盘，大剂量长期使用可致胎儿肺动脉高压、肾功能受损及羊水减少等副作用，目前临床已少用或不用。

3. 预防新生儿合并症　保胎过程中应每日进行胎心监护，教会孕妇自数胎动。若胎膜已破，早产不可避免时，尤其对妊娠不足 35 周的早产者，遵医嘱予糖皮质激素如地塞米松、倍他米松促胎肺成熟，降低新生儿呼吸窘迫综合征的发生率，提高早产儿存活率。

4. 做好分娩准备　若早产不可避免，应视孕妇及胎儿的具体情况，尽早决定合理的分娩方式；临产后慎用镇静剂，避免新生儿发生呼吸抑制；产程中给予氧气吸入；必要时经阴道分娩者施行会阴切开术以缩短产程，减少分娩过程中对胎头的压迫。

5. 心理护理　早产出乎意料，往往会给孕妇和家属带来负面的情绪及心理感受，护士应讲解早产的

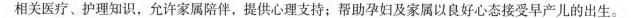
相关医疗、护理知识，允许家属陪伴，提供心理支持；帮助孕妇及家属以良好心态接受早产儿的出生。

【健康指导】

向产妇传授早产儿喂养及相关护理知识，给予合适的早期健康干预指导；指导产妇采用避孕措施，如新生儿未存活者，至少半年后方可再孕；再孕时加强产前检查和卫生保健，积极防治前次早产的发生原因，以免再次发生早产。

第七节　过期妊娠

平时月经周期规律，妊娠达到或超过42周（≥294天）尚未分娩者，称为过期妊娠。其发生率占妊娠总数的3%~15%。过期妊娠使胎儿窘迫、胎粪吸入综合征、过熟综合征、新生儿窒息、围产儿死亡、巨大儿以及难产等不良结局发生率增高，并随妊娠期延长而增加。

【胎盘病理类型】

过期妊娠的胎盘病理有两种类型。一种是胎盘功能正常，胎盘外观和镜检均与足月妊娠胎盘相似，只是重量略有增加。另一种是胎盘功能减退，影响胎儿氧和营养物质的供应，导致胎儿生长发育停止，严重时胎儿因缺氧、窒息而死亡。

【护理评估】

1. 健康史　评估孕妇的胎盘类型。

2. 羊水量　正常妊娠38周后，羊水量随妊娠推延逐渐减少，妊娠42周后羊水迅速减少约30%，可减至300 mL以下，羊水粪染率明显增加，是足月妊娠的2~3倍，若同时伴有羊水过少，羊水粪染率可达71%，使胎粪吸入综合征等围产儿发病率和死亡率明显增高。

3. 胎儿　过期妊娠胎儿生长模式与胎盘功能有关，可分为以下三种：

（1）正常生长及巨大胎儿：胎盘功能正常者，能维持胎儿继续生长，巨大儿发生率约为25%，颅骨钙化明显，不易变形，经阴道分娩困难，因而产程延长和难产率增高，胎儿颅内出血、手术产率和母体产道损伤机会也增多。

（2）胎儿过熟综合征：表现为皮肤干燥、松弛、起皱、脱皮，脱皮尤以手心和脚心明显；身体瘦长，胎脂消失、皮下脂肪减少，表现为消耗状；头发浓密、指（趾）甲长；新生儿睁眼、异常警觉和焦虑，貌似"小老人"。与胎盘功能减退、胎盘血流灌注不足、胎儿缺氧及营养缺乏有关。

（3）胎儿生长受限：小样儿可与过期妊娠共存，后者更增加胎儿的危险，约1/3过期妊娠死产儿为生长受限小样儿。

【护理措施】

1. 一般护理　卧床休息，取左侧卧位，吸氧；定期监测生命体征，做好生活护理。

2. 加强胎儿监护　勤听胎心音，嘱孕妇妊娠后期尤其重视每日数胎动，必要时胎儿电子监护，有异常及时报告医师。妊娠41周后，即应考虑终止妊娠。根据胎盘功能、胎儿大小、宫颈成熟度等进行综合分析，选择恰当的分娩方式。

3. 治疗配合

（1）促宫颈成熟：Bishop评分≥7分者，可直接引产；Bishop评分<7分者，引产前先促宫颈成熟。目前常用的促宫颈成熟的方法有PGE_2阴道制剂和宫颈扩张球囊。

（2）引产术：宫颈已成熟、胎盘功能及胎儿情况良好、无产科指征者行人工破膜，1小时后开始静脉滴注缩宫素引产，在严密监护下经阴道分娩。

（3）剖宫产术：胎盘功能减退，胎儿储备能力下降，需适当放宽剖宫产指征。

4. 观察产程　临产后严密观察产程进展和胎心音变化，加强胎心电子监护；若发现胎心率异常，产程进展缓慢，或羊水粪染时，应立即报告医师；产程中应充分给氧并静脉滴注葡萄糖。胎儿娩出前做好抢救准备，胎头娩出后及时清除鼻腔及鼻咽部的黏液和胎粪。

5. 心理护理　向孕妇或家属说明过期妊娠的危害，解释终止妊娠的必要性，使孕妇能积极配合所采取的分娩处理。

【健康指导】

加强孕期保健，督促孕妇按时产前检查，鼓励产前适当活动，如散步，以利胎先露下降。嘱超过预产期1周未临产者，来院就诊，及时住院处理。

 思考题

1. 某初产妇，29岁，G_1P_0，孕37^{+5}周，头痛，视物不清2日，因今日症状加重收入院。检查：血压140/95 mmHg，脉搏90次/分，呼吸20次/分，尿蛋白（＋）。胎心率130次/分，有不规律宫缩。

请思考：

（1）该孕妇还需要进行哪些辅助检查？

（2）该孕妇可能出现的护理问题有哪些？

（3）对该孕妇应采取哪些护理措施？

2. 某妇女，28岁，停经44日，在抬重物时突感右下腹剧烈疼痛，伴阴道流血半日。体检：BP 100/50 mmHg，WBC $9.0×10^9$/L，妇科检查见阴道内有少许暗红色血，宫颈举痛明显，后穹隆饱满。

请思考：

（1）对该妇女可能的临床诊断是什么？

（2）针对该妇女简单可靠的检查方法是什么？

（3）该妇女最可能的护理诊断/问题是什么？

3. 某孕妇28岁，孕29周出现皮肤瘙痒，瘙痒发生后一周出现黄疸，患者尿色变深，粪便色变浅，肝大但质地软，有轻度压痛。

请思考：

（1）对该孕妇最可能的诊断是什么？

（2）应如何护理？

4. 孕妇王某，孕8周出现阴道流血就诊。自诉流血量在逐渐增多，且有一阵一阵的右侧腹痛。妇科检查发现子宫大小与停经周数相符，宫颈口已扩张，但宫颈口未见组织物。

请思考：

（1）对该孕妇可能的诊断是什么？

（2）应如何护理？

第九章

妊娠合并症妇女的护理

妊娠合并症妇女的护理

● 知识目标：

1. 掌握妊娠合并心脏病、糖尿病妇女的护理评估、护理诊断及护理措施。
2. 熟悉妊娠合并病毒性肝炎及妊娠合并缺铁性贫血的护理评估、护理诊断及护理措施。
3. 了解妊娠、分娩期肝脏的生理变化。

● 能力目标：

能运用所学知识对妊娠合并心脏病、糖尿病、病毒性肝炎、缺铁性贫血妇女进行护理及健康指导。

● 素质目标：

1. 具有较强的责任心，善于与患者沟通、交流，对待患者和工作耐心细致。
2. 在工作中体现人文关怀，关心爱护患者。

案例导入

某孕妇，24岁，G_1P_0，孕36周，既往有风湿性心脏病病史。近2周活动时感胸闷、心慌气急，夜间常因胸闷而坐起，于急诊科就诊后收治入院。入院检查：T 36.6 ℃，P 122 次／分心律不齐，BP 136/80 mmHg，R 23 次／分，双下肢水肿（＋＋），胎心148 次／分。听诊闻及三级收缩期吹风样杂音，卧床休息时无不适症状，轻微日常活动即感不适、心悸。该孕妇及其丈夫担心母儿预后，反复询问护士。

请思考：

1. 根据该患者的症状，考虑其心功能为几级？
2. 建议患者采取何种分娩方式？
3. 对该孕妇及胎儿应采取哪些护理措施？

第一节 心脏病

妊娠合并心脏病是围生期严重的妊娠合并症，在我国发病率约1%。妊娠期、分娩期、产褥期均可加重孕产妇心脏负担而诱发心力衰竭，占孕产妇死亡原因的第2位，为非直接产科死因的首位。种类以先天性心脏病、风湿性心脏病为主。

【常见类型】

1. 结构异常性心脏病　最常见的结构异常性心脏病有先天性心脏病（左向右分流型心脏病、右向左分流型心脏病、无分流型心脏病）、风湿性心脏病和心肌炎。

2.功能异常性心脏病　见于各种无心血管结构异常的心律失常。

3.妊娠期特有的心脏病　主要包括妊娠期高血压疾病性心脏病和围生期心肌病。

【妊娠、分娩对心脏病的影响】

1.妊娠期　孕妇循环血容量于妊娠第6周开始增加，32~34周达高峰，较妊娠前增加30%~45%，直至产后2~6周逐渐恢复正常。血容量增加引起心排出量增加和心率加快。妊娠早期以心排出量增加为主，妊娠中晚期常通过增加心率以适应血容量的增多。至妊娠末期，心排出量较孕前平均增加30%~50%，心率平均每分钟增加10~15次。妊娠晚期因子宫增大、膈肌上升使心脏向左上方移位，心尖搏动向左移位2.5~3 cm，致使大血管扭曲，心脏负荷进一步加重，易发生心力衰竭而危及生命。

2.分娩期　分娩期为心脏负担最重的时期。第一产程：每次子宫收缩有250~500 mL血液被挤入体循环，回心血量增加，心排血量增加24%；宫缩也会引起右心房压力增高，平均动脉压增高10%，心脏负担加重。第二产程：子宫收缩强度加大，腹肌和骨骼肌的收缩使周围循环阻力增加；产妇屏气用力，使肺循环阻力升高，腹压增加的同时使内脏血流涌向心脏，此时心脏负担更重。第三产程：胎儿娩出后，腹腔压力骤减，大量血液流向内脏，回心血量减少；胎盘娩出后，胎盘循环停止，子宫血窦内血液进入体循环，回心血量骤增，造成血流动力学的急剧变化，极易诱发心力衰竭。

3.产褥期　产后1~3天内，潴留于产妇组织间隙的大量液体和子宫收缩致大量血液短期回到体循环，使血容量再度增加，加之分娩疲劳、伤口和宫缩疼痛、哺乳等因素，此期仍应警惕心力衰竭的发生。

综上所述，妊娠32~34周、分娩期及产褥期最初3日内，是心脏病孕产妇最危险的时期，应严密监护，确保母婴安全。

【心脏病对胎儿的影响】

心脏病不影响妇女受孕。心功能良好者，母儿相对安全，但剖宫产概率升高。不宜妊娠者一旦受孕或妊娠后心功能不良者，可引起流产、早产、胎儿生长受限、死胎、胎儿宫内窘迫和新生儿窒息。另外，部分治疗心脏病的药物也对胎儿有潜在毒性反应，对胎儿发育和健康产生影响。

【护理评估】

1.健康史

（1）全面了解孕妇心脏病史及与心脏病相关的疾病史（如风湿热病史）、心功能状态、诊疗经过。了解孕妇的孕产史、本次妊娠经过及对妊娠的适应状况、遵医行为，如日常活动、休息、营养、药物的使用、目前心功能状态等。

（2）判断孕妇有无呼吸道感染、贫血、妊娠合并症、过度疲劳等诱发心衰的潜在因素。

2.身体评估

（1）症状和体征：评估孕妇有无心悸、心慌、气短、乏力、胸闷、劳力性呼吸困难、夜间阵发性呼吸困难、心律不齐、发绀等症状和体征。若孕妇进入早期心力衰竭阶段，则有：①轻微活动后即出现心悸、胸闷、气短。②休息时每分钟心率超过110次，呼吸每分钟超过20次。③夜间常因胸闷而坐起呼吸，或到窗口呼吸新鲜空气。④肺底部出现少量持续湿啰音，咳嗽后不消失。若已经发生心力衰竭，则有：①左心衰，咳嗽、咯血、端坐呼吸、劳力性呼吸困难、心律不齐、肺底湿啰音和心脏舒张期杂音。②右心衰，可有下肢水肿、颈静脉怒张、肝脾肿大、心脏病理性杂音等症状和体征。

（2）评估心功能状态

Ⅰ级：一般体力活动不受限制。

Ⅱ级：一般体力活动轻度受限，休息时无症状，活动后有心悸、轻度气短。

Ⅲ级：一般体力活动明显受限，休息时无不适，轻微日常活动即感不适、心悸、呼吸困难或既往有心力衰竭病史者。

Ⅳ级：一般体力活动严重受限，不能进行任何体力活动，休息时出现心力衰竭症状。

（3）产科情况：评估有无胎儿生长受限、胎儿窘迫、早产等并发症。

3. 心理社会支持情况　评估孕妇及其家人对疾病知识的认知程度，有无焦虑、恐惧心理，家庭支持系统是否完善。

4. 辅助检查

（1）心电图检查：可提示各种严重的心律失常，如心房颤动、Ⅲ度房室传导阻滞、ST 段改变、T 波异常等。

（2）X 线检查：显示有心脏扩大，尤其个别心腔的扩大。

（3）超声心动图检查：能更精确地反映心脏大小变化、心脏瓣膜结构及功能情况。

（4）超声检查：评估胎儿生长发育、胎盘功能、羊水等。

（5）胎儿电子监护仪监测：预测宫内胎儿储备能力，评估胎儿健康情况。

【常见护理诊断／问题】

1. 活动无耐力　与妊娠增加心脏负荷、心排出量下降有关。

2. 有感染的危险　与心脏病导致机体缺氧、抵抗力下降有关。

3. 焦虑／恐惧　与担心自身及胎儿生命安全有关。

4. 潜在并发症　心力衰竭、洋地黄中毒。

【护理目标】

1. 产妇病情缓解，活动耐力增加。

2. 产妇不发生发热、白细胞升高等感染征象。

3. 产妇焦虑、恐惧减轻。

4. 产妇不发生心力衰竭、洋地黄中毒等并发症。

【护理措施】

1. 一般护理

（1）充分休息：心脏病孕妇应保证每天至少 10 小时的睡眠且中午休息 2 小时，休息时宜采取左侧卧位或半卧位，以增加胎儿血供，减轻孕妇心脏负担。避免过度劳累及情绪激动。

（2）合理饮食：既要控制孕期体重过度增加（以不超过 12 kg 为宜），也要注意防止营养不良如贫血、低蛋白血症的发生。指导孕妇摄入高热量、高维生素、低盐低脂、富含钙铁等矿物质和多种微量元素的食物，少量多餐，多食蔬菜和水果，防止因便秘而加重心脏负担。适当限制食盐摄入量，自妊娠 16 周起，每日食盐量不超过 5 g。

（3）间断吸氧：增加血氧含量，改善全身主要脏器和胎儿的供氧。

2. 病情观察

（1）产前检查时间：孕妇确定妊娠即应开始产前检查，孕 32 周后每周 1 次，也可根据病情确定产前检查时间与次数。

（2）孕妇监护：重点观察孕妇有无心悸、胸闷、夜间阵发性呼吸困难等自觉症状，了解孕妇体重、血压、水肿情况、心率、心律、宫高、腹围，注意液体出入量的平衡，必要时监测尿量。每次产前检查同时应进行内科检查，以评估心功能状况，有无早期心衰体征。心功能Ⅲ级或以上时，有早期心力衰竭征象者立即入院治疗、观察，心功能Ⅰ～Ⅱ级者可于36～38周提前入院待产。

（3）胎儿监护：严密观察胎心、胎动，34周后每周行NST检查；定期复查超声，了解胎儿发育情况、羊水及胎盘功能。

3.分娩管理

（1）阴道分娩指征：心功能Ⅰ～Ⅱ级、胎位正常、胎儿不大、宫颈条件较好者可在严密监护下行阴道分娩，其余可选择剖宫产术。

（2）分娩期

① 第一产程：专人陪护，协助孕妇取左侧头高位休息，给予氧气吸入。监测胎儿宫内情况，每30分钟听诊胎心音1次（或做胎儿电子监护），早期发现宫内窘迫并处理；观察产程进展，每15分钟观察并记录产妇生命体征、自觉症状、宫缩情况；动态监测心功能变化，早期发现心力衰竭征象。严格执行无菌操作，遵医嘱给予抗生素预防感染。有条件时提供无痛分娩支持，缓解孕妇紧张情绪，必要时遵医嘱给予镇静剂。加强基础护理，及时更换会阴垫，通过按摩、放松技术、催眠等方式减轻孕妇生理上的不适。鼓励孕妇进食，保证充足体力。

② 第二产程：做好抢救新生儿的准备；指导产妇勿屏气用力，积极配合行会阴侧切、产钳术（胎头吸引术）助产以缩短第二产程，减轻心脏负担。

③ 第三产程：胎肩娩出后予缩宫素10～20 U预防产后出血，禁用麦角新碱类药物，预防静脉压升高诱发心力衰竭。胎儿娩出后，立即于产妇腹部放置1 kg沙袋，持续24小时，以防腹压骤降诱发心力衰竭。

（3）产褥期

① 休息：取半卧位休息，必要时遵医嘱给予镇静剂，保证充足睡眠。

② 病情观察：产后3日尤其是24小时内，应卧床休息并严密观察产妇生命体征，早期识别心衰、感染征象；严密观察产妇子宫收缩、阴道流血情况，警惕产后大出血。使用强心药物治疗者，注意观察药物疗效和不良反应。

③ 预防并发症：保持皮肤、外阴、乳房、口腔清洁，加强伤口护理，严格无菌操作，遵医嘱应用抗生素至产后1周。饮食清淡，富含纤维素，预防产后便秘。心功能允许时，鼓励产妇早期下床适度活动，以预防下肢静脉血栓形成，不能下床者行肢体被动活动。

④ 新生儿喂养：心功能Ⅰ～Ⅱ级的产妇可以母乳喂养，但应避免过劳，家属协助做好乳房护理，保持泌乳通畅。

4.心力衰竭抢救配合

（1）抢救措施

① 体位：立即为孕产妇取端坐位，双腿下垂。

② 改善缺氧：给予高流量、酒精湿化后面罩吸氧，将50%乙醇置于湿化瓶中，氧流量调至6～8 L/min。

③ 药物治疗：遵医嘱使用强心、利尿、扩血管、镇静等药物，用药时注意控制液体滴速与液量，严密观察药物疗效与不良反应。

④ 病情观察：专人护理，予持续心电监护，留置尿管，严密观察并记录孕产妇的血压、脉搏、呼吸、液体出入量。孕妇发生心衰者，还应注意监护胎儿宫内情况。

⑤ 预防并发症：绝对卧床休息，为孕产妇取舒适体位。保持床铺清洁干燥，定时翻身，做好口腔、皮肤、眼睛、会阴护理，预防压疮与继发感染。

（2）预防措施：心力衰竭和感染是导致孕产妇死亡的主要原因。指导孕妇注意个人卫生，注意保暖，预防上呼吸道感染；定期产前检查，早期发现诱发心力衰竭的各种潜在危险因素。一旦有感染，及时选用有效抗生素控制感染。注意纠正贫血，积极治疗心律失常，防治妊娠期高血压疾病等并发症。

5.**心理护理**　向孕妇及家属讲解疾病相关知识、监护方法、治疗护理方法，以减轻孕妇及家人的心理焦虑。为产妇提供安静的休养环境，陪伴产妇，给予支持及鼓励，及时提供信息；新生儿出生后，若心功能尚可，鼓励产妇适度参与照护新生儿，促进亲子关系的建立。

【护理评价】

1. 产妇心功能好转，能根据自身情况适度进行日常活动，活动耐力增加。
2. 产妇出院时体温正常，白细胞数正常，恶露正常，无感染征象。
3. 产妇心态平和、情绪稳定。
4. 产妇能积极配合并发症预防措施、遵医嘱正确服药，妊娠与住院期间未发生并发症。

【健康指导】

1.**妊娠指导**　心功能Ⅰ～Ⅱ级、无心力衰竭病史且无其他并发症者，可在严密监护下妊娠。不宜妊娠者，指导患者严格避孕，一旦受孕，应于12周前行治疗性人工流产；发生心衰者，宜在心衰控制后终止妊娠。

2.**保健指导**　注意休息、保暖、合理营养，避免劳累及上呼吸道感染，保持心功能状态稳定。严格遵医嘱检查、用药，告知自我监护方法及早期识别心衰表现，出现不适及时就医。

3.**喂养指导**　指导母乳喂养方法，心功能Ⅲ～Ⅳ级者不宜哺乳，及时采用生麦芽、芒硝等回乳，禁用雌激素类药物。

4.**计划生育指导**　不宜再妊娠且心功能良好者，应于产后1周做绝育手术（剖宫产术中可同时行输卵管结扎术）。未做绝育手术者需采取正确方式避孕，避免采用口服药物、宫内节育器避孕。

5.**复查指导**　产后除常规复查外，遵医嘱定期复查心脏功能。

知识链接 ○——————————————————————————————————————

WHO妊娠期心血管疾病风险分级

Ⅰ级：非复杂的、小而轻的肺动脉瓣狭窄，PDA，二尖瓣脱垂，已成功修复的简单病变：房缺、室缺、PDA、肺静脉异常引流，孤立的房早或室早。

Ⅱ级（良好，无并发症）：无手术的房缺、室缺，法洛四联症修复术后，大部分心律失常。

Ⅱ级～Ⅲ级：轻度左室功能不全、肥厚型心脏病、自体或外源性心瓣膜病、已修复的主动脉瓣狭窄。

Ⅲ级：机械瓣、发绀型心脏病（未修复）。

Ⅳ级（妊娠禁忌）：任何原因的肺动脉高压、严重心功能不全、既往围生期心脏病并残留左室功能受损、重度二尖瓣及主动脉瓣狭窄。

第二节　糖尿病

糖尿病

妊娠期间的糖尿病分两种：一种系妊娠前已有糖尿病的患者妊娠，又称糖尿病合并妊娠；另一种为妊娠前糖代谢正常，妊娠期才出现糖尿病，又称妊娠期糖尿病（GDM）。糖尿

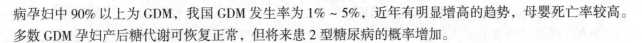

病孕妇中 90% 以上为 GDM，我国 GDM 发生率为 1%～5%，近年有明显增高的趋势，母婴死亡率较高。多数 GDM 孕妇产后糖代谢可恢复正常，但将来患 2 型糖尿病的概率增加。

【妊娠、分娩对糖尿病的影响】

妊娠可使原有糖尿病的患者病情加重、隐性糖尿病显性化、既往无糖尿病的孕妇发生 GDM。孕早期孕妇空腹血糖较低，常用的胰岛素用量可使孕妇出现低血糖。随妊娠进展，胎盘分泌的抗胰岛素样物质增加，需不断增加胰岛素用量才能有效控制血糖。分娩过程中产妇进食量少，体力消耗较大，需要减少胰岛素用量。胎盘排出后，抗胰岛素样物质迅速消失，胰岛素用量应立即减少。由于妊娠期糖代谢的复杂变化，各期若不及时调整胰岛素用量，可导致部分患者血糖过低或过高，严重者甚至发生低血糖性昏迷、酮症酸中毒。

【糖尿病对妊娠、分娩的影响】

（一）对孕妇的影响

1.受孕率降低　糖尿病患者因代谢紊乱、卵巢功能障碍、月经不调，不孕症发生率约为 2%。
2.流产率增加　高血糖可致胚胎发育异常甚至死亡，流产率达 15%～30%。
3.妊娠期并发症发病率高　妊娠期高血压疾病发生率为非妊娠期的 3～5 倍，并发肾脏疾病时，发生率高达 50% 以上。主要原因为糖尿病可致广泛血管病变，小血管内皮细胞增厚，管腔狭窄，组织供血不足。胎盘早剥、子痫、脑血管意外等发生率也较高。
4.羊水过多　较非糖尿病孕妇高 10 倍以上，可能与胎儿高血糖、高渗性利尿导致胎尿排出增多有关，而羊水过多又可增加胎膜早破和早产的发生率。
5.感染率增加　GDM 孕妇白细胞的吞噬、杀菌等作用明显降低，极易发生泌尿系统感染，产后发生子宫内膜炎和伤口感染的现象也较常见。
6.产后出血发生率高　因胰岛素缺乏，机体对葡萄糖利用不够，子宫收缩乏力，易致产程延长、产后出血。
7.易引发酮症酸中毒　由于胰岛素相对或绝对不足，体内葡萄糖不能被利用，脂肪分解加速致血清酮体急剧升高。

（二）对胎儿的影响

1.巨大儿发生率高　胎儿长期处于高胰岛素环境中，促进胎儿在宫内过度生长，发生率高达 25%～42%。
2.胎儿畸形发生率高　可能与母体妊娠早期高血糖、酮症酸中毒、缺氧、糖尿病药物的毒性有关，发生率为 6%～8%。

（三）对新生儿的影响

1.新生儿呼吸窘迫综合征发生率高　高血糖刺激胎儿胰岛素分泌增加，形成高胰岛素血症，使胎儿肺表面活性物质分泌减少，导致胎儿肺成熟延迟。
2.新生儿低血糖发生率高　新生儿出生后母体血糖供应中断，但仍存在高胰岛素血症，易发生低血糖。

【护理评估】

1.健康史　评估孕妇有无糖尿病病史及家族史，有无羊水过多或胎儿偏大等潜在高危因素，有无反复发生外阴阴道假丝酵母菌病，有无不明原因的反复流产、巨大儿或分娩足月新生儿呼吸窘迫综合征史、死胎、胎儿畸形等不良孕产史。了解本次妊娠经过、病情控制及用药情况，有无肾、心血管及视网膜等并发症。

2. 身体评估

（1）症状与体征：多数 GDM 孕妇无明显的临床表现。评估孕妇体重、有无"三多"症状（多饮、多食、多尿）及反复发作的外阴瘙痒等症状，病情严重者还应评估有无恶心、呕吐、视物模糊、呼出伴有烂苹果味的气体等酮症酸中毒的症状和体征。

（2）产科情况：评估有无并发羊水过多或巨大胎儿、有无胎儿畸形，有无并发流产、早产、妊娠期高血压疾病等症。

3. 心理社会支持情况

评估孕妇及其家人对疾病的认知程度，有无焦虑、恐惧心理，社会及家庭支持系统是否完善。

4. 辅助检查

（1）糖尿病合并妊娠：第一次产前检查时检测血糖，达到以下任何一项标准为糖尿病合并妊娠：① 空腹血糖（FPG）≥ 7.0 mmol/L。② 糖化血红蛋白 ≥ 6.5%。③ 任意血糖 ≥ 11.1 mmol/L 伴有典型的高血糖或危象症状。

（2）GDM 诊断：在排除糖尿病合并妊娠后，于妊娠 24 ~ 28 周进行筛查。

①葡萄糖耐量试验（OGTT）：实验前连续 3 日正常活动、正常饮食（每日进食碳水化合物不少于150 g）。禁食至少 8 小时后，将 75 g 葡萄糖液体 300 mL 于 5 分钟内服完，分别抽取空腹、服后 1 小时、服后 2 小时静脉血送检（从开始服用葡萄糖水计时）。诊断标准：空腹、服后 1 小时、服后 2 小时血糖值分别为 5.1 mmol/L、10.0 mmol/L、8.5 mmol/L。任何一点血糖值达到或超过上述标准即可诊断为 GDM。

② FPG：若 FPG ≥ 5.1 mmol/L，诊断为 GDM；4.4 mmol/L ≤ FPG < 5.1 mmol/L，尽早做 75 g OGTT；FPG < 4.4 mmol/L，暂不行 OGTT（医疗资源缺乏地区适用）。

（3）其他：进行肝肾功能、24 小时尿蛋白定量、尿酮体及眼底等相关检查。

【常见护理诊断 / 问题】

1. 营养失调　与血糖代谢异常有关。
2. 知识缺乏　缺乏糖尿病饮食控制等相关知识。
3. 焦虑　与担心胎儿预后有关。
4. 有胎儿受伤的危险　与血糖控制不良致胎盘功能低下、巨大儿、手术产等有关。
5. 有感染的危险　与白细胞多功能缺陷有关。

【护理目标】

1. 产妇血糖控制在正常或接近正常水平。
2. 产妇及家属掌握血糖控制、低血糖表现与处理等方法。
3. 产妇妊娠、分娩各期情绪良好。
4. 产妇妊娠、分娩过程顺利，母婴健康。
5. 产妇不发生感染。

【护理措施】

1. 一般护理

（1）控制饮食：是 GDM 孕妇的基础治疗手段。理想的饮食控制目标是既能保证胎儿发育所需，又要避免发生危害胎儿健康的餐后高血糖或饥饿性酮症。营养分配：碳水化合物、蛋白质、脂肪占总热量比例分别为50%～60%、20%～25%、25%～30%。每餐热量分配：早、中、晚餐各为10%、30%、30%，3次餐间点心占30%。食物选择：碳水化合物以血糖指数较低的粗粮为主，如荞麦、薯类、玉米面等；蛋白质以优质蛋白为主，如鱼、虾、蛋、豆类、牛奶等；选择植物油烹调食物；加餐时少量选食核桃、杏仁等油脂较多的坚果；食用水分较多的蔬菜、瓜果，若选择苹果、橘子、梨子等水果时必须限量并相应减少主食量；提倡低盐饮食。控制饮食的同时，遵医嘱补充钙、叶酸、铁、维生素等微量元素。

（2）适度运动：可改善糖、脂代谢紊乱，提高机体对胰岛素的敏感性，避免体重增加过快。运动方式应以有氧运动为主，如散步、打太极拳，适宜于餐后30分钟进行，每日至少运动1次，持续时间30～40分钟。通过饮食控制和适度运动，使孕期体重增加控制在10～12 kg范围内。注意事项：运动以不引起心悸、宫缩、胎心变化为宜；不宜在酷热或寒冷天气做室外运动；有先兆流产或合并其他严重并发症者不宜采取运动疗法。在运动治疗期间，若孕妇血糖< 3.3 mmol/L或> 13.9 mmol/L，或常出现低血糖症状，或出现阴道出血、不正常的气促、头晕眼花、严重头痛、胸痛等，需要停止运动治疗。

（3）注意休息：过度劳累或长期精神紧张可引起血糖升高，因此GDM孕妇应保持足够的睡眠和适当的午休，休息时以左侧卧位为宜。

（4）预防感染：指导孕妇注意个人卫生；住院治疗者，护士严格实施无菌操作，预防感染的发生。

2. 病情观察

（1）孕妇监护：对GDM孕妇应进行严密的内分泌及产科监护。孕早期每周产前检查1次至第10周，孕中期每2周检查1次，孕32周后每周检查1次。严格遵医嘱定期监测血糖。每次产前检查做尿常规，监测尿酮体和尿蛋白，同时注意观察孕妇血压与水肿情况。每月进行1次肾功能测定及眼底检查。连续动态地测定孕妇血、尿雌三醇及血胎盘生乳素的值，判定胎盘功能。

（2）胎儿监护：定期行超声检查，监测胎头双顶径、羊水量、胎盘成熟度、了解胎儿发育情况及有无畸形。妊娠28周起，指导孕妇自我监测胎动。妊娠32周开始，每周行无激惹试验检查1次，36周后每周2次，了解胎儿宫内储备能力，及时发现宫内窘迫并尽早处理。

（3）用药观察：GDM孕妇禁用磺脲类、双胍类口服降糖药。对饮食不能控制的妊娠期糖尿病，胰岛素是最主要的治疗药物，由内分泌科、产科医师根据其孕周、病情、血糖值调整药物剂量，使血糖值接近正常水平。用药后注意观察有无出汗、脉搏加快、心慌等低血糖症状，有症状者立即服用糖水或遵医嘱给予静脉注射50%葡萄糖40～60 mL，以预防母儿严重并发症。

（4）并发症观察：GDM孕妇一旦感染会加重病情甚至诱发酮症酸中毒，因此应通过监测体温等方法判断孕妇有无发生感染。病情严重者应注意观察孕妇有无恶心、呕吐、视物模糊、呼吸快且呼出气体有烂苹果味、尿量减少、皮肤干燥无弹性等酮症酸中毒的表现。

3. 分娩管理

（1）终止妊娠时间：原则是在血糖控制良好、保证母儿安全的情况下，尽量延迟孕周至近预产期（38～39周）。血糖控制不良，伴有严重的合并症及并发症，则在促胎肺成熟后，立即终止妊娠。

（2）分娩方式：GDM不是剖宫产的指征，若有胎位异常、巨大儿、病情严重需终止妊娠时，常选择剖宫产。若胎儿发育正常、宫颈条件较好者可行阴道试产。

（3）分娩期：使用胰岛素者由皮下注射改为小剂量持续静脉滴注，密切监护孕妇生命体征、血糖、尿糖、尿酮及自我症状。鼓励产妇左侧卧位休息，观察胎心、胎动，必要时行胎心监护、氧气吸入。观察产程进展，产程不宜超过12小时，过长易导致酮症酸中毒、感染和胎儿缺氧。严格实施无菌操作，预防感染。加强基础护理、心理护理，维持产妇身心舒适。必要时阴道助产缩短第二产程，胎肩娩出后及时给予宫缩剂，预防产后出血。

（4）产褥期：胎盘排出后，产妇体内抗胰岛素物质迅速减少，产前使用胰岛素治疗者仅少数需用胰岛素继续治疗。需继续使用胰岛素者，用量应减少至分娩前的 1/3 ~ 1/2，产后 1 ~ 2 周胰岛素用量恢复至孕前水平。严密观察子宫复旧、恶露量与性质。加强基础护理和伤口护理，预防产后感染。指导病情较轻者实施母乳喂养。

（5）新生儿护理：新生儿出生后立即取脐血监测血糖、血钙、胆红素等指标；无论孕周、出生状况、体重如何，均按高危新生儿进行护理，注意保暖、吸氧，观察新生儿有无低血糖、呼吸窘迫综合征及其他并发症状；必要时口服或静脉滴注葡萄糖。

4.酮症酸中毒抢救配合

（1）快速补液：酮症酸中毒时，机体常有重度失水，护士应迅速建立静脉通道，在无并发心力衰竭的情况下，遵医嘱快速输入液体，以改善组织灌注。液体通常使用生理盐水。

（2）纠正缺氧：给予氧气吸入。

（3）药物治疗：① 血糖过高者（ > 16.6 mmol/L），先给予胰岛素 0.2 ~ 0.4 U/kg 一次性静脉注射。② 0.9% 氯化钠注射液 + 胰岛素持续静脉滴注，按胰岛素 0.1 U/（kg·h）或 4 ~ 6 U/h 的速度输入。③ 从使用胰岛素开始每小时监测血糖一次，根据血糖下降情况进行调整，要求平均每小时血糖下降 3.9 ~ 5.6 mmol/L 或超过静脉滴注前血糖水平的 30%。达不到此标准者，可能存在胰岛素抵抗，应将胰岛素用量加倍。④ 当血糖降至 13.9 mmol/L 时，将 0.9% 氯化钠注射液改为 5% 葡萄糖或葡萄糖盐水，每 2 ~ 4 g 葡萄糖加入 1 U 胰岛素，直至血糖降至 11.1 mmoL 以下、尿酮体阴性、并可平稳过渡到餐前皮下注射治疗时停止。开始静脉胰岛素治疗且患者有尿后及时补钾，避免出现严重低血钾。给予碳酸氢钠等药物，纠正酸碱平衡失调。严重感染是酮症酸中毒的常见诱因，遵医嘱给予广谱、肾脏毒性小的抗生素控制感染。用药期间、用药后注意观察药物疗效与不良反应。

（4）正确采集标本：采集血、尿标本进行血糖、尿糖、尿酮体、CO_2CP、血 pH、血钾等检测，便于医生判断病情和治疗效果。

（5）病情观察：安排专人护理，给予持续心电监护，留置尿管，严密观察并记录孕产妇的生命体征、意识状态、瞳孔、液体出入量、有无发生脑水肿等并发症。孕妇还应注意监护胎儿宫内情况。

（6）预防并发症：绝对卧床休息，为孕产妇取舒适体位。保持床铺清洁干燥，定时翻身，做好口腔、皮肤、眼睛、会阴护理，预防压疮与继发感染。昏迷期间禁食、禁饮，防止窒息。

（7）酮症酸中毒的预防：指导孕妇注意预防感染，一旦感染应及时就医；胰岛素治疗者勿随意减少剂量或终止治疗；勿暴饮暴食。

5.心理护理　GDM 孕妇通常会有焦虑、自尊低下等负面情绪，向孕妇及其家属详细讲解饮食控制、运动方法，告知只要能严格遵守饮食、运动计划，一般血糖控制较为理想，不至于对母儿健康造成严重危害。分娩期提供舒适环境，关心产妇，及时提供产程进展信息，帮助其顺利度过分娩。产褥期协助产妇、家属与新生儿尽快建立亲子关系。

【护理评价】

1.产妇能自觉遵守饮食、运动计划，血糖控制较好。

2.产妇及其家人能正确列举血糖控制、低血糖表现与处理的具体方法。

3.产妇能正确进行自我调节和放松，情绪良好。

4.产妇能正确进行自我监护、胎儿监护，积极配合医疗护理措施，未发生胎儿缺氧、母儿低血糖等不良事件。

5.产妇能积极配合、实施感染预防措施，体温及白细胞计数正常，恶露正常，未发生感染。

【健康指导】

1. 备孕指导 糖尿病患者应当避孕,妊娠前应详细咨询内分泌科、产科医师,待血糖严格控制在正常范围后再妊娠。

2. 保健指导 向孕妇及其家属讲解糖尿病的基本知识,让其了解饮食控制、适度运动、血糖监测的意义。使用胰岛素治疗者指导孕妇掌握正确注射方法,勿随意减少剂量或终止治疗;讲解各种预防感染、缓解心理压力的方法以及发生低血糖的症状、紧急处理措施,提高其自我管理、自我护理能力。

3. 喂养指导 胰岛素治疗者母乳喂养不会影响胎儿健康,轻症患者可坚持母乳喂养。

4. 复查指导 指导产后定期接受产科、内科复查,尤其 GDM 产妇应重新确诊,如血糖正常也需每3 年复查 1 次。

5. 避孕指导 产后长期避孕,最好不用药物及宫内避孕器具。

第三节 病毒性肝炎

急性病毒性肝炎是由肝炎病毒引起的、以肝脏病变为主的传染性疾病。根据病毒类型分为甲、乙、丙、丁、戊 5 种肝炎,其中以乙型肝炎最为常见;根据病程及演变情况将其分为急性肝炎、慢性肝炎、重症肝炎。文献报道本病发病率为 0.8% ~ 17.8%,是妊娠期妇女肝病和黄疸的主要原因,死亡率占非产科因素的第 2 位,仅次于妊娠合并心脏病。

【妊娠、分娩对病毒性肝炎的影响】

妊娠本身不增加对肝炎病毒的易感性,但因孕妇产生的多量雌激素需在肝内灭活、胎儿部分代谢产物需在母体肝内完成解毒,加之分娩期的疲劳、缺氧、出血、麻醉、手术等原因,均可加重孕妇的肝脏负担。同时,因孕妇新陈代谢增加,肝内糖原储备减少,不利于病情的恢复。另外,孕期细胞免疫功能增强,重症肝炎的发生率较高,尤其是乙型、乙型重叠丁型、戊型肝炎多见,死亡率高达 60%。

【病毒性肝炎对母儿的影响】

（一）对母体的影响

1. 妊娠期 孕早期可使孕妇早孕反应加重;孕晚期因肝脏对醛固酮灭活能力下降,妊娠期高血压疾病的发生率升高。

2. 分娩期 由于肝功能受损,凝血因子合成障碍,易发生产后出血。

3. 孕产妇死亡率高 妊娠合并肝炎易发展为重症肝炎,重症肝炎易并发 DIC;在肝功能衰竭基础上,一旦并发产后出血、感染等并发症,更易诱发肝性脑病、肝肾综合征而危及产妇生命。

（二）对胎儿的影响

1. 围生儿病死率增高 孕早期感染病毒性肝炎易导致胎儿畸形、流产;孕晚期则易发生早产、胎儿窘迫、死胎,围生儿死亡率明显增高。

2. 慢性病毒携带状态 肝炎病毒通过母婴垂直传播使胎儿感染,出生后可转为慢性病毒携带状态,以乙肝病毒（HBV）较为常见,且感染 HBV 时年龄越小,成为慢性携带者的概率越高。

（三）母婴传播

1. 甲型肝炎 不通过胎盘传播,但分娩时新生儿可经消化道接触母血、羊水而感染。

2. 乙型肝炎 母婴传播是其主要传播途径。① 宫内感染：是产后免疫接种失败的主要原因。② 产时感染：是母婴传播的主要途径。胎儿通过软产道接触母血、羊水、阴道分泌物而感染。另外，子宫收缩时导致胎盘绒毛破裂，母血进入胎儿循环也可使胎儿感染 HBV。③ 产后感染：新生儿通过接触母亲唾液、乳汁而感染。

3. 丙型肝炎 约 2/3 发生母婴传播。

4. 丁型肝炎 母婴传播较少见。

5. 戊型肝炎 传播途径类似甲型肝炎。

【护理评估】

1. 健康史 了解孕妇有无肝炎家族史及肝炎流行地区生活史，半年内是否有输血、血液制品注射史，有无急性病毒性肝炎病史及诊治情况，近期有无与肝炎患者密切接触史等。

2. 身体评估

（1）症状：评估孕妇有无乏力、恶心、食欲不振、腹胀等症状及其程度，有无畏寒、发热、黄疸及皮肤一过性瘙痒等症状。妊娠晚期应警惕有无重症肝炎倾向：如出现食欲极度减退、尿色深黄、皮肤巩膜黄染迅速、频繁呕吐等症状，提示病情较为严重，还应评估意识、尿量及有无出血倾向等严重并发症表现。

（2）体征：腹部检查了解肝脏大小、有无触痛。

（3）产科情况：评估孕妇早孕反应发生时间、症状、有无妊娠剧吐；评估胎儿发育情况，有无畸形、流产、早产、胎儿窘迫、母体妊娠期高血压疾病等征象。

3. 心理社会支持情况 评估孕妇及家人对疾病的认知程度，有无焦虑、矛盾及自卑等心理反应；了解孕妇家庭社会支持系统是否完善。

4. 辅助检查

（1）肝功能检查：包括血清 ALT、AST、血清胆红素等。

（2）病原学检查：甲型肝炎：抗 HAV-IgM 阳性。乙型肝炎：检查血清 HBV 标志物（表 9-1）。丙型肝炎：HCV 抗体阳性。丁型肝炎：需同时检测抗 HDV 抗体和乙肝两对半。戊型肝炎：抗原检测较困难，抗 HEV 出现较晚，阴性也不排除诊断，需反复测定。

（3）重型肝炎：凝血酶原时间百分活度（PTA）< 40%；血清总胆红素 > 171 μmol/L 或黄疸迅速加重，每日上升 17 μmol/L 有助诊断。

（4）影像学检查：超声检查，必要时行 MRI。

表 9-1 HBV 血清病原学检测及意义

项目	意义
HBsAg	HBV 感染的特异性标志
抗 HBs	保护性抗体，机体已具有免疫力
HBeAg	肝细胞内有 HBV 复制，滴度高低反映传染性的强弱
抗 HBe	病毒颗粒减少或消失，传染性降低
抗 HBc-IgM	肝细胞内有 HBV 复制，肝炎急性期
抗 HBc-IgG	肝炎恢复期和慢性感染
HBV-DNA	判断传染性大小和疗效检测指标

【常见护理诊断／问题】

1. 知识缺乏　缺乏疾病传播、自我保健与监护等知识。

2. 潜在并发症　产后出血、肝性脑病等。

3. 预感性悲哀　与肝炎病毒感染导致的不良妊娠、分娩结局有关。

4. 营养失调（低于机体需要量）　与恶心呕吐、食欲不振、摄入不足有关。

【护理目标】

1. 产妇熟悉疾病传播方式、自我保健与监护等相关知识。

2. 产妇不发生肝性脑病、产后出血等并发症。

3. 产妇焦虑、自卑等负面情绪减轻。

4. 产妇营养状况得到改善。

【护理措施】

1. 一般护理

（1）休息、营养：每日至少保证 9 小时睡眠和适当午休，休息时以左侧卧位为宜，避免重体力劳动。进食高蛋白、高维生素、富含碳水化合物、低脂的饮食，多摄入新鲜蔬菜和水果，保持大便通畅。

（2）预防感染：肝炎孕妇应隔离就诊，严格执行消毒隔离制度，防止交叉感染；经粪口途径传播者应注意餐具、排泄物等的消毒处理。加强基础护理，防止因感染而加重肝脏负担。

（3）阻断母婴传播

① 甲型肝炎：接触甲型肝炎后，孕妇应于 7 天内肌注丙种球蛋白 2 ~ 3 mL。新生儿出生时及出生后 1 周各注射 1 次丙种球蛋白。急性期禁止哺乳。

② 乙型肝炎：妊娠中晚期 HBV DNA 载量 ≥ $2 × 10^6$ IU/mL，在与孕妇充分沟通和知情同意后，可于妊娠 24 ~ 28 周开始抗病毒治疗（替诺福韦、替比夫定或拉米夫定）。HBsAg 阳性母亲的新生儿，在出生后 12 小时内尽早注射 100 IU 乙型肝炎免疫球蛋白（HBIG），同时在不同部位接种 10 μg 重组酵母乙型肝炎疫苗，并在 1 月龄和 6 月龄时分别接种第 2 和第 3 针乙型肝炎疫苗。对于 HbsAg 不详母亲所生早产儿、低体重儿，在出生 12 小时内尽早接种第 1 针乙型肝炎疫苗和 HBIG；再按 1 和 6 个月程序完成 3 针乙型肝炎疫苗免疫。

③ 丙型肝炎：尚无特殊的免疫方法，减少医源性感染是预防丙肝的重要环节。对抗 –HCV 抗体阳性母亲的婴儿，1 岁前注射免疫球蛋白可起保护作用。

2. 病情观察

（1）孕妇监护：加强产前检查，定期进行肝功能、肝炎病毒血清病原学标志物的检查，及时发现各种并发症。乙肝孕妇注意观察有无恶心、厌油、黄疸、大便颜色变浅、小便呈茶水样等急性期表现。病情严重者应密切观察孕妇精神状态、神志、有无全身出血倾向、黄疸迅速加深、肝臭气味等重症肝炎表现。

（2）胎儿监护：严密监测胎心、胎动，注意有无畸形、流产、早产、胎儿窘迫等情况。

3. 预防并发症

（1）肝性脑病：遵医嘱给予保肝药物；严格限制蛋白质摄入量（< 0.5 g/d），适当增加碳水化合物的摄入；保持大便通畅，遵医嘱口服新霉素，以抑制大肠杆菌、减少血氨的产生，严禁使用肥皂水灌肠；观察孕妇有无性格改变、行为异常、扑翼样震颤等肝性脑病的前驱症状。

（2）肝肾综合征：严密观察孕妇生命体征、尿色、尿量；严格限制液体入量并准确记录液体出入量；应用肝素治疗时，应注意观察有无出血倾向。

（3）DIC：注意观察孕妇有无口鼻、皮肤黏膜出血倾向，遵医嘱监测出凝血时间及凝血酶原等指标；分娩前1周遵医嘱肌内注射维生素 K_1，备新鲜血液。

（4）感染：注意无菌操作，口腔及会阴部护理；遵医嘱使用广谱抗生素，对抗生素使用时间超过2周以上者，注意观察有无并发真菌感染的征象。

4. 分娩管理

（1）终止妊娠时机：对治疗效果欠佳、肝功能与凝血功能继续恶化者或重症肝炎者病情控制24小时后，积极配合医生做好终止妊娠的准备。

（2）分娩方式：以产科指征为主，病情较严重或血清胆汁酸升高者可考虑剖宫产，重症肝炎者选择剖宫产结束分娩。

（3）分娩期：将产妇安置在隔离待产室和产房，加强自身防护，避免交叉感染。严格执行各项操作程序，避免产道损伤、新生儿产伤、羊水吸入，防止母婴传播。严密观察孕妇生命体征、产程进展和胎心，避免产程过长，酌情给予氧气吸入。缩短第二产程，必要时配合医师行阴道助产。遵医嘱使用维生素 K_1，胎肩娩出后立即予缩宫素 20 U 肌内注射或静脉滴注，预防产后出血。

（4）产褥期

① 产妇护理：密切观察子宫收缩及阴道出血情况，遵医嘱继续使用药物预防产后出血。加强伤口及会阴护理，选用对肝功能损害较小的抗生素预防感染。严密观察肝功能变化，遵医嘱继续使用保肝药物和对症治疗，防止演变为慢性肝炎。

② 新生儿护理：新生儿出生后注射乙肝疫苗、乙肝免疫球蛋白，1个月、6个月再次注射乙肝疫苗，可显著提高阻断效果。

③ 喂养指导：HBsAg（+）孕妇分娩的新生儿联合使用乙肝疫苗、乙肝免疫球蛋白后，可以母乳喂养。病情严重不宜哺乳者尽早采用生麦芽、芒硝回乳，不宜使用对肝脏功能有损害的雌激素。

5. 心理护理

向孕妇及家属讲解病毒性肝炎的相关知识、常用隔离方法，争取家属的理解和孕妇的配合；告知孕妇可通过接种乙肝疫苗、乙肝免疫球蛋白等方式让胎儿得到较好保护，消除其自卑、焦虑等不良情绪。

【护理评价】

1. 产妇能够正确列举疾病传播方式、自我保健与监护等知识。

2. 产妇分娩顺利，母婴健康，未发生肝性脑病、产后出血等并发症。

3. 产妇能够积极配合治疗，母亲角色适应良好，焦虑、自卑等负面情绪减轻。

4. 产妇食欲改善、摄入增加，营养状况改善。

【健康指导】

1. 孕前指导　孕前常规检测乙肝两对半，无抗体者应接种乙肝疫苗。感染 HBV 的妇女孕前应检测肝功、血清 HBV-DNA 及肝脏 B 超，受孕的最佳时机是肝功正常、低 HBV-DNA 水平、肝脏超声无特殊改变时期。使用干扰素治疗者，停药半年后可考虑妊娠。

2. 孕期指导　孕期注意休息、营养，避免过劳；告知孕妇及其家属定期复查的重要性和必要性，当出现食欲极度减退、尿色深黄、皮肤巩膜黄染迅速、频繁呕吐等症状时应及时就医。

3. 喂养指导　告知不宜哺乳的几种情况，指导正确的人工喂养方法。

4. 接种指导　指导产妇按时完成婴儿的主动、被动免疫计划。

5. 产后避孕　勿选用对肝功能有损害的雌激素类药物。

6. 产后复查　除常规复查内容外，定期复查肝功能。

第四节　缺铁性贫血

缺铁性贫血

贫血是临床较常见的妊娠合并症。WHO 最近的资料表明，50% 以上孕妇合并有贫血，其对妊娠期贫血的诊断标准为：血红蛋白 < 110 g/L 或血细胞比容 < 0.33。根据血红蛋白水平分为轻度贫血（100 ~ 109 g/L）、中度贫血（70 ~ 99 g/L）、重度贫血（40 ~ 69 g/L）和极重度贫血（< 40 g/L）。以缺铁性贫血最为常见，约占妊娠期贫血的 95%。

【病因】

妊娠期铁的需要量增加是孕妇缺铁的主要原因。妊娠妇女因血容量增加需铁 650 ~ 750 mg，胎儿生长发育需铁 250 ~ 350 mg，妊娠期约需铁 1000 mg，即每日至少吸收 4 mg 铁方能满足需要。一般孕妇每日能从食物中摄取铁 10 ~ 15 mg，但铁的吸收率仅 10%（即 1.0 ~ 1.5 mg），妊娠晚期铁的吸收率虽有增加（最高可达 40%），但仍不能满足需求，如不及时给予补充铁剂，容易造成贫血。

【贫血对妊娠的影响】

1. 对母体的影响　轻度贫血影响不大，重度贫血可因心肌缺氧、胎盘缺氧、对失血耐受性降低、机体抵抗力降低等原因分别导致贫血性心脏病、妊娠期高血压疾病性心脏病、失血性休克、产褥感染等并发症。贫血也会使孕妇产生倦怠感，而长期倦怠会使孕妇将妊娠视为一种负担而影响亲子感情及产后心理康复。

2. 对胎儿的影响　母体和胎儿在竞争摄取孕妇血清铁的过程中，通常以胎儿组织占优势，并且铁通过胎盘为单向性运输，因此胎儿一般缺铁程度不会太严重。当母体严重缺铁时，会影响其骨髓造血功能致重度贫血，胎儿生长发育所需的氧与营养物质缺乏，造成胎儿生长受限、胎儿窘迫、早产、死胎、死产等不良后果。

【护理评估】

1. 健康史　评估孕妇既往有无月经过多或消化道疾病引起的慢性失血病史，有无妊娠剧吐、不良饮食习惯、胃肠道功能紊乱导致的营养不良病史。

2. 身体评估

（1）症状：评估孕妇面色、精神状态及自我感受。如有无面色苍白、倦怠、头晕、乏力、耳鸣、心悸、气短、食欲不振、腹胀、腹泻等症状。

（2）体征：评估孕妇皮肤黏膜颜色、毛发、指甲。贫血孕妇皮肤黏膜苍白，毛发干燥、无光泽易脱落，指（趾）甲扁平、脆薄易裂或反甲，并可伴发口腔炎、舌炎等，部分可出现脾脏轻度肿大。

（3）产科情况：评估有无胎儿生长受限、胎儿窘迫、死胎、早产和母体贫血性心脏病、妊娠期高血压疾病性心脏病等并发症。

3. 心理社会支持情况　评估孕妇有无长期疲倦引起的倦怠心理，孕妇及家人对缺铁性贫血疾病的认知情况以及家庭、社会支持系统是否完善等。

4. 辅助检查

（1）外周血象：涂片呈小细胞低色素性贫血。

（2）血清铁测定：血清铁能灵敏反映缺铁情况，孕妇血清铁 < 6.5 μmol/L 为缺铁性贫血。

【常见护理诊断/问题】

1. 活动无耐力　与贫血导致的疲劳有关。

2.有受伤的危险　与贫血引起的头晕、眼花等症状有关。

3.有感染的危险　与贫血导致机体抵抗力低下有关。

【护理目标】

1.产妇活动耐力增加。

2.产妇不发生跌倒等意外事件。

3.产妇不发生感染。

【护理措施】

1.一般护理

（1）饮食护理：指导孕妇选择高铁、高蛋白、富含维生素C的食物，多进食动物瘦肉、肝脏、家禽、蛋类、动物血、菠菜、紫甘蓝、木耳等含铁丰富的食物。一般动物铁吸收优于植物铁，蔬菜、谷类、茶叶的磷酸盐、植酸可影响铁的吸收，应注意食物的搭配和烹调方法。建立良好的用餐环境，注意菜式的多样化及色、香、味，帮助孕妇改变偏食、厌食的不良习惯。

（2）充分休息：轻度贫血孕妇可下床活动，适当减轻工作量，行动要注意安全，避免因乏力、头晕而发生意外；重度贫血者需绝对卧床休息，减少机体耗氧量。

2.病情观察　产前检查时进行血常规检查，及时发现贫血并积极处理。定期复查，了解贫血程度及改善程度；注意监测胎儿宫内发育情况、胎心、胎动计数；贫血孕妇抵抗力低，注意观察有无感染征象。

3.治疗护理

（1）服药护理：从妊娠4个月起遵医嘱补充铁剂，口服硫酸亚铁300 mg，同时补充维生素C 300 mg，3次/日，以促进铁的吸收。服用铁剂后有恶心、呕吐等副反应，宜饭后服用，服用后大便呈黑色。如口服疗效差、不能耐受或病情较重时，可遵医嘱予右旋糖酐铁作深部肌内注射，注射时选用细长针头以减轻疼痛。

（2）输血护理：当血红蛋白≤70 g/L、接近预产期或短期内行剖宫产者，宜少量多次输血，以浓缩红细胞最好。输血时按输血规范实施操作，严格控制输血总量与滴速，以防发生急性左心衰竭；输血中、输血后密切观察孕妇反应，及早发现问题并及时处理。

4.分娩管理

（1）分娩期：临产前遵医嘱给予卡巴克洛、维生素K_1及维生素C治疗，并配鲜血备用。鼓励孕妇进食，加强母儿监护，严密观察胎心、产程进展，避免产程过长引起产妇疲倦，予低流量吸氧。产程中严格实施无菌操作，预防感染。配合医师行阴道助产以缩短第二产程，减少产妇体力消耗。胎儿前肩娩出后，及时给予宫缩剂，预防产后出血，出血多者遵医嘱输血。

（2）产褥期：增加休息和营养，避免过劳。继续补充铁剂纠正贫血，必要时输血。遵医嘱予抗生素预防感染，注意观察产妇体温、脉搏、恶露量与性状、宫底有无压痛等感染征象。严重贫血产妇不宜哺乳，避免使用对肝功能有损害的雌激素回乳。加强亲子互动，避免产后抑郁。

5.心理护理　护理人员多与孕妇交流，鼓励孕妇表达内心真实感受，告知孕妇一般贫血对胎儿影响不大，减轻孕妇及家属担忧；分娩后创造条件，鼓励产妇积极参与亲子互动，增加母婴感情。

【护理评价】

1.产妇活动耐力有效改善，能参与自我护理和新生儿照护。

2.产妇妊娠、分娩经过顺利，未发生胎儿、母体受伤。

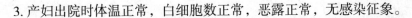

3. 产妇出院时体温正常，白细胞数正常，恶露正常，无感染征象。

【健康指导】

1. **孕前指导**　妊娠前积极治疗失血性疾病（如月经量过多、消化道出血）、胃肠功能紊乱，以增加铁的储备。严重贫血者待贫血纠正后考虑妊娠。

2. **营养指导**　孕期及产后加强营养，多进食动物瘦肉、肝脏、家禽、蛋类、动物血等含铁丰富的食物，纠正偏食、厌食等不良习惯。

3. **用药指导**　正确补充铁剂，服用后大便呈黑色，告知孕妇不必紧张。

4. **复查指导**　遵医嘱定期复查，了解治疗效果，妊娠晚期需重复检查。

5. **喂养指导**　重度贫血不宜哺乳，及时采用生麦芽、芒硝等回乳；指导人工喂养方法。

思考题

1. 某孕妇，30 岁，妊娠 39 周，G_1P_0，产前检查被确诊为慢性乙型肝炎。4 小时前自然临产，护士对她进行分娩期护理和健康指导。

请思考：

（1）如何阻断新生儿感染乙肝？

（2）分娩期如何护理该孕妇？

2. 某孕妇，29 岁，G_2P_0，曾在妊娠 25 周因胎儿脊柱裂行引产。此次妊娠在 32 周时超声检查发现羊水较多，未见明显畸形，无糖尿病家族史，建议到上级医院会诊，拒绝。现妊娠 37 周，查体：血压 130/80 mmHg，宫高 36 cm，胎心率 140 次 / 分，但胎儿大于妊娠周数，孕妇身高 163 cm，体重 102 kg，近期有多饮多尿多食症状。

请思考：

（1）首先考虑的诊断是什么？

（2）为明确诊断，首选的检查项目是什么？

（3）如何对该孕妇进行健康指导？

第十章

围生儿异常者的护理

● 知识目标:

　　1. 掌握巨大儿、新生儿窒息的概念,胎儿窘迫、新生儿窒息和新生儿产伤的护理措施。

　　2. 熟悉巨大儿、胎儿生长受限、胎儿窘迫、死胎的病因,多胎妊娠的分类。

　　3. 了解胎儿生长受限、死胎、多胎妊娠的护理。

围生儿异常者的护理

● 能力目标:

　　1. 能运用所学知识对急慢性胎儿窘迫进行处理。

　　2. 能配合医生进行新生儿窒息复苏术。

● 素质目标:

　　1. 具有较强的责任心和团队协作精神。

　　2. 在工作中体现人文关怀,关爱、尊重产妇。

案例导入

　　赵女士,33 岁,初产妇,孕 39 周,规律宫缩 12 小时,破膜 1 小时,宫口开 6 cm,先露 S+1,胎位 LOT,羊水呈黄绿色,CST 结果显示胎心率基线 110 次 / 分,出现多次晚期减速。

　　请思考:

　　1. 此案例的临床诊断可能是什么?判断的依据是什么?

　　2. 应采取哪些护理措施?

第一节　巨大儿

　　胎儿体重达到或超过 4000 g 者称巨大儿,目前欧美国家将巨大儿定义为体重达到或超过 4500 g 者。近年来,因营养过剩所致巨大胎儿的情况有所增多,国内发生率为 7%,国外发生率为 15.1%,男胎多于女胎。

【概述】

(一)高危因素

　　孕妇肥胖、妊娠合并糖尿病是导致巨大胎儿的主要危险因素。此外还有遗传因素、过期妊娠、经产妇、高龄产妇、环境、种族、羊水过多和既往巨大儿分娩史等因素。

（二）对母儿的影响

1. 对母亲的影响　头盆不称发生率上升，增加剖宫产率。经阴道分娩的主要危险是肩难产，其发生率与胎儿体重成正比，肩难产处理不当可发生严重的阴道损伤和会阴裂伤甚至子宫破裂。子宫过度扩张，易发生子宫收缩乏力和产程延长，导致产后出血。胎先露长时间压迫产道，易发生尿瘘或肛瘘。

2. 对胎儿的影响　胎儿过大常需要手术助产，可引起颅内出血、锁骨骨折和臂丛神经损伤等产伤，严重时甚至死亡。

【护理评估】

1. 健康史　询问孕妇年龄、月经史、生育史、本次妊娠经过，及有无妊娠合并症，正确评估妊娠周数及其他高危因素。

2. 身体状况

（1）症状：妊娠体重迅速增加，曾在妊娠晚期出现呼吸困难、腹部沉重及两肋胀痛等。

（2）体征：腹部明显膨隆，宫高＞35 cm。触诊胎体大，先露部高浮，若为头先露，多数胎头跨耻征阳性。听诊胎心清晰，但位置较高。

3. 心理社会支持情况　孕妇及其家属因担心胎儿过大易导致难产，倍感紧张。

4. 辅助检查

（1）B 型超声检查：巨大儿双顶径一般大于 10 cm，此时需进一步测量胎儿肩径及胸径，若肩径或胸径大于双顶径，应警惕难产的发生。

（2）定期监测孕妇的血糖、胎盘功能和羊水量等。

【常见护理诊断／问题】

1. 有受伤的危险　与胎儿过大、产程可能出现异常有关。

2. 有感染的危险　与产程延长、手术助产和产后出血等因素有关。

3. 有产后出血的风险　与胎儿过大导致子宫收缩乏力有关。

4. 焦虑　与担心胎儿不健康和难产有关。

【护理目标】

1. 母儿不受伤。

2. 不发生感染和产后出血。

3. 产妇的焦虑情绪能缓解。

【护理措施】

1. 一般护理　指导孕妇科学安排孕期饮食，配合科学的产前运动，保证胎儿的健康生长发育。

2. 病情观察　孕期监测血糖，排除糖尿病，若确诊糖尿病，应控制血糖。足月后监测胎盘功能，如有异常，立即报告医生。

3. 治疗配合

（1）妊娠期护理：做好孕期监测，加强健康指导。巨大儿高风险孕妇，严格执行孕期体重管理。早期筛查发现糖尿病，积极控制血糖。合并羊水过多者，应注意有无胎儿畸形。积极处理压迫症状。检查可疑巨大胎儿不建议预防性引产，因为预防性引产并不能改善围产儿的结局，不能降低肩难产率，反而增加剖宫产率。巨大儿阴道分娩，应注意预防肩难产、锁骨骨折及臂丛神经损伤。

（2）分娩期护理：① 估计胎儿体重 ≥ 4000 g 且合并糖尿病者，建议剖宫产终止妊娠。② 估计胎儿体重 > 4000 g 而无糖尿病者，产道无异常，可阴道试产。适当放宽剖宫产指征。产程中严密观察产程进展和母胎情况，指导产妇正确用力，防止宫颈水肿及产妇疲劳。产时充分评估，可行会阴切开术，必要时进行产钳助产，同时做好肩难产的应急处理准备。分娩后，应仔细检查软产道，如有损伤，应及时修补，并预防产后出血。

（3）产后护理：加强新生儿观察，预防低血糖。于娩出后 30 分钟监测血糖，尽早开奶，必要时口服或静脉滴注葡萄糖。新生儿易发生低钙血症，根据监测值补充钙剂，多用 10% 葡萄糖酸钙 1 mL/kg 加入葡萄糖液体中静脉滴注。

4. 心理护理　针对孕妇及其家属的疑问，应给予相应解释，以缓解其焦虑情绪。必要时允许家属进待产室陪伴，以增强产妇对分娩的信心，鼓励产妇与医护配合，安全度过分娩。

5. 健康教育　适当增加产检次数，动态监测胎儿体重。积极治疗妊娠并发症，妊娠合并糖尿病者应积极控制血糖至理想范围。指导孕妇合理饮食，了解科学运动常识，防止过期妊娠，减少巨大胎儿的发生率。

【护理评价】

1. 胎儿顺利分娩，母儿未受伤。
2. 未发生感染和产后出血。
3. 产妇能积极配合治疗。

第二节　胎儿生长受限

胎儿生长受限（FGR），又称胎儿宫内发育迟缓，属小于孕龄儿（SGA）的一种，指无法达到其应有生长潜力的 SGA。FGR 新生儿死亡率为 1%，较同孕龄出生的正常体重儿病死率高 0.2%。

知识链接

小于孕龄儿

小于孕龄儿（SGA）是指出生体重低于同孕龄应有体重的第 10 百分位数以下或低于同孕龄平均体重 2 个标准差的新生儿。

并非所有出生体重小于同孕龄体重第 10 百分位数者均为病理性的生长受限。有 25% ~ 60% 的 SGA 是因为种族、产次或父母身高体重等因素造成的"健康小样儿"。这部分胎儿除了体重和体格发育较小外，各器官无功能障碍，无宫内缺氧表现。

SGA 可分为 3 种情况：
1. 正常的 SGA 胎儿结构及多普勒血流评估均未发现异常。
2. 异常的 SGA 存在结构异常或者遗传性疾病的胎儿。
3. 胎儿生长受限（FGR）。

影响胎儿生长的因素包括母亲营养供应、胎盘转运和胎儿遗传潜能，病因多而复杂。约 40% 病因尚不明确。引起 FGR 的主要危险因素如下。

1. 孕妇因素　最常见，占 50% ~ 60%，包括 ① 营养因素：孕妇偏食、妊娠剧吐等；② 妊娠并发症

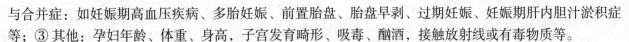

与合并症：如妊娠期高血压疾病、多胎妊娠、前置胎盘、胎盘早剥、过期妊娠、妊娠期肝内胆汁淤积症等；③ 其他：孕妇年龄、体重、身高，子宫发育畸形、吸毒、酗酒，接触放射线或有毒物质等。

2.胎儿因素　染色体异常、胎儿代谢紊乱、各种因子缺乏等。

3.胎盘、脐带因素　胎盘的各种疾病致胎盘血流量减少、胎儿供养不足，脐带过长过细、扭转、打结等。

【护理评估】

1.健康史　询问孕妇月经史，准确核实孕周。了解孕妇有无妊娠合并症和并发症，评估有无上述高危因素。通过测量孕妇宫高、体重，估算胎儿大小等临床指标进行低危人群筛查。宫高连续3周的测量值均在第10百分位数以下，作为筛选FGR的指标。胎儿发育指数＝子宫高度（cm）–3×（月份+1）。指数在–3和+3之间为正常，小于–3提示可能为FGR。

2.身体状况　胎儿生长受限根据发生时间、胎儿体重以及病因分为三类。

（1）内因性均称型FGR：① 属原发性FGR，抑制生长的因素在妊娠开始或胚胎期即开始发生作用。由病毒感染，放射性物质，基因、染色体异常等引起。② 胎儿的体重头围、身长相称，但比孕周小；各器官细胞数少、脑重量轻；胎儿畸形发生率和围产儿死亡率高，新生儿可伴有脑神经发育障碍和智力障碍，预后不良。

（2）外因性不均称型FGR：① 属继发性FGR，多在孕晚期才受到有害因素的影响。② 妊娠早期胎儿发育正常，多在妊娠中、晚期发生异常。胎儿的身长、头围一般不受影响，但体重轻，发育不均，不成比例；各器官细胞数正常，但体积小。胎儿可出现营养不良或过熟表现，常有慢性缺氧和代谢障碍，分娩时对缺氧的耐受性降低，易导致神经损伤，出生后易发生低血糖。

（3）外因性均称型FGR：是上述两种的混合型。① 多由母儿双方的影响和缺乏营养物质，或有害物质的影响所致，在整个妊娠期间均产生影响。② 胎儿头围、身长、体重均减少，有营养不良表现；缺氧一般少见，但存在代谢不良；各器官体积均小，细胞数减少，尤以肝脾为重，脑细胞明显减少。部分新生儿有生长发育及智力障碍。

3.心理社会支持情况　孕妇及家属因担心胎儿安危，感到紧张焦虑。部分孕妇因未重视孕期保健而倍感内疚。

4.辅助检查

（1）B型超声检查：超声检查评估胎儿体重小于第10个百分位数和胎儿腹围小于第5个百分位数，是目前较为认可的诊断FGR的标准。若超声评估诊断为FGR，则需进一步超声产前诊断，包括系统超声检查监测有无胎儿畸形、胎盘形态、胎儿大小、脐动脉血流动阻力及羊水量等指标，有助于明确潜在病因。

（2）彩色多普勒超声检查：脐动脉舒张末期血流缺失或倒置，对诊断FGR意义大。

（3）实验室检查：研究表明，抗心磷脂抗体（ACA）与FGR的发生有关。严重FGR要进行胎儿染色体检查及遗传代谢性疾病的筛查。

【常见护理诊断／问题】

1.知识缺乏　与初次怀孕及对病情不了解有关。

2.焦虑　与担心胎儿安危有关。

【护理目标】

1．胎儿生长发育迟缓得到改善。

2．孕妇情绪稳定，母儿平安。

【护理措施】

1．一般护理　嘱孕妇增加营养，均衡膳食。如补充氨基酸片、叶酸、维生素、钙、铁、锌等；嘱孕妇多休息，左侧卧位，以改善子宫胎盘血液循环。间断吸氧，一日3次，15～30分钟/次。遵医嘱给予静脉营养脂肪乳注射剂、能量合剂等。给予β受体激动剂、硫酸镁、丹参等药物，用药过程中严密监护。

2．胎儿监护　定期测量腹围、宫高、孕妇体重增长及胎儿双顶径。记录胎动计数及胎心率，注意胎心音的强弱及规则性。产程中加强监测，注意胎心、羊水情况，以选择适当的分娩方式并应注意给氧，腹部减压，以减轻宫缩时胎儿所受的压力。

3．适时终止妊娠的指征和方式

（1）胎盘功能良好、孕妇无合并症及并发症者可继续妊娠，但不能超过预产期。

（2）经治疗无效，胎儿停止生长3周以上；NST、胎儿生物评分及胎儿血流测定提示胎儿缺氧；B型超声检查提示胎盘老化并伴有羊水过少等胎盘功能低下表现；胎儿生长迟缓的孕妇并发其他高危因素，且病情严重或合并产科异常者。一般34周左右考虑终止妊娠，不足34周者促胎肺成熟后终止妊娠。

（3）FGR的孕妇没有急慢性胎儿窘迫，脐动脉多普勒超声结果正常，或搏动指数异常但舒张末期血流存在时，可经阴道分娩。剖宫产与否主要根据产科指征而定，单纯的FGR并不是剖宫产指征。若FGR伴有脐动脉舒张末期血流消失或反向，需剖宫产尽快终止妊娠。

4．FGR新生儿的护理　分娩前做好各项急救准备；胎儿娩出后应立即彻底清除呼吸道羊水、胎粪，预防呼吸窘迫综合征，必要时气管插管；注意保暖；及早喂葡萄糖水或开奶，加强喂养。

5．心理护理　保持心态平静、精神愉快。积极治疗各种慢性病，防治妊娠合并症及并发症。解除孕妇对治疗方法不理解而产生的紧张、恐惧心理，护理人员向孕妇及家属讲解有关药物治疗问题，使其主动配合治疗。尤其是经1个疗程治疗后效果不明显者，更需耐心细致地解释以便进行第2个疗程的治疗。

6．健康教育

（1）向孕妇及其家属讲解FGR的病因及临床表现，使他们能做到基本了解病情，能积极配合治疗和护理。

（2）指导孕妇进食高蛋白质、高维生素、富含铁的食物，纠正其不良的生活、饮食习惯。

（3）孕妇学会和了解自我监护和定期产检的重要性，一般从28周开始，自我胎动计数。一旦发现异常，应及时到医院进一步检查，如进行胎心监护或B型超声检查监测，及时发现，及早处理。

（4）做好FGR的预防，包括：①建立健全三级围生期保健网，定期产检，早发现、早诊断、早治疗。②加强宣教，避免接触有害毒物，禁烟酒，注意FGR的诱发因素，积极防治妊娠合并症及并发症。③孕16周行B型超声检查，检测胎儿各种径线，作为胎儿生长发育的基线。发现外因性不均称型FGR，可早诊断、早干预，减少后遗症的发生。④小剂量阿司匹林有抗血小板的作用，可用来预防反复自发的FGR，阿司匹林50 mg口服，每天一次，孕28～30周开始，持续6～8周。

【护理评价】

（1）胎儿生长受限得到改善。

（2）孕妇及家属对本病有所了解，能积极配合治疗。

第三节　胎儿窘迫

胎儿窘迫是指胎儿在子宫内因急性或慢性缺氧危及胎儿健康和生命的综合征。急性胎儿窘迫常发生在分娩期，慢性胎儿窘迫多发生在妊娠晚期，在临产后常表现为急性胎儿窘迫。

胎儿窘迫

子宫胎盘单位提供胎儿氧气及营养，排出二氧化碳和胎儿代谢产物，胎儿对宫内缺氧有一定的代偿能力。分娩时，当子宫胎盘单位功能失代偿时，会导致胎儿缺血缺氧，从而引起胎儿全身血流重新分布，分流至心、脑、肾上腺等重要器官。胎心监护时会出现短暂的、重复的晚期减速或重度变异减速，出现呼吸性酸中毒。如果缺氧持续，则无氧糖酵解增加，发展为代谢性酸中毒，若不解除诱因，可发展为混合性酸中毒，造成胎儿重要器官尤其是脑和心肌的进行性损害，甚至造成严重及永久性损害，如缺血缺氧性脑病，甚至胎死宫内。重度缺氧可导致胎儿呼吸运动加深，羊水吸入，出生后可出现新生儿吸入性肺炎。

【病因】

1.急性胎儿缺氧　多因母胎间血氧运输及交换障碍，或脐带血液循环障碍所致。常见因素有：① 前置胎盘、胎盘早剥；② 脐带异常，如脐带绕颈、脐带真结、脐带扭转、脐带脱垂、脐带血肿、脐带过长或过短、脐带附着于胎膜；③ 母体严重血液循环障碍致胎盘灌注急剧减少，如各种原因导致的休克；④ 缩宫素使用不当，造成过强或不协调宫缩，宫内压长时间超过母血进入绒毛间隙的平均动脉压；⑤ 孕妇应用麻醉剂或镇静剂过量，呼吸受到抑制。

2.慢性胎儿缺氧

（1）妊娠期母体的慢性缺氧使子宫胎盘灌注下降，导致胎儿生长受限，肾血流减少引起羊水过少。常见因素有：① 母体血液含氧量不足，如合并先天性心脏病或伴心功能不全、肺部感染、慢性肺功能不全、哮喘反复发作及重度贫血；② 子宫胎盘血管硬化、狭窄、梗死，使绒毛间隙血液灌注不足，如妊娠期高血压疾病、慢性肾炎、糖尿病、过期妊娠。

（2）胎儿自身因素异常导致胎儿运输及利用氧能力下降。如：胎儿严重的心血管疾病、呼吸系统疾病、胎儿畸形、母儿血型不合、胎儿宫内感染、颅内出血及颅脑损伤。

【护理评估】

1.健康史　了解孕妇的既往疾病史，如高血压、慢性肾炎、心脏病。了解是否有妊娠并发症，如妊娠期高血压疾病、前置胎盘、胎膜早破、羊水过多、多胎妊娠。

2.身体评估

（1）急性胎儿窘迫：主要发生于分娩期。

① 胎心率异常：胎心率的改变是急性胎儿窘迫最明显的临床征象。缺氧早期，胎心率加快＞160次 / 分。缺氧严重时，胎心率减慢＜110次 / 分。

② 羊水胎粪污染：胎儿可在宫内排出胎粪，影响胎粪排出的最主要的因素是孕周，孕周越大羊水胎粪污染的概率越高，某些高危因素也会增加胎粪排出的概率，如妊娠期肝内胆汁淤积症。10% ~ 20% 的分娩中会出现羊水被胎粪污染，羊水中胎粪污染不是胎儿窘迫的征象。出现羊水被胎粪污染时，如果胎

心正常，不需要特殊处理，如果胎心监护异常，存在宫内缺氧情况，会引起胎粪吸入综合征，造成不良胎儿结局。

③胎动异常：初期表现为胎动频繁，继而转弱，胎动减少，进而消失。

④酸中毒：破膜后，检查胎儿头皮血进行血气分析，胎儿头皮血 pH < 7.20（正常值 7.25 ~ 7.35），PO_2 < 10 mmHg（正常值 15 ~ 30 mmHg），PCO_2 > 60 mmHg（正常值 35 ~ 55 mmHg），可诊断酸中毒。

（2）慢性胎儿窘迫：多发生在妊娠晚期。

①胎动减少或消失：胎动减少是胎儿缺氧的重要表现，临床常见胎动消失 24 小时后胎心消失。若胎动计数 ≥ 10 次 /2 小时为正常，< 10 次 /2 小时或减少 50% 者提示胎儿缺氧。

②产前胎儿电子监护异常：胎动时胎心率加速不明显，基线变异频率 < 5 次 / 分，NST 无反应型，OCT 可见晚期或变异减速，提示胎儿窘迫。

③胎盘功能低下：24 小时尿 E_3 值若急骤减少 30% ~ 40%，或于妊娠末期多次测定在 10 mg/24 h 以下，或随意尿雌激素 / 肌酐比值 < 10，提示胎盘功能不良。

3.心理社会支持情况 孕产妇可能因为胎儿生命有危险，而产生焦虑、恐惧、无助感。胎儿不幸死亡的孕产妇，感情上可能会遭受创伤，会经历否认、愤怒、抑郁和接受过程。因此，应评估孕产妇的心理变化、社会支持系统及应对方式。

4.辅助检查 行 NST、OCT、尿 E_3、E/C 比值、胎儿头皮血检查，了解胎盘功能及胎儿宫内状况。急性缺氧早期，胎儿电子监护可出现胎心基线代偿性加快、晚期减速或重度变异减速，随着产程进展，在较强宫缩刺激下，胎心基线下降到 < 110 次 / 分。当胎心基线 < 100 次 / 分，基线变异 ≤ 5 次 / 分，伴频繁晚期减速或重度变异减速时，提示胎儿缺氧严重，胎儿常结局不良，随时可能胎死宫内。

【常见护理诊断 / 问题】

1.气体交换受损（胎儿） 与胎盘功能减退或血流改变有关。
2.焦虑 与危及胎儿安全有关。
3.预感性悲哀 与可能失去胎儿有关。

【护理目标】

1.胎儿宫内缺氧状况改善。
2.孕产妇能够积极应对，焦虑程度减轻。
3.孕产妇能够接受可能失去胎儿的事实。

【护理措施】

1.一般护理 急性胎儿窘迫者，应配合医师采取果断措施，迅速改善缺氧，包括改变体位、吸氧、停止使用缩宫素、抑制宫缩、纠正脱水及低血压，并配合医生迅速查找原因。慢性胎儿缺氧者，嘱孕妇卧床休息，取左侧卧位，给予低流量吸氧，每日 3 次，每次 30 分钟。严密监测胎心变化，每隔 15 ~ 30 分钟听胎心 1 次或给予胎心监护，注意胎动变化，积极配合医生治疗并发症及合并症。促进胎盘供血改善，尽量延长妊娠周数。

2.终止妊娠准备 宫口未开全，估计短时间内不能结束分娩、胎心率 < 110 次 / 分、OCT 出现晚期减速、重度变异减速者，应以剖宫产为宜。若胎头双顶径已达坐骨棘平面以下，应尽快结束分娩。

3.新生儿抢救和复苏准备 稠厚胎粪污染者应在胎头娩出后立即清理上呼吸道，胎儿活力差则要立即气管插管洗净气道后再行正压通气。

4.心理护理 给孕产妇及家属提供病情信息，取得家属配合。对胎儿不幸死亡的孕产妇及其家属，

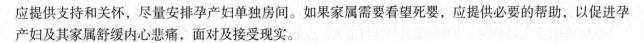

应提供支持和关怀，尽量安排孕产妇单独房间。如果家属需要看望死婴，应提供必要的帮助，以促进孕产妇及其家属舒缓内心悲痛，面对及接受现实。

【护理评价】

1. 胎儿缺氧情况改善，胎心率维持在 110～160 次 / 分。
2. 孕产妇焦虑减轻。
3. 孕妇能够面对胎儿可能有危险的现实。

知识链接 ○·····

电子胎儿监护

电子胎儿监护（EFM）又叫电子胎心率监护，作为一种评估胎儿宫内状态的手段，其目的在于及时发现胎儿宫内缺氧，以便第一时间采取进一步措施。正确解读 EFM 图形对减少新生儿惊厥、降低分娩期围生儿死亡率、减少不必要的阴道助产或剖宫产术等产科干预措施非常重要。对于高危孕妇，EFM 可从妊娠 32 周开始，但具体开始时间和频率应根据孕妇情况及病情进行应用，如病情需要，EFM 最早可从进入围生期（妊娠 28 周）开始。

第四节 死 胎

妊娠 20 周后，胎儿在子宫内死亡，称为死胎。胎儿在分娩过程中死亡称为死产。

【病因】

胎儿死亡多因胎儿严重缺氧引起，常见的原因如下。

1. **胎盘因素** 如前置胎盘、胎盘早剥等。
2. **脐带因素** 脐带过短、打结、绕颈或绕体、脱垂等，影响血液供应，导致胎儿缺氧。
3. **胎儿因素** 如胎儿严重畸形、胎儿生长受限、胎儿宫内感染、严重的遗传性疾病、母儿血型不合等，影响胎儿生长发育，严重者导致胎儿死亡。
4. **母体因素** 母亲患有严重的妊娠并发症或合并症，如妊娠期高血压疾病、糖尿病、慢性肾炎、过期妊娠等；各种原因导致孕妇休克；子宫局部因素，如子宫张力过大或收缩力过强、子宫破裂等，导致胎儿氧供不足，缺氧严重而死亡。另外孕妇吸烟、吸毒、酗酒、过多接触化学工业毒物、放射线及剧毒农药等均有致畸作用或导致死胎。

【护理评估】

1. **健康史** 询问孕妇病史，了解末次月经和早孕反应时间、有无妊娠合并症和并发症、是否有影响胎儿血供的因素存在、近期胎心和胎动情况有无异常。
2. **身体状况** 胎儿死亡后，约 80% 在 2～3 周内能自然娩出。若死胎滞留过久，如超过 3 周，可引起母体凝血功能障碍和 DIC 等。

（1）症状：胎动停止、乳房缩小、胀感消失。胎死时间长者可全身疲乏、食欲不振、腹部下坠，产后大出血或 DIC。

（2）体征：胎心消失，子宫底及腹围缩小，子宫不再继续增大。

3. 心理社会支持情况　孕妇和家属精神打击大，甚至出现过激行为。孕妇因自身健康或行为不当导致胎儿死亡者常内疚自责。

4. 辅助检查

（1）B 型超声检查：诊断死胎最常用、最准确、最方便的方法。结果提示无胎心无胎动。胎儿死亡过久还可出现颅骨重叠、颅板塌陷、胎盘肿胀等。

（2）凝血功能检查：监测凝血功能，若纤维蛋白原 < 1.5 g/L，并伴凝血功能障碍，需积极纠正。

【常见护理诊断 / 问题】

1. 预感性悲哀　与胎儿死亡和害怕引产手术有关。
2. 潜在并发症　产后出血、DIC。

【护理目标】

1. 孕产妇情绪稳定，能配合治疗和护理。
2. 孕产妇未发生并发症。

【护理措施】

确诊死胎后应积极处理，减少对母体的不良影响。非必要情况，一般选择阴道分娩。

1. 一般护理

（1）注意休息，均衡营养，保持体力。

（2）观察孕产妇有无出血倾向，如发现皮肤瘀点、齿龈出血或者注射部位出血时，应及时报告医生进行处理。胎死宫内超过 4 周，DIC 发生机会增多，可引起分娩时的严重出血，应检查凝血功能，并备新鲜血液。

2. 治疗配合　配合医生做好引产前的各项检查，根据孕周、是否为瘢痕子宫、患者有无合并症及并发症等制定个体化的引产方案。死胎分娩原则为尽量经阴道分娩，减小对母体的损伤。做好术前准备，临产后严密观察产程进展和产妇的生命体征，指导产妇正确用力，防止产道损伤，必要时行毁胎术。引产后仔细检查胎儿有无体表畸形和明显的死亡原因，告知产妇及家属查找死胎发生原因的方法，做好产后告知和咨询。

3. 心理护理　同情、理解孕产妇悲伤的心情。避免精神刺激，耐心倾听孕产妇诉说，给予心理疏导，使患者接受现实，配合治疗和护理。

4. 健康教育

（1）病因或诱因的消除：避免接触放射性物质、化学工业毒物，如苯、亚硝胺、铅以及剧毒农药等，从事有毒作业的孕妇，应尽量调换工作；农村孕妇孕期不要喷洒农药。孕早期应尽量少去公共场所，预防病毒感染，增强体质，避免感冒。

（2）孕期保健：坚持规律产检，教会孕妇自数胎动，及时发现异常并第一时间就医。

（3）优生优育指导：再次妊娠要在避孕 3 ~ 6 个月后。明确死胎原因，进行再次妊娠的风险评估，落实优生优育措施，积极治疗孕期合并症和并发症等。

【护理评价】

1. 孕产妇情绪稳定，能配合治疗和护理。

2. 孕产妇平安，未发生并发症。

知识链接 ○‑‑‑

毁胎术

1. 穿颅术　用器械穿破胎儿头颅，排出颅内组织，缩小胎头以利从阴道分娩。主要用于胎儿脑积水、各种头位死胎、臀先露的死胎等。

2. 断头术　主要用于横位死胎无实施内倒转条件者、双头畸形。

3. 除脏术、断臂术　除去死胎腹部、胸部内容物及手臂，使胎儿体积缩小而经阴道取出。

4. 脊柱切断术　将胎儿脊柱切断分离成两部分再先后娩出，适用于忽略性横位死胎或胎头位置较高摸不到胎颈而先露部为腰椎者。

5. 锁骨切断术　切断胎儿锁骨，缩短胎肩峰间径以利于胎儿娩出。

‑‑

第五节　多胎妊娠

多胎妊娠

单卵双胎的
胎膜类型

一次妊娠子宫腔内同时有两个或两个以上胎儿时称为多胎妊娠，以双胎妊娠多见。近年辅助生殖技术广泛开展，多胎妊娠发生率明显增高。多胎妊娠易引起妊娠期高血压疾病、肝内胆汁淤积症、贫血等并发症，属高危妊娠范畴。本节主要讨论双胎妊娠。

【类型及特点】

1. 双卵双胎　两个卵子分别受精形成的双胎妊娠，称为双卵双胎。双卵双胎约占双胎妊娠的 70%，与应用促排卵药物、多胚胎宫腔内移植及遗传因素有关。两个胎儿的遗传基因不完全相同，其性别、血型相同或不相同，但指纹、外貌、精神类型等多种表型不同。胎盘可融合成一个，但多为两个，血液循环各自独立。有两个羊膜腔，中间各有两层羊膜、两层绒毛膜（图 10-1）。

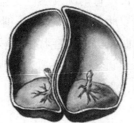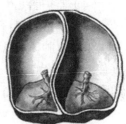

图 10-1　双卵双胎的胎盘及胎膜示意图

2. 单卵双胎　由一个受精卵分裂形成的双胎妊娠，称为单卵双胎。单卵双胎约占双胎妊娠的 30%，形成原因不明。其具有相同的遗传基因，故两个胎儿的性别、血型及外貌等均相同（图 10-2）。

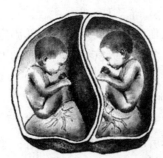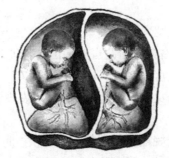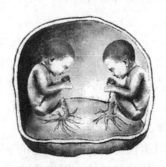

（a）发生在桑葚期前，双绒毛膜囊双羊膜囊　（b）发生在胚泡期，单绒毛膜囊双羊膜囊　（c）发生在羊膜囊已形成期，单绒毛膜囊单羊膜囊

图 10-2　受精卵在发育不同阶段形成单卵双胎妊娠的胎膜类型

【护理评估】

1.健康史　有多胎妊娠家族史，孕前用过促排卵药及接受试管婴儿多胚胎植入治疗。

2.身体评估　早孕反应重，子宫增大与妊娠月份不符，体重增加过多，胎动频繁。孕晚期由于子宫过度膨胀使腹部坠胀感增加，同时膈肌升高，压迫心肺造成呼吸困难。由于静脉回流受阻，下肢及会阴可发生高度水肿甚至伴静脉曲张。中期妊娠后，子宫增大超过相应妊娠月份，腹部可于多处触及小肢体。孕3个月后用多普勒和孕5个月后用胎心听诊器均可听到两个胎心。

3.辅助检查

（1）实验室检查：由于双胎胎盘比单胎大，血绒毛膜促性腺激素（hCG）、人胎盘生乳素（HPL）、甲胎蛋白（AFP）、雌激素、碱性磷酸酶的平均水平及尿雌三醇和雌二醇高于单胎，但这些方法并无诊断价值。

（2）B型超声检查：是诊断双胎的重要辅助手段，它还有鉴别胎儿生长发育，观察胎儿有无畸形及有无羊水过多或羊水过少的功能。

【护理措施】

1.妊娠期护理

（1）增加产前检查的次数，监测宫高、腹围和体重。

（2）注意多休息：尤其是妊娠最后2~3个月，要求卧床休息，防止意外伤害，卧床时最好取左侧卧位，以增加子宫、胎盘的血液供应。休息还可以减轻水肿。

（3）加强营养：进食高蛋白、高维生素食物，尤其注意补充铁、钙、叶酸等，以满足妊娠需要。鼓励孕妇少量多餐以缓解胃部受压导致的不适感。

（4）监护胎儿生长发育情况及胎位变化，定期超声监测。

（5）病情观察：双胎妊娠通常恶心、呕吐等早孕反应较重；妊娠中后期腹部增大明显，体重增加迅速；下肢水肿、静脉曲张等压迫症状出现较早且明显；妊娠晚期常有呼吸困难，活动不便。孕妇感觉极度疲劳和腰背疼痛，自诉多处有胎动。双胎妊娠孕妇易并发贫血、妊娠高血压、妊娠肝内胆汁淤积症、羊水过多、胎盘早剥、产后出血等症。

2.分娩期护理

（1）终止妊娠的指征：合并急性羊水过多，压迫症状明显，呼吸困难，严重不适；妊娠期出现严重并发症，不允许继续妊娠者；胎儿畸形；已到预产期尚未临产，胎盘功能减退者。

（2）保证产妇有足够睡眠与食物摄入量。

（3）多数双胎妊娠能经阴道分娩。注意严密观察产程进展和胎心变化，若有宫缩乏力与产程延长的情况，应及时处理。助产者与助手需密切配合，高度关注，防止胎头交锁导致难产，必要时采用阴道助产术。

（4）第一胎儿娩出后，胎盘侧脐带必须立即夹紧，以防第二胎儿失血，同时助手应在腹部固定第二胎儿保持纵产式；通常等待20分钟左右第二胎儿自然娩出，若等待15分钟仍无宫缩，则可协助人工破膜或遵医嘱静脉滴注低浓度缩宫素促进宫缩。

（5）产程中应严密观察胎心、宫缩及阴道流血情况，及时发现脐带脱垂或胎盘早剥等症。

3.产褥期护理

（1）预防产后出血：无论是阴道分娩还是剖宫产，均需积极防止产后出血。临产时应备血；胎儿娩出前开放静脉通道，做好输液、输血准备；第二胎儿娩出后立即肌内注射或静脉滴注缩宫素，并维持作用至2小时以上。腹部放置沙袋，并以腹带裹紧腹部，防止腹压骤降引起休克，产后严密观察子宫收缩及阴道流血情况，发现异常及时处理。

（2）若系早产，产后加强对早产儿的观察与护理。

4.心理护理　帮助双胎妊娠孕妇完成两次角色的转变，接受一次即成为两个孩子母亲的事实。告知双胎妊娠的相关知识，使其认识双胎妊娠属于高危妊娠范畴，但不必过分担忧母儿的安危，保持良好的心理状态，积极配合治疗对安全度过妊娠分娩期有着重要的意义。指导家属给予心理及生活照料等多方支持。

5.健康指导　孕期应指导孕妇注意休息、加强营养、重视产前检查。指导产妇注意阴道流血量和子宫复旧情况，识别产后出血、感染等异常情况；指导正确进行母乳喂养及新生儿日常观察、护理；选择有效的避孕措施。

知识链接 ○···

双胎妊娠的孕期监护及处理

问题：卧床休息可以减少双胎妊娠早产发生吗？

【专家观点或推荐】没有证据表明卧床休息和住院观察可以改善双胎妊娠的结局（推荐等级A）。

问题：双胎的胎方位影响分娩方式选择吗？

【专家观点或推荐】双绒毛膜双胎、第一个胎儿为头先露的孕妇，在充分知情同意的基础上可以考虑阴道分娩（推荐等级B）。

第六节　新生儿窒息

新生儿窒息是新生儿出生后1分钟，仅有心跳而无呼吸或未建立规律呼吸的缺氧状态，危及新生儿的健康和生命，是新生儿伤残和死亡的主要原因之一，应积极预防和抢救，以降低新生儿死亡率，预防远期并发症。

【护理评估】

1.健康史

（1）了解是否存在胎儿窘迫的高危因素

1）产妇孕期有无全身性疾病，如糖尿病，心、肾疾病，严重贫血和急性传染病等；有无妊娠期高血压疾病，前置胎盘，胎盘早剥、胎盘功能不足或多胎妊娠等。

2）产妇孕期是否吸毒、吸烟或被动吸烟等，产妇年龄是否超过35岁或小于18岁。

3）胎儿有无脐带绕颈或过长等。

（2）有无呼吸中枢损伤或抑制：了解产程中麻醉剂、镇痛剂和催产素的使用情况；了解分娩时是否使用高位产钳臀位牵引术，有无胎头吸引不顺利等情况。

（3）有无呼吸道阻塞及气体交换障碍：了解有无羊水或胎粪吸入史；新生儿是否有畸形，如肺膨胀不全、先天性心脏病等；是否早产儿、小于胎龄儿及宫内感染等。

2.身体状况

（1）青紫窒息（轻度）：新生儿全身及面部皮肤青紫色；呼吸不规律或表浅；心跳强有力但心率减慢（80~100次/分）；对外界刺激有反应；肌张力好；四肢稍屈；喉反射存在。Apgar评分4~7分，如抢救不及时，可转为重度。

（2）苍白窒息（重度）：新生儿全身及面部皮肤苍白，仅口唇青紫色；无呼吸或仅有微弱喘息样呼吸；心跳不规则、弱且心率慢（＜80次/分）；对外界刺激无反应；肌张力松弛；喉反射消失。Apgar评分0~3分，若抢救不及时可致死亡。

3.心理社会支持情况　产妇焦虑、悲伤、害怕失去自己的孩子，又担心孩子因为缺氧留有后遗症，急切询问孩子的情况，暂时忘记分娩疼痛和切口的疼痛。

【常见护理诊断/问题】

1.气体交换受损　与新生儿呼吸道吸入羊水、黏液有关。

2.有受伤的危险　与新生儿脑缺氧和抢救操作有关。

3.预感性悲哀（家长）　与新生儿可能死亡有关。

【护理目标】

1.新生儿气体交换正常。

2.新生儿无脑缺氧发生。

3.母亲情绪稳定。

【护理措施】

新生儿窒息复苏，必须分秒必争，可由产科、儿科及麻醉科医师合作进行。采用ABCDE复苏方案，前三项最为重要，其中A是根本，通气是关键。复苏的步骤如下：

1.恢复气体交换，配合医生进行新生儿窒息复苏。

（1）将窒息的新生儿置于预热的自控开放式抢救台上，注意保暖，保持腹壁温度36.5 ℃、肛温36.5~37 ℃，用温热毛巾揩干头部及全身羊水，以减少散热；摆好体位，肩部以布卷垫高2~3 cm，使颈部轻微仰伸（必须在30秒内完成），然后进行复苏。

（2）清理呼吸道（Air way）：若羊水清或稍浑，立即将口腔和鼻腔的黏液清理干净。先吸口腔，后吸鼻腔，因鼻腔较敏感，受刺激后易触发呼吸。在胎肩娩出前即开始挤压口腔和鼻腔内的羊水和黏液，如羊水混有较多胎粪，在胎儿娩出后，接生者双手紧抱其胸部，复苏者应立即气管插管，吸净气道内的胎粪，然后再建立呼吸。

（3）建立呼吸（Breathing）：主要包括刺激呼吸、人工呼吸和正压通气。

1）刺激呼吸：清理呼吸道后轻轻拍打或弹足底2~3次，或沿长轴快速摩擦腰背皮肤2~3次，如出现正常呼吸，心率＞100次/分，肤色红润可继续观察，切忌粗暴拍打。

2）人工呼吸：①口对口人工呼吸：将纱布折成2~4层置患儿口上，操作者一手托患儿颈部，使头颈充分伸展，一手轻压上腹防气体吹入胃内。吹入气体后可见胸部微微隆起，放在腹部的手可轻压胸部，以协助排气，如此重复操作。吹气的频率为20~30次/分。切勿用力过猛，以免引起气胸。口对口人工呼吸抢救3~5分钟仍不出现自主呼吸者，应再给予呼吸兴奋剂。②托背法：将新生儿平卧，一手托稳新生儿背部慢慢抬起，使得胸部上挺，脊柱极度伸展，再慢慢放平，每5~10秒钟重复一次。

3）正压通气：刺激呼吸后无规律呼吸建立或心率＜100次/分，应用面罩正压通气，通气频率40~60次/分，吸呼比1:2，压力20~40 cmH_2O，即可见胸廓扩张和听诊呼吸音正常为宜。面罩正压通气30秒后，如无规律呼吸或心率＜100次/分，需进行气管插管、复苏气囊正压通气，其频率、吸呼比及压力同面罩正压通气。

（4）恢复正常循环（Circulation）：如气管插管正压通气30秒后，心率＜60次/分或心率在60~

80次／分不再增加，立即在继续正压通气的条件下，同时进行胸外心脏按压。方法是新生儿仰卧，用示指、中指有节奏地按压胸骨中下1/3处，频率为20次／分（每按压3次，正压通气1次），按压深度为1.5～2 cm，也不宜用力过大以免损伤，按压或抬起过程中，示指、中指指端不能离开胸骨按压部位。心率80次／分或以上停止按压。

（5）药物（Drug）治疗：药物治疗目的是改善心脏功能、增加组织灌注量和恢复酸碱平衡。遵医嘱给予1：10000肾上腺素0.1～0.3 mL/kg、碳酸氢钠每次2～3 mL/kg。对呼吸、心功能不全及循环衰竭者应给予相应措施。

（6）评价（Evaluation）：随时Apgar评分评价复苏情况，并作为继续抢救措施制订的依据。

2. 预防受伤

（1）保暖：在整个窒息抢救过程中注意保暖，不可因为寒冷造成新的损伤。

（2）避免操作损伤：抢救过程中动作应稳、准、轻，力度适中。

（3）复苏后护理：患儿暂时不宜沐浴，延迟哺乳。随时Apgar评分，评价复苏效果。监测皮肤颜色、体温、呼吸、心率、尿量、血气、血糖和电解质等。如并发症严重，需转运到ICU治疗，转运中需注意保温、监护生命指征和予以必要的治疗。

3. 心理护理　加强与产妇的沟通，观察其情绪变化，引导产妇说出内心的感受，陪伴并及时给予帮助和支持。讲解新生儿窒息及后续护理的相关知识，使其配合治疗和护理。对于新生儿不幸死亡的夫妇，陪伴、安慰、理解、提供支持和关怀，助其接受并度过悲哀期。

4. 健康指导

（1）教会产妇及其家属观察新生儿的变化，如面色、呼吸、哭声、大小便等有异常应及时就诊；观察智力、听力、四肢活动等，防后遗症发生。

（2）定期产前检查，及时纠正胎儿窘迫；避免应用对新生儿呼吸中枢有抑制的药物；提倡科学接生。

【护理评价】

1. 新生儿气体交换正常。

2. 新生儿无受伤。

3. 产妇情绪稳定。

第七节　新生儿产伤

产伤是指在分娩过程中，因机械性因素或缺氧对胎儿或新生儿造成的损伤。临床上多数是难产致产程延长、产科手术或分娩处理不当引起的损伤。因此产科工作者应该提高产科质量与技术，加强责任心，避免产伤发生。

新生儿产伤

一、颅内出血

【护理评估】

1. 健康史　了解产妇有无产程延长，分娩是否困难，有无阴道手术助产如胎头吸引术产钳术、臀位助产术等，有无胎儿窘迫、新生儿窒息发生，了解新生儿是否为巨大儿、早产儿等。

2. 身体状况　检查发现患儿面色苍白、口唇青紫、呼吸快而不规则，有时囟门膨出，颈部强直、局部瘫痪、肌张力减低、瞳孔大小不等或有斜视、眼球震颤及眼睑下垂等。病情发展经过三个阶段。

（1）窒息：多数新生儿出生后就有不同程度的窒息或呼吸障碍，阵发性青紫，主要以苍白窒息为特征。

（2）兴奋期：新生儿窒息经过复苏后数小时，出现呕吐、高声尖叫、呼吸不规则（缓慢或暂停）、吸吮吞咽反射消失，继之出现阵发性或强直性痉挛，并伴有斜视、眼球震颤、眼睑下垂、囟门饱满、项强、膝反射及浅反射均亢进。

（3）抑制期：若病情继续加重，则由兴奋转入抑制。但某些严重出血者，出生时呈苍白窒息，不出现兴奋期，呈嗜睡状态，甚至昏迷、不食、肌肉瘫痪、呼吸变慢、心音弱而不规则、肢冷、深及浅反射消失。重者在昏迷期死亡。

3.心理社会支持情况　产妇及其家属因担心患儿神经系统预后不良而恐惧、焦虑，家庭经济状况不良者更是表现出无助。

4.辅助检查　脑脊液检查，影像学检查，可用 B 超、CT 或 MRI 等检查出血的部位、范围及出血量。

5.处理要点　镇静止痉，降低颅内压，控制出血，对症治疗。

【常见护理诊断/问题】

1.潜在并发症　颅内压增高。

2.有窒息的危险　与呼吸中枢受损、惊厥、昏迷有关。

3.营养失调　与摄入量不足有关。

4.恐惧（家长）　与新生儿预后不良有关。

【护理措施】

1.降低颅内压

（1）严密观察患儿的生命体征、神志、呼吸型态、瞳孔变化、肌张力及原始反射等，及时清理呼吸道，注意避免如被子、奶瓶等压迫呼吸而造成窒息。仔细观察有无惊厥及其性质、持续时间，发现异常及时通知医生。

（2）绝对静卧并抬高头部 15°～30°，必要时取侧卧，注意头颈保持一致，避免压迫颈动脉。

（3）遵医嘱使用呋塞米，严重者可加 20% 甘露醇静滴。

2.避免窒息

（1）镇静止痉：患儿惊厥，可遵医嘱使用镇静药，首选苯巴比妥钠，如果未能控制可加用地西泮或水合氯醛等。

（2）减少出血：遵医嘱给予止血药或血浆，必要时扩容纠正酸中毒。护理和治疗集中进行，静脉穿刺使用留置针，减少患儿的移动和刺激。

（3）根据患儿缺氧的情况给予氧疗，控制给氧的浓度和时间，注意给氧的方式。

3.保证热量的供给　每日总液量应满足机体的基本需要，由于患儿多有脑水肿，因此要注意控制输液总量和速度。如病情稳定，可让患儿自行吸吮或滴管或鼻饲，不能抱起喂奶以免加重脑出血。治疗中注意保暖。

4.心理护理　随时与产妇家属联系告知患儿病情变化，并做好解释工作，通告抢救结果及可能的预后，安慰家属，使其积极配合医护工作。

5.健康指导

（1）重视孕期检查；告知孕妇定期产前检查，及时诊治异常，降低胎儿缺氧、难产的发生率。

（2）指导患儿家长认识脑出血患儿后遗症的表现，指导患儿家长做好智力开发和肢体功能训练。

二、头颅血肿

头颅血肿是分娩时新生儿颅骨骨膜下血管破裂，血液积留在骨膜下所致。

【护理评估】

1.健康史 了解产程有无延长、分娩是否困难，有无阴道手术助产，新生儿胎龄及大小等。

2.身体状况 头颅血肿，血肿外覆盖的头皮颜色不变，血肿下的颅骨一般无明显骨折。头颅血肿应与胎头水肿鉴别（表10-1）。

表 10-1 头颅血肿与胎头水肿的鉴别

项目	头颅血肿	胎头水肿
部位	顶骨骨膜下	先露部皮下组织
范围	不越过骨缝	不受骨缝限制
出现时间	产后 2~3 天最大	娩出时存在
消退时间	产后 3~8 周	产后 2~3 天
局部特点	波动感	凹陷性水肿

3.心理社会支持情况 患儿家属焦虑及担心患儿智力是否受影响等。

4.处理要点 保持患儿安静，止血，禁止按揉或血肿内穿刺。

【常见护理诊断/问题】

1.潜在并发症 贫血、休克。

2.焦虑（家长） 与担心患儿智力发育有关。

【护理措施】

1.防治并发症

（1）保持患儿安静，避免搬动患儿和增加刺激。

（2）注意观察患儿的生命体征、皮肤颜色、意识、肌张力外，还应注意血肿有无吸收或范围扩大。

（3）保持呼吸道通畅，及时清理呼吸道分泌物，必要时吸氧。

（4）较大血肿嘱给予热敷或血肿内穿刺。

2.消除家长顾虑 及时告知家长患儿病情及治疗效果，安慰家长，增加其信心，使其积极配合医护工作。

3.健康指导 介绍头颅血肿护理的相关知识，指导家长学会护理技巧，学会观察患儿病情。

三、臂丛神经损伤

【护理评估】

1.健康史 多由肩位分娩时旋转或牵引肩，或头位分娩时因胎肩娩出困难而过度牵拉胎头，引起臂丛神轻损伤。因此，应详细了解分娩助产的经过，了解新生儿大小，了解患儿肢体活动情况。

2.身体状况 患儿表现为上臂活动减少，患肢下垂、上臂靠胸内，肘部不能弯曲，可伴有前臂小肌群瘫痪。有时于骨折的同时发生臂丛神经产伤，易被漏诊。

3.心理社会支持情况　患儿家长担心损伤的上臂能否正常活动，是否会遗留肌肉萎缩等病症。

4.处理要点　患肢康复锻炼。

【护理诊断/问题】

1.肢体活动障碍　与患肢神经损伤造成运动障碍有关。

2.焦虑（家长）　与担心患肢是否会留下残疾有关。

【护理措施】

1.患肢功能锻炼

（1）臂丛神经损伤：患儿保持患肢呈松弛状态，即患臂置于外展、外旋、肘部屈曲位。1周后开始作按摩及被动运动，以防肌肉萎缩。

（2）如有面神经损伤，遵医嘱给予支持性治疗。

2.消除焦虑　加强与家长的沟通，及时汇报患儿的病情变化及治疗效果，帮助家长树立治愈信心，让其了解配合治疗的重要性，消除顾虑。

3.健康指导

（1）耐心教会家长保护患儿的患肢，以及被动运动的方法，争取患儿康复。避免不良评议，以免刺激家长。

（2）确评胎儿大小、胎位，科学接生，避免难产发生。

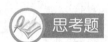 思考题

1.赵女士，28岁，G_1P_0，孕39周，臀位助娩一女婴，胎儿娩出后哭声微弱，呼吸喘息样，面色苍白仅口唇青紫，四肢活动弱。查体：喉反射消失，心率86次/分，新生儿体重3600 g，1分钟Apgar评分3分。

请思考：

（1）该新生儿的主要护理问题是什么？

（2）护士如何配合医生的救治工作？

2.刘女士，32岁，初产妇，妊娠21周，下腹膨隆不明显，宫底高度在脐下2横指处，尚未自觉有胎动。否认有腹痛、阴道流血史。

请思考：

（1）如何判断胎儿的健康状况？

（2）该孕妇的护理诊断是什么？

第十一章

胎儿附属物异常者的护理

● **知识目标：**

1.掌握胎儿附属物异常的概念、护理评估、护理诊断及护理措施。

2.熟悉胎儿附属物异常的病因、病理生理、分类及辅助检查。

● **能力目标：**

能运用所学知识对胎儿附属物异常的妇女进行护理及健康指导。

● **素质目标：**

具有较强的责任心和团队协作意识，善于与患者沟通、交流，对待患者和工作耐心细致。

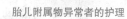

胎儿附属物异常者的护理

案例导入

孕妇，30岁，妊娠37周，清晨睡醒时发现阴道流血急诊入院。体检：BP 80/55 mmHg，脉搏120次/分，胎心160次/分，阴道少量活动性出血。

请思考：

1.该患者可能的医疗诊断是什么？

2.为明确诊断应做何种检查？

3.应采取哪些护理措施？

第一节　前置胎盘

妊娠28周后若胎盘附着于子宫下段，下缘达到或覆盖宫颈内口，位置低于胎儿先露部，称为前置胎盘。前置胎盘是妊娠晚期的严重并发症，也是妊娠晚期阴道出血最常见的原因，若处理不当可危及母儿生命。其发病率国外报道为0.3%~0.5%，国内报道为0.24%~1.57%。

【病因】

1.子宫内膜病变与损伤　子宫内膜损伤是前置胎盘的常见因素。损伤引起子宫内膜病变，再次受孕时子宫蜕膜血管形成不良而胎盘供血不足，致使胎盘面积增大延伸至子宫下段。辅助生殖技术促排卵药物改变了体内性激素水平，使子宫内膜与胚胎发育不同步等，亦可导致前置胎盘的发生。因此，需了解孕妇的孕产史、产次及既往分娩情况；有无子宫内膜病变与损伤史，如剖宫产史、人工流产史、子宫内膜炎及辅助生育治疗史。

2.胎盘异常　多胎妊娠或巨大儿时胎盘面积过大；或副胎盘、大而薄的膜状胎盘扩展到子宫下段，均可发生前置胎盘。

3. 受精卵滋养层发育迟缓　受精卵到达子宫腔，而滋养层尚未发育到可以着床的阶段，受精卵继续向下游，着床于子宫下段发育成前置胎盘。

【类型】

前置胎盘类型变化

依据胎盘下缘与子宫颈内口的关系，前置胎盘分为下列四种类型：

1. 完全性前置胎盘　又称中央性前置胎盘，胎盘组织完全覆盖子宫颈内口。

2. 部分性前置胎盘　胎盘部分覆盖子宫颈内口。

3. 边缘性前置胎盘　胎盘附着于子宫下段，胎盘边缘到达但未覆盖子宫颈内口。

4. 低置胎盘　胎盘附着于子宫下段，边缘距宫颈内口 < 2 cm。

胎盘边缘与子宫颈内口的关系随着子宫下段的形成、子宫颈的消失和子宫颈口的扩张而改变，通常按处理前最后一次检查结果决定分类（图 11-1）。

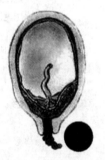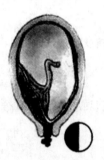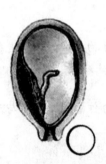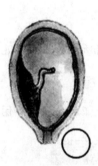

（a）完全性前置胎盘　　　（b）部分性前置胎盘　　　（c）边缘性前置胎盘　　　（d）低置胎盘

图 11-1　前置胎盘的类型

既往有剖宫产史或子宫肌瘤剔除术史，此次妊娠为前置胎盘，胎盘附着于原手术瘢痕部位者，发生胎盘粘连、植入和致命性大出血的风险高，称之为凶险性前置胎盘。

【护理评估】

1. 健康史　评估患者有无相关因素。

2. 身体评估

（1）症状：妊娠晚期或临产时突发无诱因、无痛性反复阴道出血为前置胎盘的典型症状。阴道流血时间的早晚、反复发作的次数、流血量的多少与前置胎盘的类型有关。完全性前置胎盘初次出血时间早，出血次数频繁，量较多。边缘性前置胎盘初次出血时间较晚，多于妊娠晚期或临产后，量也较少。部分性前置胎盘的出血情况介于两者之间。

（2）贫血、休克：由于反复或大量阴道流血，患者可出现贫血，贫血与出血量成正比，出血严重者可发生休克。

（3）腹部检查：子宫软，无压痛，轮廓清楚，大小与孕周相符。胎先露高浮，1/3 并发胎位异常，以臀先露多见。

3. 对母儿的影响

（1）对母亲的影响：子宫下段蜕膜发育不良，胎盘绒毛穿透底蜕膜，侵入子宫肌层，发生植入性胎盘；由于子宫下段收缩力差，局部血窦不易闭合以及植入性胎盘导致胎盘剥离不全均易引发产后出血；胎盘剥离面靠近宫颈口，细菌易经阴道上行入侵，加之产妇出血过多导致体质虚弱，抵抗力下降，易引发产后感染。

（2）对胎儿的影响：反复或大量阴道流血使胎儿宫内缺氧，发生窘迫；因病情需要提前终止妊娠使早产率增加，而早产儿生存能力低下，导致合并症、并发症发生率高，围生儿死亡率亦高。

4. 心理社会支持情况　评估孕妇有无焦虑、恐惧，及对阴道流血不知所措等心理；评估孕妇有无担心胎儿安危而表现出沮丧、郁闷、烦躁不安等情绪；评估家属有无紧张、烦躁不安等情绪。

5. 辅助检查

（1）超声检查：根据胎盘下缘与子宫颈内口的关系确定前置胎盘的类型。阴道超声检查优于腹部超声检查。

（2）磁共振检查：合并胎盘植入者，可选择磁共振检查，以了解胎盘植入子宫肌层的深度。对凶险性前置胎盘的诊断更有帮助。

（3）产后检查胎盘与胎膜：胎盘前置部分可见陈旧性血块附着，呈黑紫色或暗红色，且胎膜破口处距胎盘边缘＜7 cm，则前置胎盘诊断可成立。

【护理诊断／问题】

1. 有感染的危险　与胎盘剥离面靠近宫颈口，细菌易经阴道上行感染及贫血有关。
2. 有胎儿受伤的危险　阴道大量出血，可发生胎儿宫内窘迫，甚至死亡。
3. 潜在并发症　出血性休克、产后出血。

【护理目标】

1. 接受期待治疗者贫血得以控制，维持妊娠更接近足月。
2. 产妇产后未发生产后出血及产后感染。
3. 母儿顺利度过分娩期。

【护理措施】

1. 终止妊娠孕妇的护理

（1）适用于孕妇反复发生出血甚至休克者及胎龄≥36周者或胎龄未达36周而出现胎儿窘迫征象者。

（2）监测母儿生命体征，立即开放静脉通道，配血，做好输血准备。

（3）抢救休克的同时，做好术前准备。剖宫产术既能在短时间内娩出胎儿，又能迅速止血，是处理前置胎盘的主要手段。

（4）胎儿娩出后及早使用宫缩剂，以防产后出血，严密观察生命体征及阴道流血情况，发现异常及时报告医师处理。

（5）产褥期做好会阴护理，及时更换会阴垫，保持会阴部清洁、干燥。

2. 期待疗法孕妇的护理

（1）适用于全身情况良好、胎儿存活、孕周＜34周或估计胎儿体重＜2000 g、阴道流血量不多的孕妇。在保证孕妇安全的前提下，尽可能延长胎龄，以提高胎儿存活率。

（2）严密观察并记录生命体征，遵医嘱及时完成各项实验室检测环节及治疗；观察阴道流血的时间、出血量，发现异常及时报告医师处理。

（3）给予孕妇定时间断吸氧，每日3次，每次30分钟，以提高胎儿血氧供应；注意胎心变化，指导孕妇自测胎动。

（4）孕35周前有早产风险者，遵医嘱给予糖皮质激素促胎肺成熟治疗。

（5）绝对卧床休息，以左侧卧位为佳，避免剧烈活动，阴道出血停止后可轻微活动；禁止阴道检查及肛查，以减少出血机会；避免便秘及腹泻，以防诱发宫缩。

（6）纠正贫血，多食高蛋白及含铁丰富的食物，口服硫酸亚铁，必要时输血。

3.心理护理　向孕妇讲述前置胎盘的有关知识，耐心解答她们的提问，让其感到被关心和照顾；鼓励亲属陪伴，给予孕妇心理支持和安慰。

【护理评价】

1. 接受期待治疗者胎龄接近或达到足月分娩。

2. 产妇未发生产后出血及产后感染。

【健康指导】

指导孕妇定期产前检查，做到早发现、早处理；向患者讲解前置胎盘的相关知识，告知妊娠晚期若有阴道流血，及时就医。

第二节　胎盘早期剥离

胎盘早期剥离

妊娠 20 周以后或分娩期，正常位置的胎盘在胎儿娩出前，部分或全部从子宫壁剥离，称为胎盘早剥。胎盘早剥是妊娠晚期的一种严重并发症，起病急、进展快，若处理不及时，可危及母儿生命。其发病率约为 1%。

【病因】

1.血管病变　妊娠合并妊娠期高血压疾病、慢性高血压、慢性肾脏疾病或全身血管病变时，底蜕膜螺旋小动脉痉挛或硬化，引起远端毛细血管缺血坏死以致破裂出血，血液流至底蜕膜层与胎盘之间形成血肿，致胎盘自子宫壁剥离；妊娠中晚期或临产后，妊娠子宫压迫下腔静脉，回心血量减少，血压下降，子宫静脉淤血，静脉压突然升高，蜕膜静脉床淤血或破裂，形成胎盘后血肿，导致胎盘自子宫壁剥离。

2.机械性因素　外伤尤其腹部受到挤压或撞击，脐带过短（＜ 30 cm）或因脐带绕颈、绕体相对过短，分娩过程中胎儿下降牵拉脐带，羊膜腔穿刺刺破前壁胎盘附着处血管，均可导致胎盘后血肿引起胎盘剥离。

3.宫腔内压力骤然下降　妊娠足月前胎膜早破、双胎妊娠的第一胎儿娩出过快、羊水过多、人工破膜后羊水流出过快等导致宫腔内压力骤减，子宫骤然收缩，胎盘与子宫壁错位而剥离。

4.其他高危因素　如孕妇高龄、经产妇、吸烟、吸毒、孕妇代谢异常、有血栓形成倾向、子宫肌瘤。有胎盘早剥史者再次发生的风险比无胎盘早剥史者高 10 倍。

【病理】

胎盘早剥时的主要病理变化为底蜕膜出血，继而形成血肿，使胎盘自附着处剥离（图 11-2）。底蜕膜出血量少时，出血较快停止，多无明显的临床表现。继续出血，形成胎盘后血肿，若血液冲破胎盘边缘沿胎膜与子宫壁间经宫颈向外流出，形成阴道流血，即为显性剥离或外出血；若胎盘边缘仍附着于子宫壁或由于胎先露部固定于骨盆入口，使血液积聚于胎盘与子宫壁之间，无阴道流血，即为隐性剥离或内出血；当内出血逐渐增多，胎盘后血肿越积越大，血液也可冲开胎盘边缘与胎膜，向宫颈外流出，形成混合性出血。偶有出血穿破胎膜溢入羊水中，可形成血性羊水。

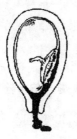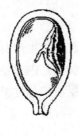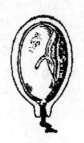

（a）显性剥离　　　　（b）隐性剥离　　　　（c）混合性出血

图 11-2　胎盘早期剥离的类型

子宫胎盘卒中

　　胎盘早剥内出血严重时，血液浸入子宫肌层，引起肌纤维分离、断裂甚至变性，当血液渗透至浆膜层时，子宫表面呈现紫蓝色瘀斑，称为子宫胎盘卒中。子宫肌层由于血液浸润，收缩力减弱，造成产后出血。严重的胎盘早剥导致大量的组织凝血活酶从剥离处进入母体血液循环，可引发弥散性血管内凝血（DIC）等一系列并发症。

【护理评估】

　　1. 健康史　评估患者有无可能的相关因素。

　　2. 身体评估

　　（1）根据剥离面大小及剥离部位的位置评估胎盘早剥的严重程度：剥离面小于 1/3，以外出血为主者为轻型；胎盘剥离面超过 1/3，伴有较大的胎盘后血肿，常为内出血或混合性出血者属于重型。

　　（2）临床表现

　　① 腹痛：胎盘早剥的临床特点是妊娠晚期突发性腹部持续性疼痛。轻型胎盘早剥者疼痛轻微或无腹痛。重型胎盘早剥者主要症状为妊娠晚期或临产时突然发生的持续性腹痛、腰酸或腰背痛，疼痛程度与胎盘后积血多少呈正相关。严重时出现恶心、呕吐、面色苍白、四肢湿冷、脉搏细速及血压下降等休克症状。

　　② 阴道流血：与前置胎盘不同，胎盘早剥的阴道流血多为有痛性，阴道流血量依早剥类型而不同，出血量与贫血程度不相符合。

　　③ 子宫强直性收缩：主要见于重型胎盘早剥。腹部检查可见子宫硬如板状，有压痛，以胎盘附着处最明显；子宫大于妊娠周数，宫底因胎盘后血肿增大而升高。子宫多处于高张状态，宫缩间歇期亦不能松弛，胎位因此触不清。若胎盘剥离面积超过 1/2，则胎儿因缺氧死亡而胎心消失。轻型胎盘早剥者子宫软，宫缩可有间歇期，腹部压痛不明显或仅局部压痛。

　　④ 出血倾向：重型胎盘早剥尤其是胎死宫内的患者可能发生弥散性血管内凝血。临床表现为子宫出血不凝，皮下、黏膜或注射部位出血，有时可发生血尿、咯血及消化道出血。

　　3. 并发症　重型胎盘早剥可引发胎儿宫内死亡、子宫胎盘卒中、弥散性血管内凝血（DIC）、产后大出血、急性肾功能衰竭、羊水栓塞。

　　4. 对母儿的影响　剖宫产、贫血、产后出血、DIC 发生率均升高；胎儿急性缺氧的概率、新生儿窒息率、早产率、胎儿宫内死亡率、围产儿死亡率均明显上升，还可遗留新生儿神经系统发育缺陷。

　　5. 心理社会支持情况　因胎盘早剥病情危急，孕妇及家属常表现为高度紧张和恐惧，对病情不理解。

　　6. 辅助检查

　　（1）超声检查：可协助了解胎盘的部位及胎盘早剥的类型，明确胎儿大小及存活情况。子宫与胎盘间有液性暗区，提示胎盘后血肿。

　　（2）胎心电子监护：协助判断胎儿宫内情况。

　　（3）血液检查：了解贫血程度及凝血功能；重症患者检查肾功能、二氧化碳结合力；必要时进行 DIC 筛选试验。

【护理诊断 / 问题】

1. 恐惧　与胎盘早剥起病急、进展快，危及母儿生命有关。

2. 有受伤的危险　胎盘剥离面积大可导致胎儿宫内窘迫，死产。

3. 潜在并发症　产后出血、弥散性血管内凝血、急性肾功能衰竭、羊水栓塞。

【护理目标】

1. 接受期待治疗者贫血得以控制，维持妊娠更接近足月。

2. 产妇未发生凝血功能障碍、产后出血及急性肾功能衰竭等并发症。

【护理措施】

1. 纠正休克　迅速开放静脉，积极补充血容量及凝血因子，及时输新鲜血液。

2. 观察病情　严密监测孕妇生命体征；观察阴道出血情况；监测宫底高度，有无压痛、宫缩，有无皮下、黏膜或注射部位、子宫出血不凝等凝血功能障碍表现，有无少尿、无尿等急性肾衰竭表现；同时密切监测胎儿宫内状态。一旦发现异常情况，及时报告医师并配合处理。

3. 终止妊娠准备　一旦确诊，及时终止妊娠。依据孕妇一般情况，胎盘早剥类型、出血量多少决定分娩方式，做好相应的配合与新生儿抢救的准备。

4. 协助医生处理并发症

（1）产后出血：及时给予宫缩剂、按摩子宫等方法控制出血，必要时遵医嘱做好切除子宫的术前准备。未发生产后出血者，仍应加强生命体征观察，预防晚期产后出血。

（2）凝血功能障碍：协助医生迅速终止妊娠，同时遵医嘱给药纠正凝血功能障碍。

（3）肾功能衰竭：若患者尿量 < 30 mL/h 或无尿，提示血容量不足，遵医嘱及时补充血容量；若尿量 < 17 mL/h，在血容量已补足的情况下，遵医嘱给予呋塞米静脉推注，必要时遵医嘱重复用药。注意维持电解质及酸碱平衡。出现尿毒症时，应及时行血液透析治疗。

5. 心理护理　快速、积极的抢救和护理的同时，向患者及家属讲述胎盘早剥的相关知识，给予心理上的支持，使其能有效配合各项急救治疗及护理。

【护理评价】

1. 母亲分娩顺利，新生儿平安出生。

2. 患者未发生并发症。

【健康指导】

嘱孕妇定期产前检查；告知预防并及时治疗妊娠高血压、慢性高血压、慢性肾病；告知避免仰卧位及腹部外伤；告知加强营养、纠正贫血及保持会阴清洁、防止感染的方法；指导母乳喂养或退乳。

第三节　胎膜早破

胎膜早破是指在临产前胎膜自然破裂。胎膜早破是分娩期常见的并发症，占分娩总数的 2.7% ~ 17%，是引起早产、脐带脱垂及母儿感染的常见原因之一。

胎膜早破

【病因】

导致胎膜早破的因素很多，目前认为主要与生殖道病原微生物上行感染、羊膜腔内压力增高、胎膜受力不均、营养缺乏及宫颈内口松弛等有关。

胎膜早破时孕妇多突感较多液体从阴道流出，而无腹痛等产兆。其处理取决于胎龄及是否存在宫内感染、胎儿窘迫等临床征象。

【护理评估】

1. 健康史　了解妊娠期诱发胎膜早破的病史，如是否有创伤史、妊娠后期性交史、妊娠期羊水过多的病史等。确定胎膜破裂的时间及妊娠周数、是否存在感染等征象。

2. 身体评估

（1）症状：孕妇突感有较多液体从阴道流出，不能控制，时断时续，咳嗽、打喷嚏、负重等腹压增加时液体流量可增多。

（2）体征：行肛诊检查，触不到前羊膜囊，上推胎先露见液体流量增多，有时可见流出液中有胎脂或被胎粪污染，伴感染时则有臭味。

3. 心理社会支持情况　大多数孕妇担心羊水流尽致早产、宫内感染而危及胎儿生命。亦有少数孕妇可能认为羊水流出为正常现象而不太重视。

4. 辅助检查

（1）阴道酸碱度的检查：正常阴道液呈酸性，pH 值为 4.5～6.0，羊水的 pH 值为 7.0～7.5。用 pH 试纸检查，若流出液 pH ≥ 6.5，视为阳性，提示胎膜早破可能性大，诊断正确率可达 90%。

（2）阴道液涂片检查：阴道液涂片干燥后，若在显微镜下见到羊齿植物叶状结晶提示为羊水。

（3）羊膜镜检查：可直视胎先露部，看不到前羊膜囊即可确诊胎膜早破。

【护理诊断/问题】

1. 有感染的危险　与胎膜破裂后，下生殖道内病原体上行感染有关。
2. 有胎儿受伤的危险　与脐带脱垂和早产儿肺不成熟有关。
3. 焦虑　与未知的妊娠结局有关。

【护理目标】

1. 无腹痛、无发热等感染表现。
2. 不发生脐带脱垂和早产或脐带脱垂被及时纠正，胎儿平安出生。
3. 孕妇能充分认识到胎膜早破的预后，积极配合治疗和护理。

【护理措施】

1. 预防措施
（1）孕期注意营养平衡，适量补充维生素 C 等。
（2）积极预防和治疗生殖道感染，重视孕期卫生指导。
（3）妊娠晚期禁止性生活，避免负重和腹部受外力撞击。
（4）宫颈内口松弛者应于妊娠 12～16 周行宫颈环扎术。

2. 一般护理
（1）胎先露未衔接者应绝对卧床休息，抬高臀部防止脐带脱垂。
（2）保持外阴清洁，每日擦洗会阴部 2 次，避免不必要的肛诊及阴道检查。
（3）指导孕妇使用吸水性好的消毒会阴垫，勤换会阴垫。

3. 病情观察
（1）密切监测胎心变化，若发现胎心异常应及时行阴道检查确定有无脐带脱垂，若有脐带先露或脐带脱垂应立即报告医生进行抢救。

（2）密切观察羊水性状、颜色、量及气味等。

（3）严密观察孕妇生命体征、腹痛情况，及时追踪血常规结果，了解有无感染征象。

4.医护治疗的配合

（1）期待治疗：期待治疗适应于胎膜早破发生在妊娠28~35周，且不伴感染、胎儿宫内情况良好、羊水过少的患者。给予倍他米松12 mg，静脉滴注，每日1次，共2次；或地塞米松10 mg，每日1次，共2次。

（2）胎膜破裂超过12小时者应预防性使用抗生素。

（3）若妊娠已达35周或以上者，可适时终止妊娠。

5.心理护理　注意观察孕妇的情绪变化，加强心理护理，稳定情绪。

【护理评价】

1.母儿生命安全，未发生感染。

2.无胎儿窘迫与脐带脱垂等并发症，胎儿平安出生。

3.孕妇无焦虑症状，积极参与护理，对胎膜早破的处理感到满意。

【健康指导】

1.重视妊娠期卫生保健，加强产前检查，尽早治疗下生殖道感染，及时矫正异常胎位。

2.妊娠后期禁止性生活，避免负重及腹部受碰撞。

3.宫颈内口松弛者，于妊娠12~16周行宫颈环扎术并卧床休息。

4.注意营养均衡，补充充足的维生素、钙、锌、铜等营养素。

知识链接 ○······

脐带脱垂

脐带脱垂是指胎膜破裂后，脐带脱出于子宫颈口外，降至阴道甚至外阴。

脐带脱垂容易发生在胎先露部不能衔接时，常见的原因有胎位异常，胎头高浮或头盆不称，羊水过多或羊膜腔内压力过高，脐带过长等。

脐带脱垂多表现为胎心率突然变快或变慢，胎儿循环受阻时间过长（超过7~8分钟），可导致胎儿死亡。阴道检查或肛门检查可于胎儿先露部前方触及条索状物。

一旦确诊脐带脱垂，应抬高臀部，将胎先露上推，同时用抑制宫缩药物，并尽快终止妊娠。

脐带脱垂是一种严重威胁胎儿生命的并发症，须积极预防。对胎膜破裂而先露未衔接者，应抬高臀部，绝对卧床休息；对脐带脱垂高危因素者应减少不必要的肛诊和阴道检查；人工破膜应选在宫缩间歇期；羊水过多宜采取高位破膜，让羊水缓慢流出。

第四节　羊水量异常

正常妊娠时羊水的产生与吸收处于动态平衡中，若羊水产生和吸收失衡，将导致羊水量异常。

一、羊水过多

妊娠期间羊水量超过 2000 mL，称为羊水过多。发生率约为 0.5% ~ 1%。羊水量在数日内急剧增多，称为急性羊水过多；羊水在数周内缓慢增多，称为慢性羊水过多。约 1/3 的羊水过多患者原因不明，称为特发性羊水过多。

【病因】

胎儿结构畸形、肿瘤、神经肌肉发育不良、代谢性疾病、染色体或遗传基因异常，双胎妊娠（羊水过多的发病率约为 10%，是单胎妊娠的 10 倍），胎盘绒毛血管瘤直径 > 1 cm（15% ~ 30% 合并羊水过多），巨大胎盘，脐带帆状附着，妊娠期糖尿病（羊水过多的发病率约为 13% ~ 36%）；母儿血型不合，胎儿免疫性水肿，妊娠期高血压疾病，重度贫血。

【护理评估】

1. 健康史　评估有无导致孕妇羊水过多的因素。

2. 身体评估

（1）急性羊水过多：较少见，多发生在妊娠 20 ~ 24 周。羊水在数日内迅速增多，子宫急剧增大，因横膈抬高而引起腹部胀痛、呼吸困难、不能平卧等症状。孕妇自觉行动不便，表情痛苦。腹部检查发现，子宫明显大于正常孕周，腹壁皮肤发亮、变薄、张力大，触诊胎位不清，胎心遥远或听不清。常有下肢及外阴水肿或静脉曲张。

（2）慢性羊水过多：较多见，多发生于妊娠晚期。羊水在数周内缓慢增多，多数孕妇能适应，仅感腹部增大较快，临床上无明显不适或仅出现轻微压迫症状，如胸闷、气急，但能忍受。产检发现宫高及腹围增长过快，子宫底高度及腹围大于同期孕周，腹壁皮肤发亮、变薄。触诊感觉子宫张力大，有液体震颤感，胎位不清，胎心遥远。

3. 对母儿的影响　羊水过多易并发妊娠期高血压疾病，胎膜早破、早产发生率增加，因突然破膜宫腔内压力骤减易发生胎盘早剥，产后出血发生率亦明显增加。羊水过多还可引起胎位异常、胎儿窘迫，破膜时羊水流出过快可导致脐带脱垂。羊水过多的程度越重，围产儿病死率越高。

【护理措施】

1. 妊娠期护理　嘱孕妇卧床休息，减少下床活动，以防胎膜早破。如急性羊水过多，有压迫症状者可取半卧位，改善呼吸情况；压迫症状不明显者可取左侧卧位，改善胎盘血液供应。指导孕妇低盐饮食，多食蔬菜、水果，保持大便通畅，防止用力排便增加腹压，导致胎膜早破。定期测量宫高、腹围和体重，监测羊水量变化及胎儿发育，及时评估病情进展。

2. 分娩期护理　分娩期严密观察胎心变化、羊水性状、子宫收缩、胎位及产程进展情况，做好早产儿抢救的准备。注意预防产后出血。

3. 协助相关检查　协助做好相关检查对羊水过多患者的诊断、治疗非常重要。超声测定羊水最大暗区垂直深度（AFV）≥ 8 cm 和羊水指数（AFI）≥ 25 cm，为羊水过多诊断依据；羊水细胞培养、脐带血细胞培养可排除染色体疾病；羊水甲胎蛋白（AFP）测定，可协助诊断胎儿畸形；测定胎儿血型，可预测胎儿有无溶血性疾病；PCR 技术检测病毒感染性疾病；其他还有孕妇血糖检测及 Rh 血型不合者行母体抗体滴定度的检测。

4. 治疗配合　一旦诊断为羊水过多合并胎儿畸形者应及时终止妊娠；羊水过多但胎儿正常者，则应根据羊水过多的程度与胎龄决定处理方法。

（1）经腹羊膜腔穿刺放羊水的护理：术前讲解穿刺过程，做好心理安抚；测量体温、脉搏、呼吸、血压，清洁腹部皮肤；嘱孕妇排空膀胱，取平卧位或半卧位，协助做超声检查，确定穿刺部位；控制羊水流出速度，每小时约 500 mL，一次放羊水量不超过 1500 mL；术中观察孕妇的生命体征，询问孕妇自觉症状，及时发现胎盘早剥、早产等情况。

（2）阴道破膜的护理：孕妇取膀胱截石位，消毒外阴部；羊水流出速度要缓慢，边放水边用腹带束紧腹部；观察记录羊水的颜色、性状和量，注意胎心和胎位的变化。

【健康指导】

向孕妇及其家属介绍羊水过多的相关知识；鼓励孕妇积极查明原因，进行积极治疗与预防；若是胎儿畸形，使其了解并非孕妇之过；提供情感上的支持，使孕妇保持心情愉快，指导其再次受孕应做遗传咨询及产前诊断；嘱出院后注意休息，加强营养，增强抵抗力。

二、羊水过少

妊娠晚期羊水量少于 300 mL 者，称为羊水过少。羊水过少的发生率为 0.4%～4%。羊水过少时严重影响围产儿预后，胎儿畸形、死亡率均增高。轻度羊水过少时，围产儿病死率增高 13 倍；重度羊水过少时，围产儿病死率增高 47 倍；羊水量少于 50 mL，围产儿死亡率高达 88%。

【病因】

1. 胎儿畸形　以胎儿泌尿系统畸形为主，泌尿系统畸形引起胎儿少尿或无尿，导致羊水过少；染色体异常、脐膨出、膈疝、法洛四联症、水囊状淋巴管瘤、小头畸形、甲状腺功能减退等也可引起羊水过少。

2. 胎盘功能减退　过期妊娠、胎儿生长受限和胎盘退行性变均能导致胎盘功能减退；胎儿慢性缺氧引起血液重新分布，为保障胎儿脑和心脏血供，肾血流量减少，胎儿尿液生成减少，导致羊水过少。

3. 羊膜病变　某些感染性疾病使羊膜通透性改变，羊水外漏速度超过生成速度，导致羊水过少。

4. 母体因素　妊娠期高血压疾病可致胎盘血流减少；孕妇脱水、血容量不足时，血浆渗透压增高，胎儿血浆渗透压亦相应增高，尿液形成减少。前列腺素合成酶抑制剂、血管紧张素转化酶抑制剂等药物有抗利尿作用，孕妇如服用时间过长，可发生羊水减少。

【护理评估】

1. 健康史　评估孕妇有无导致羊水过少的因素。

2. 身体评估　羊水过少的症状多不典型。检查见宫高、腹围小于同期正常孕周；孕妇于胎动时感腹痛，胎盘功能减退时常有胎动减少；子宫的敏感度较高，轻微刺激易引发宫缩；临产后阵痛明显，宫缩多不协调；阴道检查发现前羊膜囊不明显，人工破膜羊水流出极少。

【护理措施】

1. 病情观察　观察孕妇的生命体征，定期测量宫高、腹围和体重，及时判断病情进展。依据胎盘功能测定结果，结合胎动、胎心监测和宫缩情况，及时发现并发症。密切关注超声，动态监测羊水量，并注意观察有无胎儿畸形。胎儿出生后应认真全面评估、识别畸形。

2. 一般护理　向孕妇及家属介绍羊水过少的相关知识；指导孕妇休息时取左侧卧位，以改善胎盘血液供应；教会孕妇自我检测胎儿宫内情况的方法；同时积极预防胎膜早破。

3.协助相关检查　羊水过少者宫高、腹围增长缓慢。通过超声测定羊水最大暗区垂直深度（AFV）≤ 2 cm 为羊水过少，≤ 1 cm 为严重羊水过少；羊水指数（AFI）≤ 5 cm 为羊水过少，≤ 8 cm 为羊水偏少。检测有无胎儿畸形。破膜时直接测量羊水量少于 300 mL 即可诊断。胎儿电子监护可观察胎盘储备功能。羊水细胞或胎儿脐带血细胞培养、PCR 等可检测胎儿染色体是否异常。

4.配合治疗

（1）根据胎儿有无畸形及孕周大小选择治疗方案。羊水过少合并胎儿畸形应尽早终止妊娠。羊水过少合并胎儿正常者，寻找并去除病因；增加补液量，改善胎盘功能，抗感染；严密监测胎儿宫内情况。对妊娠已足月、胎儿可宫外存活者，应及时终止妊娠。对妊娠未足月、胎肺未成熟者，可行增加羊水量期待治疗，延长妊娠期。

（2）若合并胎盘功能不良、胎儿窘迫或破膜时羊水少且胎粪污染严重，估计短时间内不能结束分娩时，做好剖宫产准备。无明显宫内缺氧、人工破膜羊水清亮者，可以阴道试产，需密切观察产程进展，连续监测胎心变化，有异常及时汇报医师处理。增加羊水量期待治疗者，若采用羊膜腔灌注液体法，应注意严格无菌操作，防止发生感染，同时按医嘱给予抗感染治疗。

思考题

1.孕妇，30 岁，G_3P_0，妊娠 30^{+1} 周，主诉"夜间无明显诱因下发生阴道流血 2 小时"急诊入院。急诊室测量生命体征：体温 36.5 ℃，脉搏 88 次 / 分，呼吸 18 次 / 分，血压 90/60 mmHg；阴道有少量血液流出。急诊 B 型超声检查提示：单胎，头位，宫内孕 30 周，完全性前置胎盘。

请思考：

（1）如何进一步评估母儿情况？

（2）该孕妇存在哪些主要护理诊断 / 问题？

（3）针对上述护理诊断 / 问题的主要护理措施有哪些？

2.初产妇，妊娠 36 周，发现阴道持续流液 10 小时，消毒阴道后检查触不到前羊水囊，有液体从宫口流出，阴道内液体的 pH 值试纸测为 7.16。

请思考：

（1）对此孕妇的临床诊断是什么？

（2）可能出现何种并发症？

（3）如何护理该孕妇？

第十二章

异常分娩妇女的护理

● 知识目标：

　1. 掌握异常分娩的定义及影响因素，产力异常的分类，护理评估和护理措施。
　2. 熟悉产道异常、胎位及胎儿异常的护理评估、护理措施。
　3. 了解产道异常、胎位及胎儿异常的分类。

异常分娩妇女的护理

● 能力目标：

　能运用所学知识对异常分娩的妇女进行护理及健康指导，能早期识别异常分娩并采取护理措施。

● 素质目标：

　1. 具有较强的责任心，工作耐心、细致，有团队协作精神。
　2. 能尊重、关心产妇，为患者实施整体护理。

案例导入

　　于女士，28 岁，G_1P_0，宫内妊娠 38^{+6} 周，阵发性腹痛 18 小时入院。该孕妇近 2 日来睡眠差，进食少。查体：BP 124/86 mmHg，心率 86 次 / 分，心肺正常。产科检查：宫缩（20～30）秒 /（5～6）分，胎心 140 次 / 分，先露 S–1，宫口开大 1 cm，胎位 LOA，胎膜未破。

　　请思考：

　（1）该患者可能的医疗诊断是什么？判断依据是什么？

　（2）对该患者的护理措施有哪些？

　　影响分娩能否顺利进行的因素是产力、产道、胎儿和精神心理因素。其中任何一个或一个以上因素发生异常，且各因素之间不能相互适应而使分娩进展受到阻碍时，称为异常分娩，俗称难产。难产处理不当会给母儿造成严重的危害。若处理得当，难产也可转为顺产。因此，在处理难产时，必须严密观察产程，认真收集资料，综合分析影响分娩的各个因素及它们之间的关系，及时正确处理，确保母婴安全。异常分娩主要包括产力异常、产道异常、胎位及胎儿发育异常。

第一节　产力异常

　　产力包括子宫收缩力、腹肌和膈肌收缩力及肛提肌收缩力，其中以子宫收缩力为主。在分娩过程中，子宫收缩失去节律性、对称性、极性或频率及强度有改变，称为子宫收缩力异常（图 12–1）。临床上分为子宫收缩乏力（简称宫缩乏力）和子宫收缩过强（简称宫缩过强）两类，每类又分为协调性与不协调性两种。临床上以协调性宫缩乏力多见。

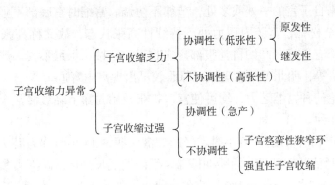

图 12-1　子宫收缩力异常的分类

一、子宫收缩乏力

子宫收缩乏力可发生在产程初期，也可当产程进展至某一阶段时才出现。若产程一开始就出现子宫收缩乏力，称为原发性宫缩乏力。原发性宫缩乏力使宫口不能如期扩张，胎先露部不能如期下降，使产程延长，多发生在潜伏期。若产程开始时子宫收缩正常，而当产程进展到某阶段时子宫收缩力转弱，产程进展缓慢，甚至停滞，称继发性宫缩乏力，多发生在活跃晚期或第二产程。

【病因】

引起宫缩乏力的原因较复杂，往往是多种因素的综合，常见的有：

1. 产道与胎儿因素　临产后，当骨盆异常或胎位异常时，胎先露不能紧贴子宫下段和压迫宫颈部，因而不能刺激子宫阴道神经丛引起有力的反射性子宫收缩，是继发性子宫收缩乏力最常见的原因。

2. 子宫因素　多胎妊娠、羊水过多、巨大胎儿等可使子宫肌纤维过度伸展，失去弹性；经产妇、子宫肌纤维变性、子宫肌瘤、子宫发育不良、子宫畸形等，均能引起子宫收缩乏力。

3. 精神因素　多见于初产妇，尤其是 35 岁以上的高龄初产妇，对分娩产生强烈的恐惧心理，致大脑皮层功能紊乱而影响子宫收缩力。

4. 药物影响　妊娠末期，尤其是临产后不适当地使用大剂量镇静剂或镇痛剂，如哌替啶、苯巴比妥、硫酸镁等，可以使子宫收缩受到抑制。

5. 内分泌失调　临产后，产妇体内雌激素、缩宫素、前列腺素、乙酰胆碱等分泌不足，孕激素下降缓慢，子宫对乙酰胆碱的敏感性降低而影响子宫兴奋阈，易致子宫收缩乏力。

6. 其他因素　营养不良、贫血和其他慢性全身性疾病所致体质虚弱者；临产后进食与睡眠不足、过多的体力消耗；过早使用腹压或直肠、膀胱充盈等均可致宫缩乏力。

【护理评估】

1. 健康史　通过详细询问病史，了解患者年龄、孕产史；既往有无慢性、全身性疾病及子宫病变；本次妊娠有无合并症；产妇心理状态；骨盆大小，胎儿情况以及临产后是否使用大量镇静剂或止痛剂等。

2. 身体评估

（1）协调性宫缩乏力：其特点是子宫收缩具有正常节律性、对称性和极性，但收缩力弱，持续时间短、间歇时间长且不规律，宫缩 < 2 次 /10 分钟。当子宫收缩达极期时，子宫体部不隆起变硬，用手指按压子宫底部肌壁仍可出现凹陷，宫内压力低，故又称低张性宫缩乏力，对胎儿影响不大。随着产程延长，产妇可出现疲劳、肠胀气、尿潴留等。

（2）不协调性宫缩乏力：其特点是子宫收缩失去正常的节律性、对称性，极性倒置。宫缩不是起自两侧子宫角部，兴奋点来自子宫的一处或多处，节律不协调。宫缩时宫底部不强，而是子宫下段强。宫缩间歇期子宫壁也不完全松弛，宫腔内压力处于持续性高张状态，故又称高张性宫缩乏力。因宫内压高，胎位触不清，下腹部有压痛，产妇自觉腹部疼痛难忍，拒按、烦躁不安。严重者可出现脱水、电解质紊乱、肠胀气、尿潴留等，胎儿可因胎盘循环障碍较早出现宫内窘迫。

（3）产程异常：无论何种宫缩乏力，均可使宫口扩张及胎先露下降缓慢甚至停滞，从而使产程进展受阻，主要表现为以下几种。

① 潜伏期延长：初产妇潜伏期 > 20 小时、经产妇潜伏期 > 14 小时称为潜伏期延长。

② 活跃期异常：包括活跃期延长和活跃期停滞。活跃期延长是指活跃期宫颈口扩张速度 < 0.5 cm/h。当破膜且宫颈口扩张 > 6 cm 后，若宫缩正常，宫颈口停止扩张 > 4 小时；若宫缩欠佳，宫颈口停止扩张 ≥ 6 小时称为活跃期停滞。

③ 第二产程异常：包括胎头下降延缓、胎头下降停滞和第二产程延长。第二产程初产妇胎头先露下降速度 < 1 cm/h，经产妇 < 2 cm/h，称为胎头下降延缓。第二产程胎头先露停留在原处不下降 > 1 小时，称为胎头下降停滞。初产妇 > 3 小时，经产妇 > 2 小时（硬膜外麻醉镇痛分娩时，初产妇 > 4 小时，经产妇 > 3 小时），产程无进展（胎头下降和旋转），称为第二产程延长。

3.心理社会支持情况　主要评估产妇精神状态及其影响因素。初产妇临产时往往有紧张情绪，加之产程延长，分娩结果难以预料以及害怕手术等，产妇更加焦虑与恐惧。经产妇若以前有妊娠分娩失败的经历，则心情也极易恐惧与悲观。倘若家属对异常分娩认识不足、对新生儿性别存在偏爱、家庭经济拮据等，则更易增加产妇的心理压力。

4.辅助检查　血液生化检查了解有无 CO_2CP 下降、低血钾，胎儿电子监护仪能准确监测子宫收缩及胎心音的变化。

【常见护理诊断 / 问题】

1.疲乏　与产程延长、进食少、睡眠少及体力消耗有关。
2.焦虑　与产妇担心自身和胎儿安危，害怕手术有关。
3.有体液不足的危险　与产程延长、过度疲乏影响摄入有关。
4.有感染的危险　与产程延长，多次阴道检查或手术产有关。
5.潜在并发症　产后出血。

【护理目标】

1.产妇精力充沛，自诉疲劳感减轻，舒适感增加。
2.产妇情绪稳定，安全度过分娩期。
3.产妇不发生发热、恶露臭等感染征象。
4.产妇不发生产后出血或护士通过观察能及时发现产后出血征象，并配合医生进行处理，使病情得以控制。

【护理措施】

1.积极预防
（1）做好产前宣教，使孕妇了解精神因素在分娩过程中的重要性。
（2）定期产前检查，尽早发现病理妊娠及异常胎位，并及时处理。
（3）临产前后鼓励多进食，保证睡眠。

（4）及时排空大小便，避免直肠、膀胱充盈影响宫缩。

（5）临产后勿过多使用镇静剂、镇痛剂，以免抑制宫缩。

2. 一般护理

（1）补充营养：鼓励产妇多进易消化、高热量的饮食，不能进食者每日液体摄入量不少于 2500 mL，可将维生素 C 1~2 g 加入 5%~10% 葡萄糖液 500~1000 mL 中静脉滴注。

（2）保证休息：嘱产妇左侧卧位休息，保证睡眠，避免过多消耗体力。过度疲劳时，可给地西泮 10 mg 缓慢静脉注射，或哌替啶 100 mg 肌内注射，经过一段时间的休息或睡眠，精神及体力得到恢复，有利于宫缩的好转。

（3）保持膀胱或直肠空虚：临产后督促产妇每 2~4 小时排尿一次，避免膀胱充盈影响宫缩。初产妇胎膜未破、宫口开大不足 3 cm 时，可用温肥皂水灌肠，既可排气排便，避免分娩时污染，又可促进肠蠕动，刺激子宫收缩。

3. 病情观察

（1）严密观察产程进展：观察宫缩的频率、强弱；勤听胎心音；检查宫口扩张及胎先露下降的程度；是否破膜、羊水性状；注意有无头盆不称。

（2）观察产妇一般情况：定时测生命体征，观察产妇精神状况，注意有无酸中毒。检查膀胱是否充盈，有无肠胀气等。发现异常及时报告医师。

4. 医护治疗配合

（1）第一产程：如经以上一般处理仍子宫收缩乏力，且确诊为协调性宫缩乏力，产程无明显进展，排除头盆不称、胎位异常、骨盆狭窄、前置胎盘、胎儿窘迫、瘢痕子宫等，则遵医嘱选用下列方法加强宫缩。

① 针刺穴位：通常针刺合谷、三阴交、太冲、支沟等穴位，有增强宫缩的效果。

② 刺激乳头：可加强宫缩。

③ 人工破膜：宫口扩张 ≥ 3 cm、无头盆不称、胎头已入盆者，可行人工破膜。破膜后，胎头直接紧贴子宫下段及宫颈内口，引起反射性子宫收缩，加速产程进展。破膜时必须检查有无脐带先露，破膜应在宫缩间歇、下次宫缩将要开始前进行。破膜后术者手指应停留在阴道内，经过 1~2 次宫缩待胎头稍下降后，术者再将手指取出。

④ 地西泮静脉推注：地西泮能使宫颈平滑肌松弛、软化宫颈、促进宫口扩张，适用于宫口扩张缓慢及宫颈水肿时。常用剂量为 10 mg，间隔 2~6 小时可重复应用，与缩宫素联合应用效果更佳。

⑤ 缩宫素静脉滴注：适用于协调性宫缩乏力、胎心良好、胎位正常、头盆相称者；有明显产道梗阻或伴瘢痕者不宜应用。原则上要以最小浓度获得最佳宫缩，一般将缩宫素 2.5 U 加入 0.9% 的生理盐水 500 mL 内，从 4~5 滴 / 分钟即 1~2 mU/min 开始，根据宫缩强弱进行调整，调整间隔时间 15~30 分钟，以每次增加 12 mU/min 为宜，最大剂量通常不超过 60 滴（20 mU/min），维持宫缩时宫腔内压力 50~60 mmHg，子宫收缩持续 40~60 秒间隔 2~3 分钟。对不敏感者，可酌情增加缩宫素给药的剂量。缩宫素静脉滴注时，必须专人监护，监测宫缩、胎心、血压及产程进展等状况。

通过触诊子宫、电子胎心监护和宫腔内导管测量子宫收缩力的方法，评估宫缩强度，随时调节剂量浓度和滴速，若 10 分钟内宫缩 > 5 次，宫缩持续 1 分钟以上或胎心率异常，应立即停止滴注缩宫素。避免因子宫收缩过强而发生子宫破裂或胎儿窘迫等严重并发症。

不协调性宫缩乏力者，先用适当的镇静剂，如地西泮、哌替啶等肌注，让产妇充分休息，经睡眠后多能恢复为协调性子宫收缩，未恢复之前禁用缩宫素。恢复后若子宫收缩仍弱，再按以上方法加强宫缩。

通过以上处理，若宫缩仍无好转，产程延长或停滞，或出现胎儿宫内窘迫，应做好剖宫产的术前准备工作。

（2）第二产程：若此时子宫收缩乏力，在无头盆不称的前提下，也应用缩宫素静滴加强宫缩。若胎先露 S ≥ +3，可等待自然分娩或做好阴道助产术准备；若胎先露在坐骨棘以上或伴胎儿窘迫，应做好剖宫产术前准备及抢救新生儿的准备工作。

（3）第三产程：当胎肩娩出时，可给缩宫素 10 U 肌注或静注，同时严密观察血压、脉搏、呼吸、面色，并注意阴道出血量、子宫收缩情况，以预防产后出血。凡破膜超过 12 小时、总产程超过 24 小时、肛查或阴道检查过多者，应遵医嘱使用抗生素，预防感染。

5. 心理护理　首先耐心听取产妇的诉说，分析心理焦虑恐惧的原因及其程度。向产妇介绍周围环境及有关异常分娩的知识，消除因陌生而产生的紧张焦虑情绪；耐心地解答产妇提出的有关问题，解释目前产程进展及治疗护理计划；说明精神因素对分娩的影响，并教会其放松术，使其保持愉快的心情。手术时说明手术的必要性及可靠性，增加其安全感，使其乐意接受手术。鼓励家属陪伴分娩，给予关爱、体贴。对产妇疼痛时拒绝触摸腹部要理解、同情，要用温和的语气劝说，以增加其对医护人员的信任感，并积极配合处理。

【护理评价】

1. 产妇无水、电解质失衡与酸中毒问题，且舒适感增加。
2. 产妇情绪稳定，积极配合医师处理。
3. 产妇体温正常、伤口无红肿，恶露无臭味，血象正常。
4. 产妇子宫收缩良好，阴道流血少，生命体征正常。

【健康指导】

1. 做好产前宣教，使孕妇了解精神因素在分娩过程中的重要性。
2. 定期产前检查，尽早发现妊娠合并症及胎位异常，及时给予处理。

二、子宫收缩过强

【病因】

根据子宫收缩特点的不同，分为协调性子宫收缩过强与不协调性子宫收缩过强两种。病因目前尚不明确，可能与下列因素有关。

1. 急产几乎都发生于经产妇，主要原因为软产道阻力变小。
2. 缩宫素使用不当，如剂量过大、用药途径错误、个体对缩宫素很敏感等。
3. 分娩发生梗阻或胎盘早剥血液浸润肌层，可导致强直性子宫收缩。
4. 待产妇精神过度紧张、产程延长、多次粗暴地产科检查，均可引起子宫某部位肌肉痉挛性不协调性宫缩过强。

【护理评估】

1. 健康史　了解既往有无急产史，本次妊娠胎儿及骨盆是否异常，临产后是否行粗暴地产科检查及不适当地使用缩宫素。
2. 身体评估

（1）协调性子宫收缩过强：其特点为子宫收缩的节律性、对称性和极性均正常，仅子宫收缩力过强、过频（10 分钟内有 5 次以上宫缩）。

① 急产：在产道无阻力时，可使宫口迅速开全，胎先露迅速下降，分娩在短期内结束。总产程不足3小时者称急产，经产妇多见。急产时因产程进展过快，软产道未充分扩张以及来不及保护会阴，可致软产道损伤；接产时来不及消毒可致产褥感染；胎儿娩出后子宫肌纤维缩复不良可致胎盘滞留或产后出血；胎儿娩出过快，胎头在产道内受到的压力突然解除可致新生儿颅内出血；来不及接产可致新生儿坠地外伤、产后感染等。

② 病理性缩复环：在产道梗阻时，过强过频的宫缩使子宫体部肌肉增厚缩短，而子宫下段被拉长变薄，两者间形成明显环状凹陷，此凹陷逐渐上升达脐部或脐部以上，称为病理缩复环。检查腹部呈现葫芦状，子宫下段有压痛，并出现血尿。可致宫口扩张缓慢，胎先露下降受阻，产程延长或停滞，严重者引起子宫破裂。

（2）不协调性宫缩过强：其特点为子宫收缩失去其正常的特点，表现为强直性子宫收缩与子宫痉挛性狭窄环。

① 强直性子宫收缩：几乎均是外界因素异常造成的。例如临产后由于分娩发生梗阻，或不适当地应用缩宫素，或胎盘早剥血液浸润子宫肌层，均可引起宫颈内口以上的子宫肌肉全部出现强烈收缩，宫缩间歇期短或无间歇。产妇出现持续而剧烈的腹痛，烦躁不安，拒按。胎位、胎心不清，有时可出现病理缩复环、血尿等先兆子宫破裂征象。

② 子宫痉挛性狭窄环：是指子宫体部的某局部肌肉处于强烈的收缩状态，持续不放松，形成痉挛性狭窄环，而环上下肌肉放松。此环可发生在宫颈、宫体的任何部分（图12-2），多在子宫上下段交界处，也可围绕在胎体某一狭窄部，如胎颈、胎腰处，将胎体紧紧卡住，致产程停滞。此环位置不随宫缩而上升，腹型无改变，阴道检查在宫腔内可扪及紧张无弹性的环。此环若发生在第三产程，可导致胎盘滞留。

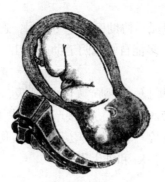
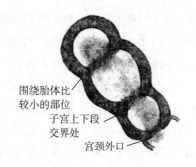

围绕胎体比
较小的部位
子宫上下段
交界处
宫颈外口

（a）狭窄环围绕宫颈　　　　　　　　　（b）狭窄环容易发生的部位

图 12-2　子宫痉挛性狭窄环

3.心理社会支持情况　因宫缩过频过强，产妇精神过度紧张、情绪急躁，与医护人员极不配合，呼叫疼痛难忍，盼望尽早结束分娩。家属对此也盲目焦虑、恐惧。

【常见护理诊断／问题】

1.疼痛　与过强过频、痉挛性的子宫收缩有关。

2.有受伤的危险（母儿双方）　与急产、手术产有关。

3.潜在并发症　子宫破裂。

【护理目标】

1. 产妇能应用减轻疼痛的技巧，使疼痛减轻。

2. 分娩顺利，产妇未受伤，新生儿健康。

3. 未发生子宫破裂等并发症。

【护理措施】

1. 预防措施　有急产史者，应嘱其提前两周住院待产，以防院外分娩引起意外。经常巡视孕妇病房，嘱孕妇勿远离病房。一旦临产，提前做好接产准备，不宜灌肠，嘱左侧卧床休息。需解大小便时，先查宫口大小及先露高低情况，以防分娩在厕所内造成意外伤害。临产后不施行粗暴地产科检查。掌握应用缩宫素的指征，正确使用缩宫素。

2. 一般护理　嘱产妇疼痛时不要大声喊叫，宫缩间歇时注意休息，保证良好的体力与精力。鼓励多进食，协助产妇擦汗与饮水。产后向产妇提供一个舒适、安静的休息环境。加强会阴护理，预防产褥感染。协助母乳喂养。

3. 病情观察　严密观察宫缩的频率及其强度，勤听胎心音。检查宫口扩张及胎先露下降的程度。注意有无破膜及羊水性状，有无胎头水肿。定时测生命体征，仔细观察产妇腹部有无病理缩复环，子宫下段有无压痛，有无血尿，发现异常及时报告医师。

4. 医护治疗配合

（1）出现子宫收缩过强时，嘱产妇做深呼吸、不要向下屏气，并提供背部按摩，以减慢分娩过程。若不能缓解，遵医嘱给予宫缩抑制剂，如 25% 硫酸镁 20 mL 加入 25% 葡萄糖 20 mL 缓慢推注不少于 5 分钟。

（2）出现病理缩复环时，立即遵医嘱用哌替啶以缓解子宫收缩与镇痛，同时积极做好剖宫产术及新生儿窒息抢救准备工作。

（3）出现痉挛性狭窄环时，立即停止产科操作，避免刺激。协助医师查明原因，遵医嘱用镇静解痉药，如哌替啶、阿托品、0.1% 肾上腺素等，使狭窄环缓解，多能自娩或阴道助产娩出。如经上述处理无效且伴胎儿窘迫，应做好剖宫产术的术前准备。

5. 急救护理　发生急产时，护士要沉着、冷静，动作敏捷。鼓励产妇做深呼吸，嘱其不要向下屏气，以免胎儿娩出过快来不及消毒及保护会阴。尽快做好接产准备，协助接产人员尽可能在消毒完善或比较完善的条件下娩出胎儿，避免发生母儿损伤。产后协助检查软产道并协助缝合裂伤的部位。认真观察新生儿有无外伤、颅内出血的表现，遵医嘱常规肌注维生素 K_1 和维生素 C。

6. 心理护理

（1）向产妇耐心解释疼痛的原因，分散并转移其注意力，必要时触摸腹部或按摩腰部，缓解疼痛。

（2）介绍医院医疗设施及技术水平，说明各种处理的必要性及可靠性，消除其紧张、恐惧感，增加其安全感，使其乐意接受治疗。

（3）多与产妇沟通，详细解答产妇问题，以良好的服务态度赢得产妇的信任。同时鼓励其家属陪伴分娩，给予关爱与体贴，增加产妇分娩时的信心。

【护理评价】

1. 产妇能应用减轻疼痛的技巧，舒适感增加。

2. 产妇顺利分娩，无分娩并发症，母子平安。

【健康指导】

告知产妇保证睡眠、加强营养、多进汤类食物、保持心情愉快等均有助于乳汁分泌。产后 42 天到产科门诊检查。哺乳期不采用药物避孕。阴道分娩产后 3 个月，剖宫产后半年可放置宫内节育器。

第二节　产道异常

产道是胎儿经阴道娩出的通道，包括骨产道（骨盆腔）和软产道（子宫下段、宫颈、阴道、外阴及盆底）两部分。产道的异常可使胎儿娩出受阻，致使分娩发生困难。临床上以骨产道异常较为常见。

产道异常

一、骨产道异常

骨产道异常又称狭窄骨盆，是指骨盆的径线过短或形态异常，致使骨盆腔小于胎儿先露部可通过的限度，阻碍胎儿先露部下降，影响产程顺利进展。狭窄骨盆多因先天性骨盆发育不良，既往患有佝偻病、结核病、骨质软化症，以及外伤引起。狭窄骨盆可分为临界性、相对性和绝对性三级（见表 12-1）。

表 12-1　骨盆三个平面狭窄的分级　　　　　　　　　　　　　　　cm

分级	入口平面狭窄 对角径	中骨盆平面狭窄 坐骨棘间径	出口平面狭窄		
			坐骨棘间径＋ 中骨盆后矢状径	坐骨结节间径	坐骨结节间径＋ 出口后矢状径
Ⅰ级 （临界性）	11.5	10	13.5	7.5	15.0
Ⅱ级 （相对性）	10.0 ~ 11.0	8.5 ~ 9.5	12.0 ~ 13.0	6.0 ~ 7.0	12.0 ~ 14.0
Ⅲ级 （绝对性）	≤ 9.5	≤ 8.0	≤ 11.5	≤ 5.5	≤ 11.0

【类型】

临床上通常将狭窄骨盆分为四种类型。

1.骨盆入口平面狭窄　入口平面呈横扁圆形，其前后径短，骶耻外径小于 18 cm，对角径小于 11.5 cm，前后径小于 10 cm。常见有单纯扁平骨盆（图 12-3）和佝偻病性扁平骨盆两种（图 12-4）。

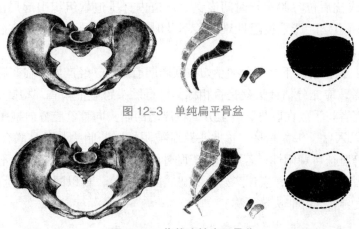

图 12-3　单纯扁平骨盆

图 12-4　佝偻病性扁平骨盆

2.中骨盆平面及出口平面狭窄

（1）漏斗骨盆：入口平面各径线均正常，由于骨盆两侧壁自上而下向内倾斜呈漏斗状，中骨盆及出口平面明显狭窄。坐骨棘间径小于 10 cm，坐骨结节间径小于 8 cm，常见于男型骨盆（图 12-5）。

（2）横径狭窄骨盆：与类人猿骨盆类似，骨盆各个平面的横径均缩短，入口平面呈纵椭圆形（图 12-6）。

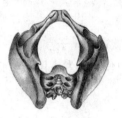

图 12-5　漏斗骨盆

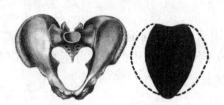

图 12-6　横径狭窄骨盆

3.骨盆三个平面狭窄　骨盆形态正常，各平面径线均小于正常值 2 cm 以上，又称均小骨盆。多见于身材矮小、体型匀称的妇女。

4.畸形骨盆　骨盆失去正常形态及对称性，如骨质软化症骨盆及偏斜骨盆（图 12-7）。

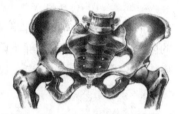

图 12-7　畸形骨盆

【护理评估】

1.健康史　询问产妇幼年有无佝偻病、脊髓灰质炎、脊柱和髋关节结核以及外伤史。若为经产妇，应了解既往有无难产史及其难产原因，新生儿有无产伤等。

2.身体评估

（1）一般检查：特别注意产妇的身高、体形、步态、脊柱弯曲度、米氏菱形窝是否对称等情况。若产妇身高在 145 cm 以下者，警惕均小骨盆；体形粗壮、颈部较短者，警惕男性化漏斗骨盆；跛行者，警惕偏斜骨盆。尚应进一步检查产妇脊柱、髋关节及下肢有无异常。

（2）腹部检查

①腹部形态：悬垂腹或尖腹，可能是骨盆倾斜度较大，也可能是骨盆狭窄。

②胎儿大小及胎位：可通过测量宫高和腹围估计胎儿大小。B 型超声测量胎头双顶径、胸径、股骨长度等多项指标，预测胎儿体重，以判断胎儿能否通过产道。在妊娠末期或临产后，初产妇若骨盆入口平面狭窄，常影响胎先露的衔接，容易发生胎位异常，如肩先露、臀先露等。由于胎先露部在骨盆入口之上，常引起宫缩乏力，导致产程延长或停滞。若为中骨盆平面狭窄，则影响胎头内旋转，容易发生持续性枕横位或枕后位。胎头长时间嵌顿于产道内，压迫软组织引起局部缺血、水肿、坏死、脱落，于产后形成生殖道瘘。严重梗阻性难产若不及时处理，可导致先兆子宫破裂，甚至子宫破裂，危及产妇生命。

③估计头盆关系：正常情况下，部分初孕妇在预产期前两周，经产妇于临产后，胎头应入盆。若已临产，胎头仍未入盆者，应充分估计头盆是否相称，可行胎头跨耻征检查。检查方法：孕妇排空膀胱、仰卧、两腿伸直，检查者将手放在耻骨联合上方，将浮动的胎头向骨盆腔方向推压。若胎头低于耻骨联合平面，表示胎头可以入盆，头盆相称，称胎头跨耻征阴性；若胎头与耻骨联合在同一平面，表示可疑头盆不称，称胎头跨耻征可疑阳性；若胎头高于耻骨联合平面，表示明显头盆不称，称胎头跨耻征阳性。胎头跨耻征阳性者（图 12-8），应让产妇取两腿屈曲半卧位，再以同法检查胎头能否入盆。倘若能入盆，表示骨盆倾斜度异常，并非头盆不称。

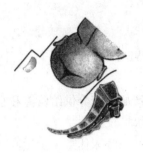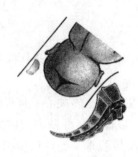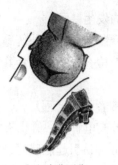

（a）头盆相称　　　　　（b）头盆可能相称　　　　（c）头盆不称

图 12-8　胎头跨耻征

3.骨盆测量

（1）骨盆外测量：骨盆外测量骶耻外径＜18 cm 为扁平骨盆；坐骨结节间径＜8 cm，耻骨弓角度＜90°，为漏斗骨盆；各径线小于正常值 2 cm 或以上为均小骨盆；骨盆两侧斜径（从一侧骨盆髂前上棘至对侧髂后上棘间的距离）与同侧直径（从骨盆髂前上棘至同侧髂后上棘间的距离）相差＞1 cm 为偏斜骨盆。

（2）骨盆内测量：骨盆外测量发现异常，应进行骨盆内测量，宜于妊娠 24～36 周阴道松软时进行。若对角径＜11.5 cm，骶岬突出为骨盆入口平面狭窄，属扁平骨盆。中骨盆平面狭窄及骨盆出口平面狭窄往往同时存在，应测量骶骨前面弯曲度、坐骨棘间径、坐骨切迹宽度（即骶棘韧带宽度）。若坐骨棘间径＜10 cm，坐骨切迹宽度＜2 横指，为中骨盆平面狭窄。若坐骨结节间径＜8 cm，应测量出口后矢状径及检查骶尾关节活动度，估计骨盆出口平面的狭窄程度。若坐骨结节间径与出口后矢状径之和＜15 cm，为骨盆出口平面狭窄。

4.心理社会支持情况　产妇与家属临产前对狭窄骨盆的危害认识不够，思想准备不充分，临产后表现为紧张、焦虑及恐惧的心理。

5.辅助检查　B 型超声检查能较准确测量胎头双顶径、股骨长度，估计胎儿大小，帮助判断胎先露与骨盆的关系。

【常见护理诊断 / 问题】

1.焦虑　与分娩过程的未知结果及害怕手术有关。

2.有感染的危险　与胎膜早破、产程延长、手术助产有关。

3.有受伤的危险　与难产、手术产有关。

4.潜在并发症　子宫破裂。

【护理目标】

1.产妇情绪稳定，积极配合医师处理。

2.产妇的感染征象获得预防和控制。

3.母儿不出现产伤。

4.护士通过观察能及时发现难产及子宫破裂的先兆，并配合医师处理，使病情得以控制，不出现各种并发症。

【护理措施】

1.预防措施

（1）幼年时注意多晒太阳，补充鱼肝油、钙剂，防止佝偻病的发生；加强营养，勿与结核患者接触，防止结核病的发生。

（2）避免患脊髓灰质炎、外伤等。

（3）加强产前检查，发现有骨盆狭窄者嘱适当提前来医院待产。

2.一般护理

（1）产道异常者往往产程延长，故在生活上多关心、体贴产妇，充分供给营养和水分，必要时静脉滴注葡萄糖液，补充电解质、维生素 C，以保证良好精力与体力。

（2）产道异常容易引起胎膜早破、脐带脱垂。临产后应嘱产妇卧床休息，少做肛查，勿灌肠，避免胎膜破裂。若胎膜已破，头先露未衔接或胎位异常者应抬高床尾，防止脐带脱垂。

（3）产后加强会阴护理，并指导母乳喂养。

3.病情观察　对于骨盆入口平面狭窄、胎头跨耻征可疑阳性者，应在严密监护下试产。试产时应有专人守护，密切观察宫缩及胎心音变化，检查宫口扩张及胎先露下降的程度，评估产程进展。试产必须以宫口开大 3 ~ 4 cm，胎膜已破为试产的开始，胎膜未破者可在宫口开大 3 cm 时行人工破膜。若破膜后宫缩加强，产程进展顺利，多数能经阴道分娩。试产过程中若出现子宫收缩乏力，可用缩宫素静脉滴注加强宫缩。试产中不宜使用止痛、镇静剂。试产时间一般为 2 ~ 4 小时，破膜较早者，试产时间可适当缩短。若发现有不协调性子宫收缩，胎头下降受阻，产妇腹部呈葫芦形，立即报告医师，并遵医嘱使用宫缩抑制剂，防止发生子宫破裂。

4.医护治疗配合

（1）骨盆入口平面狭窄：明显头盆不称、胎头跨耻征阳性者，足月活胎不能经阴道分娩，应做好剖宫产的术前准备工作。

（2）中骨盆平面狭窄：宫口开全后，若胎头双顶径仍在坐骨棘水平以上者，应做好剖宫产术前准备；若胎头双顶径已达坐骨棘水平以下，应做好会阴侧切、阴道助产术的准备，同时做好新生儿窒息抢救的准备工作。

（3）骨盆出口平面狭窄：出口平面是产道最低部位，应在临产前对胎儿大小、头盆关系做充分估计，决定分娩方式，出口平面明显狭窄者不宜试产。若出口横径与后矢状径之和大于 15 cm，胎儿体重 < 3500 g 者，多数可经阴道分娩；若胎儿体重 > 3500 g，或伴胎位异常者，应做好剖宫产的术前准备。

（4）三个平面狭窄：若胎儿不大，胎位正常，头盆相称，宫缩好，可以试产；若胎儿较大，明显头盆不称，尽早做好剖宫产准备。

（5）畸形骨盆：若畸形严重，明显头盆不称，应及时做好剖宫产术前准备。

以上胎儿娩出后，应及时给产妇注射缩宫素，防止产后出血。保持外阴清洁。胎先露长时间压迫阴道或出现血尿者，应留置导尿管 8 ~ 12 日，且保持导尿管通畅，定时更换橡皮管及接尿瓶，遵医嘱用抗生素防治感染。

5.心理护理

（1）提供有关资料，说明骨盆狭窄对母儿的影响，提高产妇对骨盆狭窄造成危害的认识。

（2）向产妇解释病情，详细讲解有关阴道助产术或剖宫产术的必要性及可靠性，增加其安全感，消除其恐惧心理。

（3）多与产妇接触，与产妇建立良好的护患关系。教会产妇放松术，使产妇心情舒畅，对分娩充满信心。

【护理评价】

1.产妇心情平静，能复述狭窄骨盆对分娩的影响。

2.产妇定期做产前检查，对阴道助产术或剖宫产术有足够的思想准备。

3. 新生儿健康，无颅内出血、产伤等。

4. 产妇生命体征正常，未出现子宫破裂、生殖道瘘等并发症。

【健康指导】

幼年时注意多晒太阳，补充鱼肝油、钙剂，防止佝偻病的发生；加强营养，勿与结核患者接触，防止结核病的发生。

二、软产道异常

软产道包括子宫下段、宫颈、阴道及骨盆底软组织构成的弯曲管道。软产道异常主要分为外阴异常、阴道异常及子宫颈异常三种。主要表现为会阴坚韧或水肿、阴道纵隔、横隔、阴道瘢痕及子宫颈瘢痕、水肿等。临床上软产道异常导致难产者少见，易被忽略。其处理原则是：妊娠早期常规行妇科检查，了解软产道有无异常，尽早处理。临产后根据异常的软产道阻碍分娩的程度，选择适当分娩方式。

【护理评估】

1. 健康史 了解产妇年龄，分娩史，既往有无妇科手术、感染史及阴道内用药史等。

2. 身体评估

（1）产程进展慢 软产道异常主要阻碍胎儿先露部下降和影响宫口扩张，导致产程延长，多为活跃晚期及第二产程的延长。

（2）妇科检查

1）外阴异常：① 会阴坚韧：初产妇，尤其是高龄初产妇较多见。由于组织坚韧，缺乏弹性，会阴伸展性差，使阴道口狭小，在第二产程阻碍胎头娩出，致第二产程延长。② 外阴水肿：多见于妊娠期高血压疾病、重度贫血、心脏病、慢性肾炎及营养不良的产妇。重度外阴水肿，分娩时妨碍胎先露下降，造成组织损伤、感染和愈合不良等情况。③ 外阴瘢痕：外伤、烧伤、手术或感染等遗留瘢痕挛缩，外阴失去伸展性或阴道口狭窄而影响胎先露下降。

2）阴道异常：① 先天性阴道横隔、纵隔：横隔较坚韧，多位于阴道上段。在横隔中央或稍偏一侧常有一小孔，易被误认为宫颈外口。若仔细进行阴道检查，在小孔上方可触及逐渐开大的宫口边缘，而该小孔的直径并不变大，阻碍胎先露下降。阴道纵隔多较薄弱，当胎先露下降时，往往使其自行断裂或被挤向一侧而不影响胎儿娩出。② 阴道瘢痕性狭窄：由产伤、药物腐蚀、手术感染致使阴道瘢痕挛缩形成狭窄，影响第二产程的进展。③ 阴道囊肿和肿瘤：阴道壁囊肿较大或实质性肿瘤可妨碍胎先露下降。

3）宫颈异常：① 宫颈外口粘连：多在分娩受阻时发现。宫颈管已消失而宫口却不扩张，仍为一个很小的孔，通常用手指稍加压力分离黏合的小孔后，宫口即可在短时间内开全。② 宫颈坚韧：常见于高龄初产妇，宫颈缺乏弹性或精神过度紧张使宫颈挛缩，宫颈不易扩张。③ 宫颈水肿：多见于滞产或枕后位，产妇过早运用腹压，子宫颈前唇长时间受压于胎头与耻骨联合之间，引起水肿。④ 宫颈瘢痕：宫颈锥形切除术后、宫颈裂伤修补术后等所致，使宫口扩张缓慢或停滞。⑤ 宫颈癌：宫颈组织硬而脆，缺乏伸展性，临产后影响宫口扩张，若经阴道分娩，有发生大出血、裂伤、感染及癌细胞扩散等危险。⑥ 宫颈肌瘤：位于子宫下段或子宫颈部位的较大肌瘤，阻塞产道，影响胎头入盆与下降。

3. 心理社会支持情况 产妇对软产道异常的原因认识不够，故而有羞耻感、忧虑感。另产程延长，害怕手术及担心自身与胎儿安危，产妇心情尤为紧张、恐惧。

【常见护理诊断/问题】

1. 焦虑　与产程延长、担心难产及胎儿安全有关。

2. 有新生儿受伤的危险　与产程延长及手术产有关。

3. 组织完整性受损　与外阴、阴道、宫颈不同程度的裂伤有关。

【护理目标】

1. 产妇焦虑程度减轻。

2. 新生儿健康，未受损伤。

3. 未发生软产道的损伤或仅有轻度损伤。

【护理措施】

1. 一般护理　临产前后鼓励多进食、多休息，宫缩痛时不高声喊叫，以保证良好体力与精力。及时排空大小便，避免引起宫缩乏力。产后多巡视病房，随时解决产妇的生活需要。加强会阴护理，协助指导母乳喂养。

2. 病情观察　临产后密切观察胎心音、宫缩、胎先露下降及宫口扩张情况，发现异常及时报告医师。

3. 医护治疗配合

（1）胎儿窘迫时，遵医嘱吸氧、用药，增加胎儿对缺氧的耐受性及纠正酸中毒等处理。

（2）外阴水肿影响组织弹性，可用50%硫酸镁湿热敷。临产后仍有严重水肿时可在严格消毒下，用针多点穿刺放液，分娩时协助医师行会阴切开术，产后加强局部护理，严防伤口感染。

（3）外阴坚韧、阴道瘢痕较轻者，做好会阴侧切缝合术及阴道助产术的准备工作。

（4）阴道横隔较薄者，协助医师在直视下将横隔做"X"形切开，待胎儿娩出后，再用肠线将切缘间断缝合。

（5）宫颈水肿者用1%普鲁卡因或阿托品宫颈注射，或用手上推宫颈，使宫颈逐渐扩张越过胎头，常可经阴道分娩。

（6）各种严重的软产道异常，明显阻碍胎先露下降者，应做好剖宫产术的术前准备以及新生儿窒息抢救准备工作。术后保持外阴清洁卫生，遵医嘱用抗生素防治感染。

4. 心理护理

（1）向产妇及其家属说明阴道分娩的可能性及优点，增强其自信心。

（2）解释有关检查及治疗的必要性与可靠性，增加其安全感。

（3）鼓励产妇家属多关心、体贴产妇，并劝产妇配合医师处理。

【护理评价】

1. 产妇焦虑情绪明显减轻。

2. 新生儿健康，未受损伤。

3. 未发生软产道的损伤或仅有轻度损伤。

【健康指导】

告知孕妇发现软产道异常及时处理，避免分娩时阻碍产程进展。

第三节　胎位异常

分娩时除枕前位（约占 90%）为正常胎位外，其余均为异常胎位，是造成难产的常见原因之一。临床上所见的胎位异常：① 胎先露的异常（臀先露、肩先露等）。② 胎头衔接不良（高直位、前不均倾位）。③ 胎头俯屈不良（面先露、额先露、前囟先露）。④ 胎头内旋转异常（持续性枕后位和枕横位）。此外还有复合先露，即除胎头或胎臀为主要先露之外，同时伴有小肢体为先露者。胎儿发育异常指胎儿发育过大及胎儿畸形。以上各种胎儿异常，若诊断不及时，处理不恰当，常给母儿造成严重危害，应予重视。以下仅介绍几种常见的异位胎位及胎儿发育异常。

一、持续性枕后位、枕横位

在分娩过程中，胎头以枕后位或枕横位衔接。在下降过程中，胎头枕部因强有力的宫缩绝大多数能向前转 135° 或 90° 自然分娩。仅有 5%~10% 胎头枕骨不能转向前方，直至分娩后期仍持续位于母体骨盆后方或侧方，致使分娩发生困难者，称持续性枕后位或持续性枕横位（图 12-9）。多因骨盆异常、胎头俯屈不良、子宫收缩乏力等影响胎头内旋转所致。其处理原则应根据产程的进展，结合产力、产道、产妇精神状况进行综合分析，采用适当的分娩方式结束分娩。

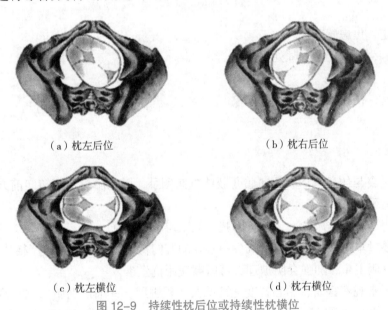

（a）枕左后位　　　　　　　　　　（b）枕右后位

（c）枕左横位　　　　　　　　　　（d）枕右横位

图 12-9　持续性枕后位或持续性枕横位

【护理评估】

1. 健康史　了解产妇骨盆有无异常。既往孕产史中，有无异常胎位、难产、死产及手术产史。

2. 身体评估

（1）产程进展慢：由于枕后位、枕横位的胎先露部不易紧贴子宫颈及子宫下段，常导致协调性宫缩乏力及宫颈扩张缓慢，致产程延长。多见于活跃晚期及第二产程延长。若在阴道口虽已见胎发，历经多次宫缩时屏气，却不见胎头继续下降时，可能是持续性枕后位或枕横位。

（2）产妇过早屏气用力：枕后位者因枕骨持续位于骨盆后方压迫直肠，产妇自觉肛门坠胀及有排便感，致使子宫颈口尚未开全时，过早向下屏气用力使用腹压，容易导致宫颈前唇水肿和产妇疲劳、肠胀气、尿潴留，进一步影响产程进展。

（3）腹部检查：在宫底部触及胎臀，胎背偏向母体的后方或侧方，腹部前方可清楚触及胎儿肢体。胎心音多在脐下偏外侧听得最清楚。

（4）肛门或阴道检查：当宫口开大或开全时，若为枕后位，可在骨盆斜径上触及胎头矢状缝，大囟门在其侧前方，且盆腔后部较空虚。若为枕横位，则胎头矢状缝在骨盆横径上，大小囟门分别在其两侧。若肛门检查触不清楚，经阴道检查能清楚地触及矢状缝、囟门或耳郭的方向以确定胎位。

3. 心理社会支持情况　临产初期，产妇对持续性枕后位、枕横位认识有限，无明显心理负担。随着产程延长，不断向下屏气用力，已感体力衰竭却不见胎儿娩出，产妇产生高度紧张、焦虑不安的心理。倘若家属支持不够，医护人员不够负责，易使产妇更为焦虑与恐惧。

4. 辅助检查　B 型超声检查可探查胎头枕部及颜面的位置以确定胎方位。

【常见护理诊断/问题】

1. 焦虑　与担心难产、胎儿安全、害怕手术产有关。

2. 疲乏　与过早使用腹压、产程延长、进食少、睡眠不足有关。

3. 有新生儿受伤的危险　与产程延长、胎头受压过久及手术助产有关。

4. 有感染的危险　与产程延长，多次阴道检查及手术产有关。

【护理目标】

1. 产妇情绪稳定，焦虑感减轻。

2. 产妇精神饱满，积极配合医师处理。

3. 新生儿正常。

4. 产妇体温正常，伤口无红肿等感染征象。

【护理措施】

1. 一般护理

（1）鼓励产妇进食与休息，让其朝向胎儿肢体方向侧卧，以利胎头枕部转向前方。并嘱产妇不要过早屏气用力，以免宫颈水肿。

（2）督促产妇每 2 小时排尿一次，避免膀胱充盈阻碍胎头下降。

（3）临产后不要过早干涉产程，尽量减少不必要的肛门检查及阴道检查，严格执行无菌操作。

（4）产后注意外阴卫生，加强会阴护理，遵医嘱使用抗生素。

2. 病情观察　严密观察宫缩、胎心音变化情况及产程进展。仔细辨别胎方位，检查有无破膜、羊水量及性质、有无胎头水肿。观察产妇全身情况及精神状态。如发现异常及时报告医师并协助处理。

3. 医护治疗配合

（1）若宫口开全，胎头双顶径已达坐骨棘平面以下，协助医生行阴道助产术。

（2）若胎头位置高或胎儿窘迫，协助医生行剖宫产术及抢救新生儿窒息。

4. 心理护理　向产妇解释持续性枕后位、枕横位多可从阴道顺利分娩，嘱其耐心等待，不要有急躁情绪。对不能自然分娩者，说明有关阴道助产术或剖宫产术的必要性及可靠性，增加其安全感，消除恐惧感。医护人员语言要亲切，态度要和蔼，及时正确解答产妇提出的有关问题。鼓励家属陪伴分娩，给产妇精神安慰，消除紧张、焦虑的心理。

【护理评价】

1. 产妇情绪稳定，焦虑感减轻。

2.产妇精神饱满，积极配合医师处理。

3.新生儿正常。

4.产妇体温正常，伤口无红肿等感染征象。

【健康指导】

告知孕妇加强产前检查，及早发现骨盆异常、胎位异常，尽早处理并选择正确分娩方式，防止难产的发生。鼓励临产后多进食、注意休息，避免宫缩乏力引起内旋转异常而导致持续性枕横位、枕后位。

二、臀先露

臀先露是最常见的异常胎位，指以胎臀、足或膝为先露，以胎儿骶骨为指示点在母体骨盆的前、后、侧方，构成六种胎位的总称，亦称臀位，约占足月分娩总数的3% ~ 4%。多由骨盆狭窄、前置胎盘、胎儿在宫腔内活动范围过大或受限引起。临床上根据胎儿两下肢所取的姿势分为三种类型。① 单臀先露（腿直臀先露）：胎儿双髋关节屈曲、双膝关节伸直，以胎臀为先露者，最多见；② 混合臀先露（完全臀先露）：胎儿双髋关节及膝关节均屈曲犹如盘膝坐，以臀部与双足为先露者，较多见；③ 足先露（不完全臀先露）：以一足或双足，一膝或双膝或一足一膝为先露。膝先露是暂时的，分娩开始后即转为足先露，临床上少见。因胎头比胎臀大，臀位分娩时后出胎头无明显变形，往往娩出困难，加之脐带脱垂较多见，使围生儿死亡率增高，约为枕先露娩出的3 ~ 8倍。其处理原则是：妊娠期适时纠正胎位，分娩期结合产妇年龄、产次、产力、产道、胎儿情况及有无合并症等综合分析决定分娩方式。

【护理评估】

1.健康史 了解产妇年龄，是否为经产妇，有无羊水过多、双胎、骨盆异常及前置胎盘等。

2.身体评估

（1）症状：孕妇常感肋下有圆而硬的胎头，临产后由于胎臀不能紧贴子宫下段及宫颈，常导致宫缩乏力，宫口扩张缓慢，先露下降慢，致使产程延长。第一产程可见胎足脱出阴道，单臀者有胎粪排出。

（2）体征

1）腹部检查：子宫呈纵椭圆形，在子宫底部可触及圆而硬、有浮球感的胎头；在耻骨联合上方可触及宽而软、不规则的胎臀，胎心音在脐的左上方或右上方听得最清楚。

2）肛门及阴道检查：肛门检查时，可触及软而不规则的胎臀或触到胎足、胎肢。阴道检查时，如胎膜已破可直接触到胎臀、外生殖器及肛门。但应该注意鉴别臀与面部。若为胎面部，可触及口与两颧骨突出点呈三角形，手指放入口内可触及齿龈和弓状的下颌骨。若为胎臀，可触及肛门与两坐骨结节连在一条直线上，手指放入肛门内有环状括约肌收缩感，取出手指可见胎粪。若触及胎儿足部时，应与胎手相鉴别。

3.心理社会支持情况 产妇及家属对臀先露分娩时的危险性估计不足，任其自然。产程延长时担心胎儿安全、害怕手术，从而焦虑、恐惧。

4.辅助检查 B型超声检查能探清臀先露类型、胎儿大小、胎心搏动情况及胎盘的位置。

【常见护理诊断/问题】

1. 知识缺乏　缺乏臀先露对分娩危害的认识。

2. 焦虑　与担心胎儿安危、害怕手术有关。

3. 有新生儿受伤的危险　与胎儿脐带脱出，后出头困难及臀助产术有关。

4. 有感染的危险　与胎膜早破、产程延长及手术产有关。

【护理目标】

1. 产妇能说出臀位的危害性并在孕期积极纠正胎位。

2. 产妇焦虑、恐惧感减轻。

3. 新生儿健康。

4. 产妇恶露无臭味、无发热及血象升高等感染征象。

【护理措施】

1. 一般护理

（1）生活上多关心、体贴产妇，补充营养，防止宫缩乏力。

（2）注意卧床休息，临产后尽量少做肛查及不必要的阴道检查。

（3）严密观察宫缩，勤听胎心音。督促每2~4小时小便一次。

（4）产后遵医嘱用药，指导母乳喂养，加强会阴护理。

2. 病情观察

（1）严密观察宫缩、胎心音情况及产程进展，注意有无破膜。若已破膜，仔细观察羊水量及性质，检查有无脐带脱垂。

（2）宫口未开全、胎足脱出者，应注意堵臀。堵臀时要注意观察有无先兆子宫破裂的征象。发现异常及时报告医师。

3. 医护治疗配合

（1）协助矫正臀位：妊娠30周前臀位多能自然转成头先露。若妊娠30周后仍为臀先露，应予矫正。矫正方法常用以下几种：

① 胸膝卧位：让孕妇排空膀胱、松解腰带，做胸膝卧位姿势（图12-10），每日2次，每次15分钟，连做1周后复查。这种姿势可使胎臀退出盆腔，借助胎儿重心改变，使胎头与胎背所形成的弧形顺着宫底弧面滑动而完成胎位矫正。

② 激光照射或艾灸至阴穴：近年多用激光照射两侧至阴穴（足小趾外侧趾甲角旁0.1寸），也可用艾条灸，每日1次，每次15~20分钟，1~2周为一疗程。

③ 外转胎位术：应用上述方法矫正无效时，于妊娠36~37周时可行外转胎位术（图12-11），应由技术熟练的医师完成。

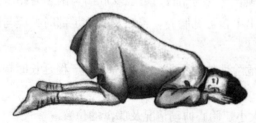

图12-10　胸膝卧位

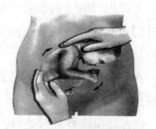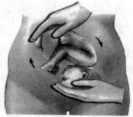

图12-11　外转胎位术

（2）协助剖宫产术：针对高龄初产妇、有难产史、不完全臀先露、骨盆狭窄、软产道严重异常、胎儿体重大于 3500 g 且存活、胎儿窘迫等，均应做好剖宫产的术前准备工作。

（3）协助阴道分娩

1）第一产程：嘱产妇左侧卧位休息，少活动、少肛查，禁止灌肠，避免胎膜早破、脐带脱垂。一旦胎膜破裂，应立即听胎心音，抬高床尾，并做肛门或阴道检查，了解宫口大小及有无脐带脱垂。发现异常立即吸氧并报告医师。若胎足脱出至阴道口，应消毒外阴，在子宫收缩时用手掌垫以无菌巾堵住阴道口，直至宫口开全（图 12-12）。保证软产道充分扩张，防止后出头困难。

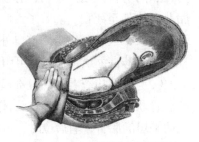

图 12-12 堵臀助宫颈扩张

2）第二产程：接产前导尿，做好会阴侧切及臀助产术的准备，协助接产人员行臀助产术。臀位阴道分娩方式有三种：① 自然分娩：指接产人员不做任何牵拉，胎儿自然娩出。少见，仅见于经产妇、胎儿小、宫缩强、产道正常者。② 臀助产术：指胎儿脐以下部分自然娩出，而脐以上部分则由接产者协助娩出。注意脐部娩出后，一般应在 2～3 分钟娩出胎头，最长不超过 8 分钟。后出头有困难者可用产钳助产。③ 臀牵引术：指胎儿全部由接产者牵拉娩出，此种手术对胎儿损伤大，不宜采用。

3）第三产程：协助接产人员娩出胎盘，检查软产道有无裂伤并协助缝合，遵医嘱用缩宫素防治产后出血。

4. 心理护理

（1）宣传臀先露妊娠的保健知识，向孕妇说明臀先露发生的原因，分娩时给母儿带来的危害，以加强对产前检查重要性的认识。

（2）解释剖宫产的必要性及可靠性，增加安全感，消除恐惧感。

（3）主动与产妇沟通，以良好的态度、亲切的语言、精湛的技术赢得产妇的信任。

【护理评价】

1. 产妇能说出有关臀先露的保健知识，有效执行医嘱。

2. 产妇心情舒畅，焦虑、恐惧感减轻。

3. 新生儿无窒息、无产伤。

4. 产妇无腹痛、恶露无臭味，体温、血象正常，未发生感染。

【健康指导】

告知孕妇加强产前检查，尽早发现胎位异常并予矫正。若矫正失败，提前 1 周住院待产。

三、肩先露

胎体纵轴与母体纵轴相垂直，胎儿横卧于骨盆入口之上，以肩为先露者称为肩先露，亦称横位。根据胎头及肩胛骨与母体骨盆的关系分肩左前、肩右前、肩左后及肩右后四种胎位。肩先露占足月分娩总数的 0.1%～0.25%，是对母儿最不利的胎位，发生原因与臀先露相同。其处理原则是：妊娠期适时矫正胎位，分娩期根据胎儿是否存活、宫口开大、母体情况分别采用剖宫产术或内转胎位术后阴道结束分娩。

【护理评估】

1. 健康史 询问产妇年龄、孕产史，了解有无羊水过多、子宫畸形、骨盆异常等。

2. 身体评估

（1）产程停滞：肩先露者，胎肩不能紧贴子宫下段及宫颈内口，缺乏直接刺激，容易发生宫缩乏力；胎肩对宫颈压力不均，容易发生胎膜早破；破膜后羊水迅速外流，胎儿上肢或脐带容易脱出，导致胎儿窘迫甚至死亡。随着子宫收缩不断加强，胎肩及一部分胎儿胸廓被挤入盆腔内，胎体折叠弯曲、胎颈被拉长，上肢脱出于阴道口外，胎头和胎臀仍被阻于骨盆入口上方，形成忽略性或嵌顿性横位，致产程停滞。若宫缩继续加强，可引起病理缩复环，甚至引起子宫破裂。

（2）腹部检查：产妇腹部呈横椭圆形，子宫底高度低于妊娠周数，但横径宽。腹部触诊：子宫底部及耻骨联合上方较空虚，在母体腹部一侧可触及胎头，另一侧可触及胎臀。肩前位时，腹部一侧可触及宽而平坦的胎背；肩后位时，可扪及不规则胎儿肢体。听诊：胎心在脐周两侧最清楚。

（3）肛查或阴道检查　若胎膜未破，先露位置高，肛门检查不易触及胎先露。若胎膜已破，宫口扩张，阴道检查能触到胎儿手、肩胛骨和腋窝。根据腋窝尖端指向母体左或右方，肩胛骨朝向母体前或后方确定胎位。

3. 心理社会支持情况　产妇和家属对肩先露的认识不足，致使肩先露得不到及时矫正。产妇一旦得知横位的危害，会担心自身及胎儿安危，表现出异常焦虑、恐惧的心理。分娩时胎手脱出，如果家属耽误挽救时间，可造成母儿双亡。

4. 辅助检查　B 型超声检查能准确探清肩先露且确定具体胎方位。

【常见护理诊断 / 问题】

1. 知识缺乏　缺乏预防肩先露的知识。
2. 有新生儿受伤的危险　与分娩受阻、手术产有关。
3. 有感染的危险性　与胎膜早破、手术产有关。
4. 潜在并发症　子宫破裂。

【护理目标】

1. 产妇能说出肩先露的危害性并在孕期积极纠正胎位。
2. 分娩顺利，新生儿健康。
3. 产妇未发生感染。
4. 产妇未出现子宫破裂。

【护理措施】

1. 一般护理
（1）临产后尽量减少不必要的阴道检查，及时做好术前准备工作，严格无菌操作。
（2）注意休息，加强营养，提供舒适安静的休养环境。
（3）保持外阴清洁、干燥。
2. 病情观察　严密观察宫缩、胎心音变化及生命体征，检查腹部有无病理缩复环，阴道有无胎手脱出，发现异常及时报告医师。术后观察腹部切口情况，遵医嘱用药，预防感染。
3. 医护治疗配合
（1）嘱产妇左侧卧位休息，禁灌肠，避免胎膜早破。
（2）足月分娩者，临产后尽早做好剖宫产术的术前准备及抢救新生儿窒息的准备工作。
（3）若胎儿已死，无先兆子宫破裂者，待宫口开全后协助医师进行毁胎术。
4. 心理护理　介绍有关肩先露对分娩影响的知识。向产妇说明横位者足月胎儿不能从阴道分娩，是

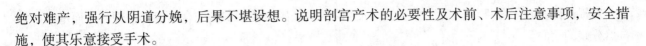

绝对难产，强行从阴道分娩，后果不堪设想。说明剖宫产术的必要性及术前、术后注意事项，安全措施，使其乐意接受手术。

【护理评价】

1.产妇能说出肩先露的危害性并在孕期积极纠正胎位。
2.分娩顺利，新生儿健康。
3.产妇未发生感染。
4.产妇未出现子宫破裂。

【健康指导】

告知孕妇加强产前检查，及时发现胎位异常，并尽早纠正。嘱出院后注意休息，加强营养。指导母乳喂养。

第四节　分娩焦虑及恐惧

【概述】

分娩焦虑是指产妇在分娩的生理过程中，由于阵痛、医疗检查干预、缺少分娩经验等因素，表现出一种强烈的心理生理负性情绪反应。产妇常表现情绪紧张，心理处在焦虑状态，甚至对分娩过程产生恐惧。

愈接近预产期，伴随腹部负重增大，孕妇在妊娠初期得知妊娠后的欣喜心情转化成未知的恐惧和担忧焦虑，担心孩子发育和自己能否顺利度过分娩期，担心孩子性别是否是家人所期待。

焦虑心理对分娩有着重大影响。焦虑可引起神经内分泌系统发生应激等连锁反应，去甲肾上腺素分泌增加，引起孕妇周围血管收缩，导致子宫胎盘血流减少，影响胎儿供氧，使胎儿宫内窘迫。焦虑可刺激下丘脑分泌促肾上腺激素释放激素，通过刺激肾上腺皮质释放糖皮质激素，使血糖增加；焦虑可促使肝脏分解肝糖原，释放葡萄糖以供机体需要，使机体能量储备减少；长期焦虑会使机体葡萄糖储存减少，临产后子宫收缩的能量缺乏，常引起子宫收缩乏力，导致产程延长和胎儿窘迫。

【护理评估】

1.健康史　评估产妇孕产史，对分娩过程的了解情况，产前检查过程中参加产前宣教情况；评估产妇的家人对胎儿预期等情况是否给产妇造成心理压力。

2.身心状况　评估产妇睡眠状况、血压、呼吸和脉搏等情况，分娩焦虑的产妇常表现为失眠、血压升高、呼吸加快、脉搏快、身体肌肉僵硬，对分娩有畏惧情绪，缺乏自信，情绪易激动，易怒。

【常见护理诊断/问题】

1.焦虑　与担心胎儿和自身安危有关。
2.个人应对无效　与未能运用所学技巧应对焦虑有关。

【护理措施】

1.加强孕期保健宣讲，对孕妇及其家属进行产前教育，向孕妇介绍产前检查的重要性和有关分娩的知识。

2. 提供医护技术条件等信息，增强产妇对医院的信任感，使产妇能配合医疗和护理，从而增强产妇自然分娩的信心。

3. 让产妇及其家属积极参与分娩方式的选择和产程的管理，向其讲明阴道分娩的可能性及优点，并提供最佳的服务，以缓解其恐惧心理，使其安全顺利分娩。

4. 提供舒适良好的待产环境，给产妇提供舒适的待产室，尽量家庭化、安静、清洁。可设由有经验的家属或丈夫陪伴的"康乐待产室"，也可由有经验、爱心及责任心的助产士提供分娩全程陪伴和护理，称为"导乐陪伴分娩"。消除产妇对产房环境的陌生感，以增加产妇安全归属感。

5. 产后提供心理支持　第三产程及产褥期，由于家属的关注倾向于新生儿，产妇往往有被忽略、被冷落的感觉。医护人员一定要让产妇明白她仍是被关心的对象，尽可能满足产妇心理和身体上的照顾和护理需求。

知识链接 ○╍╍╍

促宫颈成熟的方法

促进宫颈成熟的方法分为药物方法和机械性方法。常用的促宫颈成熟的药物是前列腺素制剂，如可控释地诺前列酮栓和米索前列醇。前者优点是可以适当控制药物的释放，当宫缩过频时方便取出，缺点是需冷藏，易引起药物敏感者宫缩过频；后者常规使用每次阴道放药剂量是 25 μg，6 小时后无宫缩，再重复使用前应行阴道检查，重新评估宫颈成熟度。机械性方法包括低位水囊、海藻棒等，需要在无阴道感染及胎膜完整时才能使用。

╍╍╍

 **思考题**

1. 初产妇，孕足月，规律宫缩 16 小时，阴道检查宫口开大 6 cm，宫缩转弱，（25～30）秒/（5～6）分，4 小时后，阴道检查宫口仍开大 6 cm，"S−1"。

　　请思考：

（1）该待产妇产程正常吗？若为异常产程曲线，存在何种异常？

（2）此种异常情况，最可能的原因是什么？

（3）首选的处理措施是什么？

2. 张女士，G_1P_0，孕 37 周，骨盆外测量：骶耻外径 18.5 cm，髂前上棘间径 23 cm，坐骨结节间径 7.5 cm，坐骨结节间径与出口后矢状之和为 12 cm。阴道检查：骶骨板弯曲好，骨盆内聚，坐骨棘间径约 9 cm，胎儿估计 3500 g，头浮，胎心 140 次/分。

　　请思考：

（1）该孕妇骨盆正常吗？若异常，属何种类型？

（2）针对该情况，可选择何种分娩方式？

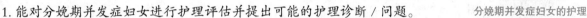

第十三章

分娩期并发症妇女的护理

● 知识目标：

1. 掌握产后出血、羊水栓塞、子宫破裂的病因、护理评估、护理诊断及护理措施。
2. 熟悉羊水栓塞的病理生理变化。

● 能力目标：

1. 能对分娩期并发症妇女进行护理评估并提出可能的护理诊断/问题。
2. 能估测产后出血量并早期发现产后出血，能早期识别先兆子宫破裂及羊水栓塞。
3. 能制订出针对产后出血、子宫破裂及羊水栓塞产妇的科学合理的护理措施。

分娩期并发症妇女的护理

● 素质目标：

1. 具有较强的责任心，善于与孕产妇及家属沟通，能耐心细致地对待工作。
2. 善于与其他医务人员合作、沟通，有协作意识。
3. 拥有独立分析问题和解决问题的能力。

案例导入

初产妇，30岁，孕38周，行会阴侧切自然分娩一健康男婴，胎盘正常娩出。产后1小时发现产妇面色苍白，出冷汗，阴道流血量较多，主诉头晕、心悸和口渴。BP 90/50 mmHg，P 120 次/分，既往有血小板减少症，无高血压及低血压，无贫血史。

请思考：

1. 该产妇最有可能的医疗诊断是什么？
2. 引起该诊断的原因是什么？

第一节 产后出血

产后出血是指胎儿娩出后24小时内阴道分娩者阴道流血量≥500 mL，剖宫产者≥1000 mL。产后出血是分娩期严重的并发症，在我国居产妇四大死亡原因之首。其发病率占分娩总数的 2% ~ 3%，超过80% 发生在产后2小时内。

【病因及发病机制】

引起产后出血的原因主要为子宫收缩乏力、胎盘因素、软产道损伤、凝血功能障碍。这些原因可共存，互为因果、互相影响。

（一）子宫收缩乏力

子宫收缩乏力是产后出血最常见的原因。胎儿娩出后，子宫肌纤维收缩，使张开的血窦受压而止血，因此任何影响子宫肌纤维收缩的因素均可致子宫收缩乏力性产后出血。

1. 全身因素　如产妇体质弱、合并慢性疾病、产程延长、滞产、产程中过多使用镇静剂和麻醉剂等药物、产妇精神过度紧张。

2. 局部因素　子宫过度膨胀，如羊水过多、多胎妊娠、巨大儿等肌纤维过度伸张影响缩复；子宫肌纤维发育不良，如子宫肌瘤、瘢痕子宫、子宫畸形等影响子宫正常收缩；多产妇，反复妊娠分娩，子宫肌纤维受损；胎盘因素如前置胎盘、胎盘早期剥离等影响子宫缩复；膀胱直肠过度充盈亦可影响子宫收缩。

（二）胎盘因素

胎盘因素包括胎盘剥离不全、胎盘剥离后滞留、胎盘嵌顿、胎盘粘连、胎盘植入、胎盘和（或）胎膜残留。

（三）软产道损伤

软产道损伤常与急产、产力过强、胎儿过大，阴道助产手术操作不规范，外阴阴道本身弹性及伸展性差，会阴切开缝合时止血不彻底，未及时发现宫颈或阴道穹隆的损伤等有关。

（四）凝血功能障碍

产妇凝血功能障碍见于两种情况：① 与产科有关的并发症导致凝血功能障碍，如妊娠期高血压疾病、羊水栓塞、胎盘早期剥离及死胎等可影响凝血功能并发弥散性血管内凝血。② 产妇合并血液系统疾病，如原发性血小板减少、再生障碍性贫血、白血病等。

【护理评估】

1. 健康史　详细询问孕前是否患有慢性全身性疾病，如重症肝炎、严重贫血、血液系统疾病等；子宫是否有疾患或手术史，如子宫肌瘤、剖宫产史、人流史等；妊娠期是否有合并症，如妊娠期高血压疾病、前置胎盘、胎盘早剥、羊水过多等；分娩期是否有产程延长、急产、产妇过度紧张、使用镇静剂、麻醉剂等。

2. 身体评估

（1）阴道流血：不同原因引起的产后出血临床表现不同。

① 宫缩乏力：在分娩过程中已有宫缩乏力表现，其特点是胎盘剥离延缓，或胎盘娩出后阴道流血呈间歇性，颜色暗红，常伴有血块。检查腹部时感子宫软，轮廓不清或子宫位置升高，按压子宫底时有大量血液及血块流出。

② 胎盘因素：胎儿娩出后胎盘滞留，未剥离或剥离不全，阴道流血特点似宫缩乏力。胎盘娩出后应常规检查胎盘及胎膜是否完整，确定有无残留。胎盘胎儿面如有断裂血管，应考虑副胎盘残留的可能。徒手剥离胎盘时如发现胎盘与宫壁关系紧密，难以剥离，牵拉脐带时子宫壁与胎盘一起内陷，可能为胎盘植入。

③ 软产道裂伤：胎儿娩出后立即出现阴道流血，色鲜红，呈持续性，凝固。检查腹部时感子宫硬，轮廓清。软产道可见不同程度裂伤并有活动性出血。

④ 凝血功能障碍：阴道流血呈持续性，且不凝固。检查子宫、胎盘及软产道均未见异常，而身体其他部位同时出现出血灶。

（2）估测失血量有以下几种方法：

① 称重法：失血量（mL）= [胎儿娩出后接血敷料湿重（g）- 接血前敷料干重（g）]/1.05（血液比重 g/mL）。

② 容积法：用产后接血容器收集血液后，放入量杯测量失血量。

③ 面积法：可按纱布血湿面积估计失血量。

④ 休克指数法（SI）：休克指数 = 脉率 / 收缩压（mmHg），当 SI = 0.5，血容量正常；SI = 1.0，失血量为 10% ~ 30%（500 ~ 1500 mL）；SI = 1.5，失血量为 30% ~ 50%（1500 ~ 2500 mL）；SI = 2.0，失血量为 50% ~ 70%（2500 ~ 3500 mL）。

⑤ 血红蛋白测定：血红蛋白每下降 10 g/L，失血量为 400 ~ 500 mL。但是在产后出血的早期，由于血液浓缩，血红蛋白常无法准确反映实际的出血量。

3. 心理社会支持情况　由于产后阴道流血增加，产妇及其家属常出现惊慌、恐惧、无助，担心产妇的生命安全。同时，因对医院环境和医疗技术条件不熟悉，对治疗和身体康复感到忧虑。

4. 辅助检查

（1）实验室检查：检查血常规，出、凝血时间，凝血酶原时间及纤维蛋白原测定等结果，了解失血和凝血功能情况。

（2）超声检查：疑胎盘残留时可行超声检查。

【常见护理诊断 / 问题】

1. 组织灌注量不足　与大量失血相关。
2. 有感染的危险　与失血后抵抗力降低及手术操作有关。
3. 恐惧　与阴道大量出血出现生命威胁有关。
4. 活动无耐力　与失血过多、产后体质虚弱有关。
5. 潜在并发症　失血性休克。

【护理目标】

1. 产妇阴道流血得以控制，生命体征正常。
2. 产妇体温、白细胞总数和中性粒细胞分类正常，恶露、伤口无异常。
3. 产妇自诉恐惧感减轻，舒适感增加。
4. 产妇精神饱满，活动增加。
5. 不出现失血性休克或失血性休克被纠正。

【护理措施】

1. 预防措施

（1）妊娠期

① 加强孕期保健，定期接受产前检查，发现高危妊娠，积极治疗。

② 对于高危妊娠者，如妊娠高血压、病毒性肝炎、贫血、血液病、多胎妊娠、羊水过多等孕妇，应提前入院。

（2）分娩期

① 第一产程：密切观察产程进展，防止产程延长，保证产妇基本需要，避免产妇衰竭状态，必要时给予镇静剂以保证产妇的休息。

② 第二产程：严格执行无菌技术；指导产妇正确使用腹压；适时适度行会阴侧切术；胎儿娩出不宜

过快；胎肩娩出后立即肌注或静脉滴注缩宫素，以加强子宫收缩，减少出血。

③第三产程：正确处理胎盘娩出和测量出血量。胎盘未剥离前，不可过早牵拉脐带或按摩、挤压子宫，待胎盘剥离征象出现后，及时协助胎盘娩出，并仔细检查胎盘、胎膜是否完整。

（3）产褥期

①产后2小时内，产妇仍需留在产房接受监护，因为80%的产后出血是发生在这一时间。要密切观察生命体征，子宫复旧及阴道出血、会阴伤口等情况。

②督促产妇及时排空膀胱，以免影响宫缩致产后出血。

③早期哺乳，可刺激子宫收缩，减少阴道出血量。

④对可能发生产后出血的高危产妇，注意保留静脉通道，准备并做好产妇的保暖。

2．一般护理

（1）患者取平卧位，吸氧，保暖，为其提供安静的环境保证睡眠及休息。

（2）鼓励产妇进食营养丰富易消化的食物，多进富含铁、蛋白质、维生素的食物，如瘦肉、鸡蛋、牛奶、绿叶蔬菜、水果等，注意少量多餐。

（3）做好会阴护理，保持外阴清洁。

3．病情观察　严密观察产妇的生命体征、精神状态、面色；观察宫缩、宫底高度，有无压痛；观察阴道出血的量、颜色以及能否自凝；观察会阴伤口有无血肿，有无肛门坠胀感；记录尿量，有无尿潴留。

4．医护治疗配合　针对不同原因引起的出血，采取不同的治疗措施。

（1）子宫收缩乏力性出血　加强宫缩能迅速止血。导尿排空膀胱后可采用以下方法：

1）按摩子宫：①腹壁按摩宫底法：一手在产妇耻骨联合上缘按压下腹中部，将子宫向上托起，另一手握住宫体，使其高出盆腔，在子宫底部进行有节律地按摩子宫，同时间断地用力挤压子宫，使积存在子宫腔内的血块及时排出（图13-1）。②腹部阴道双手压迫子宫法：一手在子宫体部按摩子宫体后壁，另一手握拳置于阴道前穹隆压挤子宫前壁，两手相对紧压子宫并做按摩，不仅可刺激子宫收缩，还可压迫子宫内血窦，减少出血（图13-2）。评价按摩子宫有效的标准是子宫轮廓清楚、收缩有皱褶、阴道或子宫切口出血减少。按压时间以子宫恢复正常收缩并能保持收缩状态为止，按摩时配合使用宫缩剂。

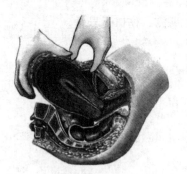 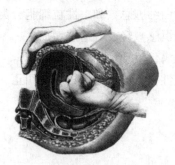

图13-1　腹壁按摩宫底法　　　　　图13-2　腹部阴道双手压迫子宫法

2）应用宫缩剂：①缩宫素10~20 U加入晶体液500 mL中静脉滴注，必要时也可宫体直接注射缩宫素10 U。②麦角新碱0.2 mg肌内注射，或加入25%葡萄糖注射液20 mL中静脉缓慢推注。心脏病、高血压患者慎用。③前列腺素类药物：当缩宫素及麦角新碱无效或者麦角新碱禁用时加用，可采用地诺前列酮0.5~1 mg经腹或直接注入子宫肌层，使子宫肌发生强烈收缩而止血。

3）宫腔填塞：包括宫腔纱条填塞（图13-3）和宫腔球囊填塞（图13-4）。阴道分娩后宜使用宫腔球囊填塞，剖宫产术后可选用宫腔纱条填塞或宫腔球囊填塞。宫腔填塞后应密切观察出血量、生命体征及宫底高度，动态监测血常规和凝血功能，警惕因填塞不紧致宫腔内积血而无阴道流血的假象。24～48小时取出，注意预防感染，取出时应给予强有力的宫缩剂。

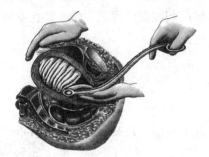

图13-3　宫腔纱条填塞

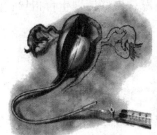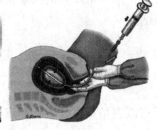

图13-4　宫腔球囊填塞

4）子宫压缩缝合术：适用于经宫缩剂和按压子宫无效者，尤其适用于宫缩乏力导致的产后出血。常用B-Lynch缝合法（图13-5）。

5）结扎盆腔血管止血：经上述积极处理无效时，可采用结扎子宫动脉或结扎髂内动脉的方法。

6）髂内动脉或子宫动脉栓塞：行股动脉穿刺插入导管至髂内动脉或子宫动脉，注入明胶海绵栓塞动脉。栓塞剂可于2～3周后吸收，血管复通。适用于产妇生命体征稳定时进行。

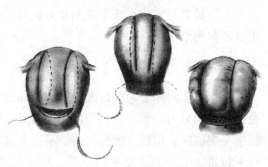

图13-5　子宫压缩缝合术

7）切除子宫：经积极抢救无效、危及生命时，行子宫次全切除术或子宫全切除术。

（2）胎盘因素性出血：怀疑有胎盘滞留，应立即做阴道检查和宫腔检查。胎盘已剥离尚未娩出者，可协助产妇排空膀胱，然后牵拉脐带，按压宫底协助胎盘娩出；胎盘部分剥离者，可以徒手伸入宫腔，协助胎盘完全剥离后，取出胎盘；胎盘部分残留，徒手不能取出时，可用大刮匙刮取残留组织；胎盘植入者，应及时做好子宫切除术的准备；若为子宫狭窄环所致胎盘嵌顿，要配合使用麻醉，待环松解后用手取出胎盘。

（3）软产道损伤性出血：及时准确地修复缝合裂口。若为阴道血肿所致要先切开血肿，清除血块，缝合止血，同时注意补充血容量。

（4）凝血功能障碍性出血：应针对不同病因、疾病种类进行护理，如血小板减少症、再生障碍性贫血等患者应输新鲜血或成分输血，如发生弥散性血管内凝血应配合医师全力抢救。

另外，遵医嘱补充血容量纠正休克，并使用抗生素预防感染。

5.心理护理　主动给予产妇关爱，使其增加安全感；教会产妇一些放松的方法，鼓励产妇说出内心的感受；针对产妇的具体情况，有效地纠正贫血，增加体力，逐步增加活动量，以促进身体的康复。

【护理评价】

1.产妇全身状况良好，生命体征正常。

2.产妇无感染表现。

3.产妇能表达内心感受，无恐惧。

4.产妇无贫血，活动能力增加。

5.产妇未出现失血性休克或失血性休克被纠正。

【健康指导】

指导产妇母乳喂养，观察子宫复旧及恶露情况；告知产后复查的时间、目的和意义，使产妇能按时接受检查，以了解产妇的恢复情况；做好计划生育指导；同时指导产妇注意产褥期卫生，禁止盆浴，禁止性生活。

第二节 子宫破裂

子宫破裂是指在妊娠晚期或分娩过程中子宫体部或子宫下段发生裂伤，是威胁母儿生命的产科严重并发症。加强产前检查和提高产科质量可使子宫破裂的发病率明显下降，因此子宫破裂是评估产科质量的标准之一。

子宫破裂

子宫破裂可发生在妊娠晚期和分娩期，多发生在分娩过程中。可分为先兆子宫破裂和子宫破裂两个阶段。

【类型】

根据发生时期分为妊娠期子宫破裂和分娩期子宫破裂；按破裂部位分为子宫体部破裂和子宫下段破裂；按原因分为自然性破裂和损伤性破裂；按程度分为完全性破裂和不完全性破裂，完全破裂是指子宫肌壁全层破裂，宫腔与腹腔相通，不完全破裂是子宫肌层部分或全部断裂，浆膜层尚未穿破，宫腔与腹腔不相通。

【病因】

子宫破裂的常见原因有梗阻性难产（如头盆不称、胎位异常、胎儿畸形、骨盆狭窄等），瘢痕子宫，宫缩剂使用不当及产科手术损伤等医源性因素。

【护理评估】

1. 健康史　了解既往的孕产史、子宫手术史，本次妊娠是否有胎位不正、胎儿畸形、头盆不称，是否使用宫缩剂，本次产程进展的情况，是否有阴道助产或毁胎等手术。

2. 身体评估

（1）症状

① 先兆子宫破裂：胎先露下降受阻，子宫强烈收缩，产妇烦躁不安，呼吸急促，下腹剧痛难忍，大喊大叫，膀胱受压充血，出现排尿困难或血尿。

② 子宫破裂：不完全性子宫破裂疼痛等症状可不明显，多见于瘢痕子宫。完全性子宫破裂常发生于瞬间，产妇突感下腹部撕裂样剧痛，随即子宫收缩停止，腹痛暂时缓解，但很快全腹持续性疼痛并出现呼吸急促、面色苍白、恶心呕吐、出冷汗、四肢冰冷等休克症状。

（2）体征

① 先兆子宫破裂：当胎先露下降受阻，或滥用宫缩剂时，强有力的子宫收缩使子宫下段逐渐变薄而子宫体部增厚变短，两者之间形成明显的环状凹陷，称为病理性缩复环（图13-6），此环随宫缩逐渐上升达脐平或脐上，这一特点，可区别于子宫痉挛性狭窄环。子宫外形呈葫芦状，下段压痛明显。胎心率改变或听不清。

② 子宫破裂：a. 不完全性子宫破裂，体征可不明显，仅在不全

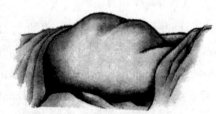

图13-6　先兆子宫破裂腹部外观

破裂处有明显压痛。若累及子宫动脉，可导致急性大出血。破裂发生在子宫侧壁，可形成阔韧带血肿，宫体一侧可扪及逐渐增大且有压痛的包块。胎心音多不规则。b.完全性子宫破裂，产妇休克征象明显。全腹有压痛及反跳痛，腹壁下可清楚扪及胎体，子宫缩小位于胎儿侧方，胎动和胎心音消失。阴道检查可见鲜血流出，原来扩张的宫口较前缩小，先露上升。破口位置低时，可自阴道扪及子宫裂口。

3.心理社会支持情况　产妇及其家属会担心产妇、胎儿的生命安全，出现焦虑甚至恐惧的心理。有的家属不能理解并接受失去孩子或产妇失去子宫等事实，做出过激行为。

4.辅助检查

（1）血常规检查：红细胞、血红蛋白值下降，白细胞增加。

（2）尿常规检查：可见红细胞或肉眼血尿。

【常见护理诊断 / 问题】

1.疼痛　与强直性子宫收缩或病理性缩复环或子宫破裂后血液刺激腹膜有关。

2.组织灌注量改变　与子宫破裂后大量出血有关。

3.恐惧 / 预感性悲哀　与子宫破裂及胎儿死亡有关。

【护理目标】

1.产妇疼痛减轻。

2.产妇组织灌注量得到及时纠正。

3.产妇情绪的调整，恐惧与哀伤程度降到最低。

【护理措施】

1.预防措施

（1）建立健全孕产妇三级保健网，加强孕产妇保健知识的宣教，加强围生期保健。

（2）有子宫破裂高危因素者，应在预产期前 1 ~ 2 周入院待产。

（3）提高产科质量及加强医护人员责任心，严密监测产程并正确处理异常产程。

（4）严格掌握剖宫产指征及各种阴道手术指征。

（5）严格掌握宫缩剂的应用指征，应用缩宫素时要注意浓度、速度，并有专人护理。

2.一般护理

（1）注意为患者提供安静、舒适的环境。

（2）鼓励产妇进食营养丰富易消化吸收的食物，多进食富含铁、蛋白质、维生素的食物。

（3）常规进行会阴护理，避免感染。

3.病情观察　观察产程时要注意宫缩强度、频率，注意胎心、胎动变化，有无病理性缩复环，重视患者自诉症状，观察尿液颜色。

4.医护治疗的配合

（1）先兆子宫破裂阶段立即吸入或静脉全身麻醉，肌内注射哌替啶 100 mg 等缓解宫缩。给予吸氧，尽快做好剖宫产术前准备及新生儿抢救准备。

（2）子宫破裂阶段迅速吸氧，建立静脉通道输液输血，配合医生纠正休克，同时尽快做好剖腹探查准备。

5.心理护理　对产妇及其家属的心理反应和需求表示理解，并尽快告诉他们手术进行状况及胎儿和产妇的情况。如胎儿死亡，护理人员应提供机会让产妇表达感受。

【护理评价】

1. 产妇自诉疼痛减轻。

2. 产妇生命体征正常。

3. 产妇情绪稳定，能表达内心感受，积极配合治疗。

【健康指导】

应指导保留子宫者避孕，一般需严格避孕 2 年以上才可再次妊娠。产褥期应注意休息，加强营养。应指导胎儿死亡产妇退奶。

知识链接 ○ ┄┄┄┄┄┄┄┄┄┄┄┄┄┄┄┄┄┄┄┄┄┄┄┄┄┄┄┄┄┄┄┄┄

子宫破裂的潜在危险信号——胎心率异常

现代研究表明，虽然子宫破裂有其典型的症状和体征，然而，其中一些症状和体征罕见，且与生理产科过程中的一些表现很难鉴别。持续、晚期或复发性可变减速，或胎儿心动过缓也许是唯一的子宫破裂征象。Leung 等报道，有 79% 的子宫破裂病例出现胎心率持续减速，Rodriguez 等也发现 78% 的子宫破裂病例出现胎儿窘迫，因此，应警惕分娩过程中突然出现的胎心率异常，它可能是子宫破裂的一个潜在危险信号。

第三节 羊水栓塞

羊水栓塞是指羊水及其内容物进入母体血液循环引起肺栓塞、休克和发生弥散性血管内凝血等一系列严重症状的综合征。羊水栓塞发病急，病情凶险，是造成产妇死亡的重要原因之一，发生在足月分娩者死亡率可高达 80% 以上。也可发生在中期妊娠引产或钳刮术中，但情况较缓和，极少造成产妇死亡。

羊水栓塞

【病因及发病机制】

导致羊水栓塞的三个基本条件是：羊膜腔内压力过高、胎膜破裂和宫颈或子宫血窦开放。羊水进入母血的途径有裂伤的子宫内膜静脉、胎盘附着处开放的子宫血管或子宫壁异常开放的血窦。常见诱因包括：子宫收缩过强、急产、胎膜早破、前置胎盘、胎盘早剥、子宫颈裂伤、子宫破裂、剖宫产术等。羊水中有形成分形成小栓子，经母体肺动脉进入肺循环，直接造成肺小血管的机械性阻塞，引起肺动脉高压。羊水内含有大量激活凝血系统的物质，能使肺血管反射性痉挛，加重肺动脉高压。另一个重要原因是羊水内的抗原成分引起 Ⅰ 型变态反应，很快使小支气管痉挛，支气管内分泌物增多，使肺通气、肺换气减少，反射性地引起肺内小血管痉挛。这种变态反应引起的肺动脉压升高有时起重要作用，肺动脉高压可引起急性右心衰竭，继而呼吸循环功能衰竭。羊水栓塞所致的炎性介质系统的突然激活，会引起类似于全身炎症反应综合征出现炎症损伤。羊水中含有丰富的凝血活酶，进入母血后可引起弥散性血管内凝血；同时，由于羊水中还含有纤溶激活酶，激活纤溶系统，使血液进入纤溶状态，血液不凝，发生严重的产后出血。

【护理评估】

1. 健康史 了解有无羊水栓塞的各种诱因，如是否有胎膜早破或人工破膜，前置胎盘或胎盘早剥，宫缩过强或强直性宫缩，中期妊娠引产或钳刮术、羊膜腔穿刺术等病史。

2.身体评估

（1）症状：大多发病突然，开始出现烦躁不安、寒战、恶心、呕吐、气急等先兆症状，继而出现呛咳、呼吸困难、发绀，迅速出现循环衰竭，进入休克或昏迷状态，严重者发病急骤，可于数分钟内迅速死亡。未在短期内死亡者，可出现出血不止，血不凝，身体其他部位如皮肤、黏膜、胃肠道或肾脏出血，继之出现少尿、无尿等肾功能衰竭的表现。典型临床经过可分为急性休克期、出血期、急性肾功能衰竭期三个阶段。

（2）体征：心率增快，肺部听诊有湿啰音。全身皮肤黏膜有出血点及瘀斑，阴道出血不止，切口渗血不凝。

有些羊水栓塞的临床表现并不典型，仅出现低血压、心律失常、呼吸短促、抽搐、急性胎儿窘迫、心脏骤停、产后出血、凝血功能障碍或典型羊水栓塞的前驱症状。当其他原因不能解释时，应考虑羊水栓塞。

3.心理社会支持情况　本病起病急、病情险恶，产妇感到痛苦和恐惧。其家属毫无心理准备，担心产妇和胎儿的安危，更感焦虑不安与恐惧无助，如抢救无效也可能对医护人员产生抱怨和不满。

4.辅助检查

（1）X线摄片：可见肺部双侧弥漫性点状、片状浸润影，沿肺门周围分布，伴轻度肺不张及心脏扩大。

（2）心电图检查：提示右心房、右心室扩大。

（3）实验室检查：痰液涂片可查到羊水内容物，腔静脉取血可查出羊水中的有形物质。DIC各项血液检查指标呈阳性。

【常见护理诊断/问题】

1.气体交换受损　与肺血管阻力增加，即肺动脉高压、肺水肿有关。

2.组织灌注量改变　与弥散性血管内凝血及失血有关。

3.恐惧　与病情危及产妇和胎儿生命有关。

4.潜在并发症　凝血功能障碍、胎儿窘迫。

【护理目标】

1.产妇胸闷、呼吸困难症状得到改善。

2.产妇休克得到纠正，并维持最基本的生理功能。

3.产妇及其家属的恐惧感减轻。

4.不出现凝血功能障碍等并发症或并发症被纠正。

【护理措施】

1.预防措施

（1）加强产前检查，发现前置胎盘、胎盘早剥等积极治疗。

（2）严密观察产程进展，掌握正确使用缩宫素的方法，防止宫缩过强。

（3）人工破膜宜在宫缩的间歇期，破口要小并注意控制羊水的流出速度。

（4）严格掌握剖宫产指征，术中避免羊水进入血循环。

（5）中期妊娠引产者，羊膜腔穿刺针头不应过大，次数不应超过3次。

（6）钳刮术时应先刺破胎膜，使羊水流尽后再钳夹胎块。

2.急救措施　一旦出现羊水栓塞的临床表现，应立即给予紧急处理。

（1）吸氧：取半卧位，加压给氧，必要时行气管插管或气管切开，保证供氧。减轻肺水肿，改善脑缺氧。

（2）抗过敏：立即静脉推注地塞米松 20～40 mg，以后依病情继续静脉滴注维持；也可用氢化可的松 100～200 mg 加入 5%～10% 的葡萄糖注射液 50～100 mL 快速静滴，以后静脉滴注 500 mg 维持。

（3）解除肺动脉高压

① 盐酸罂粟碱：能解除支气管平滑肌及血管平滑肌痉挛，扩张肺血管、脑血管及冠状动脉。本药品 30～90 mg 加于 25% 葡萄糖液 20 mL 中推注，与阿托品合用扩张肺小动脉效果更佳。

② 阿托品：心率慢时应用 1 mg 每 10～20 分钟静注一次，直至患者面色潮红，微循环改善。

（4）纠正心力衰竭：毛花苷丙 0.4 mg 加入 50% 葡萄糖液 20 mL 中静脉推注，可重复应用，一般于 6 小时后可重复一次。

（5）抗休克，纠正酸中毒

① 补充血容量：尽快输新鲜血和血浆补充血容量，扩容可用低分子右旋糖酐，补足血容量后血压仍不回升者，可用多巴胺 20 mg 加于 5% 葡萄糖液 250 mL 静脉滴注，以 20 滴／分开始，以后酌情调节滴速。

② 5% 碳酸氢钠溶液 250 mL 静脉滴注，早期应用能较快纠正休克和代谢失调。

（6）防治 DIC：应用肝素、抗纤溶药物及补充凝血因子，积极防治 DIC。羊水栓塞发生 10 分钟内，DIC 高凝阶段应用肝素效果佳；在 DIC 纤溶亢进期可给予抗纤溶药物、凝血因子合并应用防止大出血。

（7）防治急性肾功能衰竭：急性肾功能衰竭期应注意尿量。血容量补足后仍为少尿或无尿，须及时应用利尿剂，防治肾功能衰竭。

3. 病情观察

（1）监测产程进展，宫缩强度与胎儿情况。

（2）观察出血量，尿量，全身皮肤和黏膜有无出血倾向。

（3）严密监测患者的生命体征变化，定时测量并记录。

4. 医护治疗配合　立即遵医嘱用药，配合医师进行急救；尽快做好剖宫产术或阴道助产术及新生儿窒息抢救的准备。

5. 心理护理　如患者神志清醒，应给予鼓励，使其增强信心，相信自己的病情会得到控制。对于家属的恐惧情绪表示理解和安慰，必要时允许家属陪伴患者，向家属介绍患者病情的严重性，以取得配合，待患者病情稳定后共同制定康复计划，针对其具体情况提供出院指导。

【护理评价】

1. 实施抢救处理方案后，患者胸闷、呼吸困难症状改善。

2. 患者血压及尿量正常，阴道流血量减少，全身皮肤、黏膜出血停止。

3. 胎儿或新生儿无生命危险，患者出院时无并发症。

【健康指导】

对出院患者讲解保健知识，进行营养指导，并告知产后 42 天检查时，应复查尿常规及凝血功能；对子女未存活者，指导其采用合适的避孕措施，待身体康复后再次妊娠。

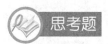 思考题

1. 某产妇，36 岁，身高 145 cm，G_2P_1，孕 40 周。10 小时前出现规律腹痛，到私人诊所分娩，4 小

时前宫口开全并见胎儿头发，1 小时后胎儿仍未娩出。接产人员将 10 U 缩宫素加入 0.9% 生理盐水 500 mL 内静脉点滴，30 分钟后产妇感下腹疼痛难忍，查体见下腹出现一凹陷，胎心率 108 次 / 分。接产人员用力按压产妇腹部，试图协助胎儿娩出，但产妇突然感到剧烈疼痛，大呼一声，随即腹痛感减轻，继之出现持续性腹痛，全身冷汗。急测血压 80/40 mmHg，脉搏 120 次 / 分，呼吸 24 次 / 分。产妇脸色苍白，表情淡漠，全腹压痛明显，腹壁下可触及胎儿肢体，未闻胎心，阴道少量鲜血流出。

请思考：

（1）对该产妇最可能的临床诊断是什么？

（2）请写出目前应该采取的护理措施。

2. 某产妇，28 岁，G_1P_1，足月妊娠，分娩中因第二产程延长，在会阴侧切助产下娩出一男婴，体重 3900 g，胎盘于胎儿娩出后 15 分钟自然娩出；产后观察：产妇阴道流出暗红色血，伴有血块；触摸子宫大而软，宫底升高；产妇出现眩晕、打哈欠、口渴、烦躁不安；继之出现四肢湿冷、面色苍白，脉搏 110 次 / 分，血压 80/50 mmHg，呼吸急促等表现。

请思考：

（1）请说出该产妇产后出血的原因。

（2）请说出该产妇可能的护理诊断 / 问题。

（3）请根据护理诊断写出相应的护理措施。

3. 某产妇，36 岁，因 G_4P_1，孕 36^{+1} 周，重度子痫前期入院。入院后给予解痉、降压等治疗，血压波动在（170～155）/（120～110）mmHg，感头昏，无心慌、恶心。入院治疗 3 日后胎心率基线 110 次 / 分，无反应型。立即在硬膜外麻醉下行剖宫产术，破膜后见羊水 II 度污染，量约 1200 mL，娩出一男活婴。胎儿娩出后约 2 分钟，患者出现呛咳、抽搐、颜面青紫，血压下降为 70/40 mmHg，心率 40 次 / 分，子宫切口边缘广泛渗血，色暗红，不凝。考虑羊水栓塞。

请思考：

（1）该产妇出现羊水栓塞的高危因素有哪些？

（2）若要进一步明确诊断，应做哪些辅助检查？

（3）该产妇的主要护理诊断是什么？

（4）针对该产妇应采取哪种护理措施？

第十四章

产褥期疾病妇女的护理

- **知识目标:**

  1. 掌握产褥感染、产褥病率、晚期产后出血的概念,产褥感染和晚期产后出血的护理评估及护理措施。
  2. 熟悉产褥感染及晚期产后出血的病因及治疗原则。
  3. 了解产褥感染及晚期产后出血的治疗原则。

- **能力目标:**

  能运用所学知识对产褥感染的患者进行护理及健康指导。

- **素质目标:**

  具有人文关怀的理念和较强的同理心,关爱产妇。

产褥期疾病妇女的护理

案例导入

某产妇,35 岁,G_2P_1,39 周妊娠。胎膜早破入院。有妊娠晚期性生活史。分娩过程中出现潜伏期延长。会阴 Ⅱ 度裂伤常规修补缝合。分娩后 3 日,出现下腹痛,恶露血性,量增多有臭味。查体:体温 39 ℃,脉搏 95 次 / 分,宫底平脐,宫旁压痛,血红蛋白 90 g/L,白细胞 15.8×10^9/L,中性粒细胞 80%,C- 反应蛋白 15 mg/L。

请思考:

(1)该产妇出现了什么问题? 可能原因是什么?

(2)对该产妇的护理评估内容是什么?

第一节　产褥感染

产褥感染是指分娩及产褥期生殖道受病原体感染,引起局部或全身的炎性变化,发病率约为 6%。产褥病率是指分娩 24 小时以后的 10 日内,用口表每日测量体温 4 次,间隔时间 4 小时,有 2 次达到或超过 38 ℃。造成产褥病率的主要原因是产褥感染,但也包括生殖道以外其他部位的感染,如泌尿系统感染、急性乳腺炎、上呼吸道感染等。产褥感染与产科出血、妊娠合并心脏病及严重的妊娠期高血压疾病,是导致孕产妇死亡的四大原因。

产褥感染

（一）诱因

正常女性生殖道对外界致病因子的侵入有一定的防御功能。正常妊娠和分娩通常不会给产妇增加感染的机会。只有在机体免疫力、细菌毒力和细菌数量三者之间的平衡失调时,才会增加感染的机会,导致感染发生，如产妇体质虚弱、营养不良、孕期贫血、孕期卫生不良、胎膜早破、羊膜腔感染、慢性疾病、产科手术、产程延长、产前产后出血过多等。

（二）病原体

正常女性阴道寄生大量微生物，包括需氧菌、厌氧菌、真菌、衣原体和支原体，可分为致病微生物和非致病微生物。机体对入侵病原体的反应与病原体的种类、数量、毒力及机体的免疫力有关。

产褥感染可为单一的病原体感染，也可为多种病原体的混合感染，以混合感染多见，厌氧菌为主。常见病原体有链球菌、大肠杆菌、葡萄球菌等。

（三）感染途径

1.内源性感染　正常孕产妇生殖道或其他部位寄生的病原体，多数并不致病。当抵抗力降低和（或）病原体数量、毒力增加等感染诱因出现时，由非致病微生物转化为致病微生物而引起感染。

2.外源性感染　指外界病原体进入产道所致的感染。可以通过医务人员消毒不严或被污染的衣物、用具、各种手术器械及产妇临产前性生活等途径，将致病菌带入生殖道引起感染。

【病理类型】

发热、疼痛、异常恶露为产褥感染的三大主要症状。由于感染部位、程度、扩散范围不同，其临床表现也不同。依感染发生部位，分为会阴、阴道、宫颈、腹部伤口、子宫切口局部感染，急性子宫内膜炎，急性盆腔结缔组织炎、腹膜炎，血栓性静脉炎，脓毒血症及败血症等。

1.急性外阴、阴道、宫颈炎　分娩时会阴部损伤或手术产导致感染。以葡萄球菌和大肠杆菌感染为主。会阴伤口感染表现为会阴部疼痛，坐位困难，局部伤口红肿、发硬，伤口裂开，压痛明显，有脓性分泌物，较重时可出现低热。阴道、宫颈感染表现为黏膜充血、溃疡、分泌物增多并呈脓性；感染部位较深时，可引起阴道旁结缔组织炎；宫颈裂伤感染向深部蔓延，可达宫旁组织，引起盆腔结缔组织炎。

2.急性子宫内膜炎、子宫肌炎　此为最常见的病理类型。病原体经胎盘剥离面侵入，扩散到子宫蜕膜时称子宫内膜炎，表现为子宫内膜充血、水肿、坏死、有脓性渗出物。侵入子宫肌层则称为子宫肌炎，表现为全身症状重，腹痛，恶露增多呈脓性，子宫压痛明显，子宫复旧不良，可伴有高热、寒战。

3.急性盆腔结缔组织炎、急性输卵管炎　病原体经宫旁淋巴或血行扩散至宫旁组织引起盆腔结缔组织炎，累及输卵管时形成输卵管炎。表现为下腹痛伴肛门坠胀，伴有持续高热、寒战、头痛等全身症状，阴道检查或肛查发现子宫复旧不良，宫旁一侧或两侧结缔组织增厚、压痛和（或）触及炎性包块，严重者累及整个盆腔形成"冰冻骨盆"。

4.急性盆腔腹膜炎及弥漫性腹膜炎　炎症继续发展，扩散至子宫浆膜层，形成盆腔腹膜炎，继而发展为弥漫性腹膜炎。患者全身中毒症状明显，如高热、恶心、呕吐、腹胀，检查发现压痛、反跳痛、腹肌紧张。有时在直肠子宫陷凹形成局限性脓肿，若脓肿波及肠管及膀胱，可有腹泻、里急后重和排尿困难。急性期治疗不彻底可发展为盆腔炎性疾病后遗症而导致不孕。

5.血栓性静脉炎　由胎盘附着处的血栓感染上行引起盆腔血栓性静脉炎，下行引起下肢血栓性静脉炎。盆腔血栓性静脉炎常于产后1~2周后出现，病变常为单侧，表现为弛张热、下腹疼痛和压痛。下肢血栓性静脉炎，病变多在股静脉、腘静脉及大隐静脉，表现为弛张热、下肢持续性疼痛、局部静脉压痛或触及硬索状，因血液回流受阻，引起下肢水肿、皮肤发白，习称"股白肿"。

6.脓毒血症及败血症　此为产褥感染最严重的阶段。当感染血栓脱落进入血循环可引起脓毒血症，出现肺、脑、肾脓肿或肺栓塞。若细菌大量进入血循环并繁殖形成败血症，表现为寒战、持续高热、全身中毒症状明显，甚至出现感染性休克，可危及生命。

【护理评估】

1.健康史 采集产妇的健康史及孕产史,评估是否有产褥感染的诱发因素,评估产妇的个人卫生习惯,了解本次妊娠经过,是否有妊娠合并症及并发症,分娩时是否有胎膜早破、产程延长、手术助产等。

2.身体评估

(1)症状:倾听产妇有无外阴烧灼感、局部疼痛、头痛、腹泻、排尿困难等主诉。

(2)体征:评估产妇全身状况、子宫复旧及伤口愈合情况。检查子宫底高度、子宫软硬度、有无压痛及其疼痛程度,观察会阴部有无局部红肿、硬结及脓性分泌物,并观察恶露量、颜色、性状、气味等。用窥阴器检查阴道、宫颈及分泌物的情况,双合诊检查宫颈有无举痛、子宫一侧或双侧是否扪及包块。

3.心理社会支持情况 产妇由于没有心理准备,对疾病认识不够,加之身体虚弱,产后持续高热、寒战、局部疼痛而产生焦虑、烦躁情绪。严重感染时因不能亲自照顾孩子而失落、内疚。

4.辅助检查

(1)血液检查:白细胞计数增高,中性粒细胞升高明显,血沉加快。

(2)细菌培养:通过宫腔分泌物、脓肿穿刺物、后穹隆穿刺物做细菌培养和药物敏感试验,必要时做血培养和厌氧菌培养,确定病原体及敏感的抗生素。

(3)超声、CT及磁共振成像检查:对感染形成的炎性包块、脓肿及静脉血栓做出定位及定性诊断。

【常见护理诊断/问题】

1.体温过高 与病原体感染有关。

2.疼痛 与产褥感染有关。

3.焦虑 与担心疾病预后及母子分离有关。

4.知识缺乏 缺乏有关产褥感染的自我护理知识。

【护理目标】

1.产妇感染得到控制,体温正常。

2.产妇疼痛减轻。

3.产妇焦虑减轻,情绪稳定,能积极配合治疗及护理。

4.产妇具备了一定的疾病护理知识和技能。

【护理措施】

1.一般护理 保持病室安静、整洁、通风良好,注意保暖。保持床单及用物清洁。严格做好床边隔离措施,防止交叉感染。保证产妇获得充足休息和睡眠,鼓励产妇进食高蛋白、高热量、高维生素、易消化饮食,摄入足够的液体,提高机体抵抗力。有会阴伤口者取健侧卧位,有子宫感染、盆腔结缔组织感染或腹膜炎者取半卧位或抬高床头,以利炎症局限及恶露排出。指导产妇做好会阴、乳房、全身皮肤清洁卫生,及时更换消毒卫生垫。

2.病情观察 严密观察产妇的生命体征变化,尤其是体温,每4小时测量一次并记录。观察是否有恶心、呕吐、腹胀、腹痛、全身乏力等症状。观察子宫复旧情况及会阴伤口情况。观察并记录恶露的颜色、性状与气味。

3.治疗配合

(1)根据医嘱应用敏感、足量、高效抗生素及子宫收缩药物,并观察疗效。注意抗生素使用的间隔时间，维持有效血药浓度。

（2）配合医生做好脓肿引流术、清宫术、后穹隆穿刺术等的术前准备及护理。

（3）对体温高达 39 ℃者应给予物理降温，设法控制体温在 38 ℃左右。

（4）下肢血栓性静脉炎患者，应抬高患肢并制动，局部可湿热敷，促进血液循环，减轻肿胀。

（5）外阴伤口感染患者每日红外线照射 2 次，每次 20 ~ 30 分钟；仅有水肿者可用 50% 硫酸镁湿热敷，每日 2 次；感染严重者应及时拆除缝线，化脓者应切开引流及伤口换药。

（6）严重病例有感染性休克或肾功能衰竭者应积极配合抢救。

4. 心理护理　让产妇及家属了解病情和治疗护理情况，及时解答家属疑问。鼓励产妇说出心里的担忧及感受，提供母婴接触的机会，减轻产妇焦虑。

【护理评价】

1. 产妇疼痛减轻，体温正常，舒适感增加。
2. 产妇焦虑减轻，能积极参与治疗、护理活动。
3. 产妇知晓产褥期的护理知识。

【健康指导】

嘱产妇养成良好的卫生习惯，大小便后及时清洁外阴，勤换会阴垫；指导产妇饮食、休息、服药、定时复查等自我康复护理；有异常情况如异常恶露、腹痛、发热等及时就诊。指导产妇正确实施母乳喂养，做好乳房护理。

第二节　晚期产后出血

晚期产后出血是指分娩 24 小时后，在产褥期内发生的子宫大量出血。以产后 1 ~ 2 周发病最常见，亦有迟至产后 2 月余发病者。

【病因】

1. 胎盘胎膜残留　此为最常见的原因，多发生于产后 10 天左右。黏附在宫腔内的残留胎盘组织发生变性、坏死、机化，形成胎盘息肉，当坏死组织脱落时，暴露基底部血管，引起大量出血。临床表现为血性恶露持续时间延长，之后反复出血或突然大量流血。检查发现子宫复旧不全，宫口松弛，有时可见有残留组织。

2. 蜕膜残留　蜕膜多在产后 1 周内脱落，并随恶露排出。若蜕膜剥离不全，长时间残留，影响子宫复旧，继发子宫内膜炎，引起晚期产后出血。临床表现与胎盘残留不易鉴别，宫腔刮出物病检可见坏死蜕膜，混以纤维素、玻璃样变的蜕膜细胞和红细胞，但不见绒毛。

3. 子宫胎盘附着面感染或复旧不全　多发生在产后 2 周左右。可以反复多次阴道流血，也可大量阴道流血。检查发现子宫大而软，宫口松弛，阴道及宫口有血块堵塞。

4. 感染　引起胎盘附着面复旧不良和子宫收缩欠佳，血窦关闭不全导致子宫出血。以子宫内膜炎症多见。

5. 剖宫产术后子宫切口裂开　多发生在术后 2 ~ 3 周。常因切口感染导致肠线溶解脱落，血窦重新开放，引起大量阴道流血，甚至引起休克。由于近年多采取子宫下段横切口剖宫产，横切口裂开引起大量出血病例有所增加。

6. 其他　产后子宫滋养细胞肿瘤、子宫黏膜下肌瘤等，均可引起晚期产后出血。

【护理评估】

1. 健康史　了解分娩方式，评估晚期产后出血的原因。若为阴道分娩，注意产程进展及产后恶露变化，有无反复或突然阴道流血病史；若为剖宫产，应了解手术指征，术式及术后恢复情况。

2. 身体评估

（1）症状

① 阴道流血：胎盘胎膜残留、蜕膜残留引起的阴道流血多发生于产后 10 天左右。胎盘附着部位复旧不良常发生在产后 2 周左右，可以反复多次阴道流血，也可突然大量阴道流血。剖宫产子宫切口裂开或愈合不良所致的阴道流血，多发生在术后 2~3 周，常常是子宫突然大量出血，可导致失血性休克。

② 腹痛和发热常合并感染，伴发恶露增加、恶臭。

③ 全身症状：继发性贫血，严重者因失血性休克危及生命。

（2）体征　检查子宫复旧不佳可扪及子宫增大、变软，宫口松弛，有时可触及残留组织和血块，伴有感染者子宫压痛明显。

3. 心理社会支持情况　因反复阴道流血、腹痛、发热，产妇会出现情绪抑郁。产妇及其家属担心会因此影响身体健康及留下后遗症，也担心由此影响哺乳，对孩子生长不利。

4. 辅助检查

（1）血常规：了解贫血和感染情况。

（2）病原菌和药敏试验：宫腔分泌物培养、发热时行血培养，选择有效广谱抗生素。

（3）超声检查：了解子宫大小、宫腔内有无残留物及子宫切口愈合情况。

（4）血 hCG 测定：有助于排除胎盘残留及绒毛膜癌。

（5）病理检查：宫腔刮出物或切除子宫标本，应送病理检查。

【常见护理诊断 / 问题】

1. 组织灌注不足　与子宫出血有关。
2. 有感染的危险　与宫内残留，出血，贫血，宫内操作有关。
3. 潜在并发症　失血性休克。

【护理目标】

1. 产妇出血得到控制，组织灌注量得到纠正。
2. 产妇生命体征正常，无感染症状。
3. 产妇血容量恢复正常。

【护理措施】

1. 一般护理　保持病室安静、清洁、空气流通，保持床单及用物清洁；保证产妇获得充足休息和睡眠；加强营养，多吃含铁、蛋白质丰富的食物；保证足够的液体摄入。

2. 病情观察　严密观察产妇生命体征及尿量的变化，及时发现失血性休克和感染征象。观察产后子宫复旧情况、有无压痛，注意阴道流血的颜色及量等。

3. 治疗配合　少量或中等量阴道流血，遵医嘱给予广谱抗生素及子宫收缩剂等；疑有胎盘、胎膜、蜕膜残留或胎盘附着部位复旧不全者，协助医生行刮宫术。刮宫前备血、建立静脉通道，刮出物送病理检查，以明确诊断。术后继续给予抗生素及子宫收缩剂；疑有剖宫产切口裂开，少量阴道流血也应该住院，给予广谱抗生素及支持疗法，严密观察病情变化。若阴道流血较多，需协助医生行剖腹探查术。

4. 心理护理　产妇易产生紧张、恐惧、焦虑等心理。向产妇及家属解释晚期产后出血的原因及诊疗计划，安慰和关心产妇，提供母婴接触的机会，鼓励家属多陪伴产妇，消除其顾虑以取得配合，积极治疗。

【护理评价】

1.产妇出血得到控制，无体液失衡。

2.产妇无感染症状。

3.产妇无失血性休克发生。

【健康指导】

指导产妇注意休息，加强营养，纠正贫血，避免感染；室内开窗通风，保持空气流通；指导口腔、皮肤、会阴及乳房的护理；禁止性生活至产褥期结束，选择合适的避孕方法；教产妇识别晚期产后出血征象，发现异常情况及时就诊。

第三节　产后抑郁症

产后抑郁症是指产妇在产褥期出现抑郁症状，是产褥期精神综合征最常见的一种类型。主要表现为持续和严重的情绪低落以及一系列证候，如动力减低、失眠、悲观等，严重时失去生活自理和照顾婴儿的能力。其发病率国外报道为30%，多在产后2周内发病。

产后抑郁症

【病因】

本病病因不明，目前认为可能与下列因素有关。

1.生理因素　在妊娠、分娩的过程中，体内内分泌环境发生了很大变化，尤其是产后24小时内，体内激素水平的急剧变化是产后抑郁症发生的生物学基础。

2.心理因素　最主要的是产妇的个性特征。敏感（神经质）、以自我为中心、情绪不稳定、社交能力不良、好强求全、固执、内向等个性特点的人容易发生产后心理障碍。

3.产科因素　分娩对女性来说是一种忐忑不安的体验。虽然产科设备不断完善，技术不断提高，但产妇对分娩方式、分娩疼痛感到恐惧，导致神经内分泌失调等一系列机体变化，影响子宫收缩，使产程延长，导致难产，进一步加重焦虑、不安情绪，诱发产后抑郁的产生。

4.社会因素　夫妻关系不和、产后亲属关心不够，尤其是缺乏来自丈夫的支持，家庭经济条件差、居住环境恶劣等都是其危险因素；不良分娩结局，如死胎、畸形儿及产妇家庭对婴儿性别的歧视等可诱发产褥期抑郁症。

5.遗传因素　有精神病家族史，特别是有家族抑郁症病史的产妇，产后抑郁的发病率高，说明家族遗传可能影响到某些妇女对抑郁症的易感性及其个性。

【护理评估】

1.健康史　了解有无抑郁症、精神病的个人史和家族史，有无重大精神创伤史；了解本次妊娠及分娩过程是否顺利，有无难产、滞产、手术产及产时产后的并发症；了解婴儿健康状况、婚姻家庭关系及社会支持系统等因素；识别发病诱因。

2.身体评估　观察产妇的情绪变化、日常活动和行为、母婴之间接触和交流情况，了解产妇对分娩的体验与感受，评估产妇的人际交往能力与社会支持系统，判断疾病的严重程度。产后抑郁症患者主要的临床表现有以下几个方面：

（1）情绪改变：心情压抑、沮丧、情绪淡漠，甚至焦虑、恐惧、易怒，夜间加重；有时表现为孤独、不愿见人或伤心、流泪。

（2）自我评价降低：自暴自弃、自罪感，对身边的人充满敌意，与家人、丈夫关系不协调。

（3）创造性思维受损，主动性降低。

（4）对生活缺乏信心，觉得生活无意义，出现厌食、睡眠障碍、易疲倦、性欲减退。严重者甚至出现绝望、自杀或杀婴倾向，有时陷于错乱或昏睡状态。

3. 辅助检查　可采用心理测量仪及心理量表判断，如产后抑郁筛查量表（PDSS）、爱丁堡产后抑郁量表（EPDS）。

【常见护理诊断/问题】

1. 家庭运行中断　与无法承担母亲角色有关。
2. 有对自己或他人实施暴力的危险　与产后严重的心理障碍有关。

【护理目标】

1. 产妇的情绪稳定，能配合医护人员及家人采取有效应对措施。
2. 产妇能进入母亲角色，能关心爱护婴儿。
3. 产妇的生理、心理行为正常。

【护理措施】

1. 一般护理　提供温暖、舒适的环境，合理安排饮食，保证产妇的营养摄入和良好的哺乳能力；让产妇多休息，保证足够的睡眠；合理安排产妇的活动。

2. 病情观察　观察产妇的情绪变化、食欲、睡眠、疲劳程度和集中能力。观察产妇的日常活动和行为，如自我照顾能力与照顾婴儿的能力。观察母婴之间接触和交流的情况，了解产妇对婴儿的喜恶程度。观察产妇的暴力行为倾向。

3. 治疗配合　心理治疗为重要的治疗手段，包括心理支持、咨询与社会干预等。药物治疗适用于中重度抑郁症及心理治疗无效患者。尽量选用不进入乳汁的抗抑郁药，首选 5-羟色胺再吸收抑制剂，如盐酸帕罗西汀和盐酸舍曲林。遵医嘱指导产妇正确应用抗抑郁症药，并注意观察药物疗效及不良反应。重症患者需要请心理医生或精神科医生给予治疗。

4. 心理护理　心理护理对产后抑郁症非常重要。使产妇感到被支持、尊重、理解，信心增强，加强自我控制，建立与他人良好交流的能力，激发内存动力去应对自身问题。护理人员要具备温和、接受的态度，鼓励产妇宣泄、抒发自身的感受，耐心倾听产妇诉说，做好心理疏导工作。同时，让家人和（或）朋友给予更多的关心和爱护，减少或避免不良的精神刺激和压力。

5. 协助并促进产妇适应母亲角色　帮助产妇适应角色的转换，指导产妇与婴儿进行交流、接触，并鼓励产妇多参与照顾婴儿，培养产妇的自信心。

6. 防止暴力行为发生　注意安全保护，谨慎地安排产妇生活和居住环境。产后抑郁症产妇的睡眠障碍主要表现为早醒，而自杀、自伤等意外事件往往发生在这种时候。

7. 提供预防措施　大部分患者预后良好，约 70% 患者于 1 年内治愈，极少数患者持续 1 年以上。早期识别和早期干预是预防产后抑郁症加重，避免造成严重后果的根本办法。应加强孕期保健，普及有关妊娠、分娩常识，减轻孕产妇对妊娠、分娩的紧张、恐惧心理，完善自我保健；在分娩过程中，医护人员要多加关心和爱护，尤其对产程长、精神压力大的产妇，更需要耐心解释分娩过程；对照看产后妇女的卫生职业人员及家属加强宣传，使得产后抑郁症能够被早期识别，并得到正确治疗；更多地关心高危

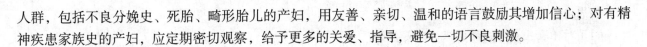

人群，包括不良分娩史、死胎、畸形胎儿的产妇，用友善、亲切、温和的语言鼓励其增加信心；对有精神疾患家族史的产妇，应定期密切观察，给予更多的关爱、指导，避免一切不良刺激。

【护理评价】

1. 产妇情绪稳定，能配合治疗。
2. 产妇能进入母亲角色，能关心爱护婴儿。
3. 产妇与婴儿健康安全。

【健康指导】

加强孕期保健，普及妊娠、分娩相关知识，减轻孕产妇对妊娠、分娩的紧张、恐惧心理，完善自我保健。做好出院指导，有异常情况及时就诊。

知识链接 ○······

产后抑郁障碍管理流程

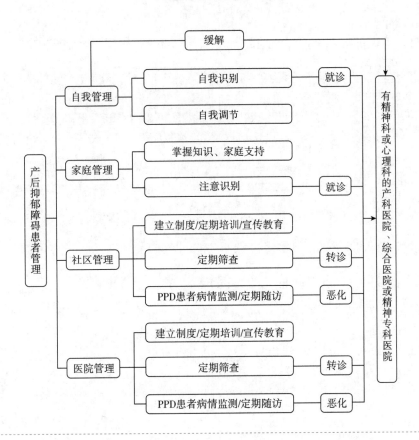

思考题

1. 王女士，G_1P_1。产后 14 天内出现下腹痛、腹胀伴发热。体格检查，体温 38.6 ℃，腹胀，腹部压痛明显，有反跳痛及肌紧张。病史：一次顺娩史，过程顺利，无其他疾病史，孕期检查无特殊，孕期及产程顺利，孕期及产后无性生活史。查体阴道及宫颈未见明显分泌物，入院后积极完善检查，血常规异常、CRP 等增加，凝血功能改变，血清蛋白、血红蛋白降低。

请思考：

（1）对王女士最可能的临床诊断是什么？

（2）还可以做哪些辅助检查以帮助明确诊断？

2. 王女士，1 周前阴道助娩一女婴。分娩过程中出血较多。4 日后出现乳房胀痛，测体温 37.9 ℃，母乳喂养后 1 日体温降到正常。现感觉发热和下腹部疼痛。查体：体温 39.5 ℃，痛苦病容，腹部拒按，子宫底在脐耻之间，压痛，右侧附件区明显压痛，且触及一边界不清的囊性肿物，大约 5 cm×6 cm×4 cm。血常规：血红蛋白 110 g/L，白细胞 $15×10^9$/L。

请思考：

（1）王女士出现发热的可能原因是什么？

（2）如何为王女士提供护理和健康教育？

第十五章

产科常见手术及护理

● 知识目标：

　　1. 掌握产科常用护理技术操作的目的、适应证、操作方法及护理要点。
　　2. 熟悉产科常用护理技术的物品准备及注意事项。

● 能力目标：

　　能运用所学的知识对妇女／新生儿正确实施护理操作及健康宣教。

● 素质目标：

　　操作过程中动作轻柔，尊重、保护妇女／新生儿隐私。

第一节　人工破膜术

　　人工破膜术是采用人工的方法使胎膜破裂的手术。其目的是观察羊水量、颜色及性状，诱发宫缩用于引产，临产者破膜后可反射性地促使宫缩加强，促进产程进展。多数人工破膜术用于临产产程中；用于引产时，一般破膜后 1～2 小时内出现宫缩，2 小时后仍无宫缩者应结合小剂量缩宫素静脉滴注以提高引产成功率。

【适应证】

　　无阴道分娩禁忌证者。
　　（1）孕妇需要引产。
　　（2）疑似胎儿窘迫时，人工破膜后观察羊水量、性状及颜色，判断有无胎儿缺氧。指导临床处理。
　　（3）产程延长或停滞，无明显头盆不称或胎位异常者。
　　（4）宫口开全，胎膜仍未自然破裂者。

【禁忌证】

　　不能或不宜经阴道分娩者。
　　（1）骨盆、胎位异常，有明显头盆不称、产道梗阻不能经阴道分娩者。
　　（2）完全性或部分性前置胎盘或前置血管，严重胎盘功能不良，脐带先露或脐带隐性脱垂等。
　　（3）急性生殖道感染性疾病，如未经治疗的疱疹感染活动期。
　　（4）初产妇臀位估计阴道分娩困难者。
　　（5）软产道异常，如宫颈浸润癌等不宜经阴道分娩者（阴道分娩已不可改变者除外）。
　　（6）孕妇患严重合并症或并发症，不能耐受阴道分娩者。

207

【术前准备】

1. 评估

询问病史，了解孕期检查情况，有无阴道分娩禁忌证，了解近期胎儿宫内情况、羊水量，了解宫颈 Bishop 评分值。胎心听诊，测量孕妇生命体征，临产者了解宫缩及宫口开大情况。告知孕妇目的，取得配合。

2. 手术准备

（1）环境准备　环境舒适，温、湿度适宜，私密性好。

（2）物品准备　会阴冲洗用物、多普勒胎心仪、无菌手套、无菌垫、有齿组织钳（破膜钳）、纱布等。

（3）孕妇准备　排空膀胱，取膀胱截石位，消毒外阴。

（4）术者准备　衣帽整齐，洗手，戴口罩，戴无菌手套。

【手术步骤】

（1）操作者一手示指、中指伸入阴道，了解软产道及骨产道有无异常。了解宫口扩张大小，然后手指伸入宫颈内了解有无脐带和先露情况，稍扩张子宫颈。另一手持破膜钳，在阴道内手指引导下，于宫缩间歇期钳破胎膜，手指抵住先露，使羊水缓缓流出，观察羊水的颜色、性质和量。等候一次宫缩，证实无脐带脱出，将阴道内手退出（图 15-1）。

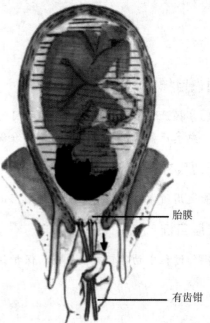

胎膜

有齿钳

图 15-1　钳破胎膜

（2）羊水过多者人工破膜时，一般采用高位破水。选用 7 号长针头刺破胎膜，使羊水缓慢流出（每小时 500 mL 的流速）。避免羊水大量、急速流出，使脐带脱垂及腹压骤然降低导致胎盘早剥或诱发心衰。破膜后腹部放置重约 500 g 的沙袋或以腹带包扎腹部。羊水过少无前羊膜囊者，可用手指剥离胎膜 1 周并上推胎头，破膜后用手指扩张破口利于羊水流出。

（3）破膜后即刻听胎心，观察羊水性状、量及颜色，观察产妇面色、神志、心率及呼吸，了解产妇有无不适主诉，观察有无宫缩及宫缩频率等。

（4）若产妇无异常，安置舒适体位。

（5）整理用物，记录破膜时间及羊水情况。

（6）向产妇及家属健康宣教，告知其破膜后的注意事项。

【注意事项】

（1）破膜前做好患者评估，严格掌握适应证及禁忌证。

（2）破膜前、后及时监测胎心，观察胎心率变化。

（3）钳破胎膜在两次宫缩间歇期进行，以防诱发羊水栓塞。

（4）羊膜腔压力很大、破膜后羊水流出过快时，可握拳置入阴道内使羊水缓慢流出。

（5）破膜时组织钳不要完全扣合，避免损伤阴道及宫颈，避免损伤胎儿。

（6）破膜后若出现宫缩过频、胎儿窘迫、血性羊水、羊水栓塞征兆等，立即予以处理或急救。

【护理措施】

（1）破膜后即刻听诊胎心，观察羊水性状和量，观察产妇生命体征、有无宫缩及宫缩质量。记录破膜时间及观察的结果。

（2）严密观察产程进展，了解先露下降情况及产妇主诉，有异常及时向医生反馈并配合处理。

（3）协助产妇进食、排便等，做好生活护理，保持产妇会阴部清洁，及时更换会阴垫。

（4）宫口开全者，做好接产准备。

（5）告知产妇破膜后注意事项及分娩相关知识，减轻产妇的紧张、焦虑。

第二节　会阴切开或裂伤缝合术

会阴切开缝合术为最常用的产科手术，其目的是避免会阴条件不好造成的分娩阻滞及严重裂伤。常用的方式有会阴侧斜切开和会阴正中切开两种术式（图15-2、图15-3）。

会阴切开或
裂伤缝合术

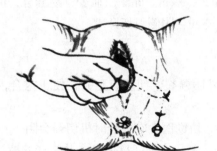
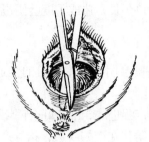

图 15-2　会阴侧斜切开　　　　　　　图 15-3　会阴正中切开

【适应证】

1.初产妇需阴道助产术，如产钳术、胎头吸引术及臀位助产术。

2.宫缩乏力致第二产程延长者。

3.会阴撕裂可能性较大者，如胎儿过大，会阴体过长、过短及伸展不良。

4.需缩短第二产程者，如有妊娠期高血压疾病、妊娠合并心脏病、胎儿宫内窘迫等。

5.防止早产儿因会阴阻力引起颅内出血。

【用物准备】

会阴侧切剪1把，20 mL空针1副，长穿刺针头1个，持针钳1把，2号圆针1枚，3号三角针1枚，治疗巾4块，纱布10块，带尾纱布卷1卷，1号丝线1团，0号肠线1支或2/0可吸收性缝线1根，0.5%普鲁卡因20 mL。

【麻醉方式】

可用阴部神经阻滞麻醉或局部浸润麻醉（图15-4）。

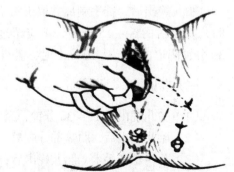

图 15-4　阴部神经阻滞麻醉或局部
浸润麻醉

【操作步骤】

（一）会阴侧斜切开缝合术

1.会阴切开　左手示、中两指伸入胎先露和阴道侧后壁之间，以保护胎儿并指示切口的位置，右手持剪刀自会阴后联合处向左下方与正中线成45°～60°角（会阴越膨隆角度越大），在宫缩时剪开皮肤及阴道黏膜，一般长4～5 cm。应注意阴道黏膜与皮肤切口长度一致。然后用纱布压迫止血，小动脉出血时应结扎止血。

2.切口止血　渗血用纱布压迫止血，小动脉出血时给予结扎。

3.会阴缝合　胎盘娩出后检查阴道及其他部位无裂伤后，在阴道内塞入带尾纱布卷1根，暂时阻止子宫腔血液外流，以便暴露手术视野，利于缝合。然后用0号或1号肠线自切口顶端前0.5 cm处间断或连续缝合阴道黏膜，至处女膜缘打结，继续用0号或1号肠线间断缝合肌层和皮下组织，1号丝线间断缝合皮肤，或用2-0可吸收线间断或连续缝合阴道黏膜、肌层、皮下组织，3-0可吸收线间断缝合或皮内连续缝合皮肤（此法可不拆线）。缝合时应注意对合整齐，松紧适宜，不留死腔。

4.缝合完毕取出阴道内纱布卷，行肛门检查，了解有无缝线穿过直肠黏膜及有无阴道血肿。

（二）会阴正中切开缝合术

消毒后沿阴唇后联合中点沿正中线向下垂直剪开2～3 cm。此法出血少，易缝合，但分娩过程中应注意避免会阴切口延长，造成重度会阴裂伤。其他步骤同会阴侧斜切开术。

【护理要点】

1.向产妇讲解会阴切开术的目的是避免阴道、外阴撕裂，使切口整齐，便于愈合，以取得产妇的配合。

2.密切观察产程进展，准备好会阴切开各种用物，协助医生在最佳时机切开会阴。

3.护理人员陪伴在产妇身边，指导产妇屏气用力，利用宫缩间歇休息，并为产妇擦汗、喂水，给予关怀安慰等心理上的支持。

4.术后为产妇更衣，垫好会阴垫，洗手擦脸，注意保暖。定时查看宫缩及阴道流血情况，观察2小时无异常送回休息室。

5.因会阴侧切一般采取左侧切口，故产妇以右侧卧位为佳，以免恶露浸渍切口，影响愈合。

6.术后保持外阴部清洁、干燥，及时更换会阴垫，每日进行外阴冲洗2次，大便后及时清洗会阴。

7.注意观察外阴伤口有无渗血、红肿、脓性分泌物及硬结等，如有异常及时通知医生处理。

8.外阴伤口肿胀疼痛明显者，可用50%硫酸镁或95%乙醇湿热敷，然后配合烤灯、理疗，利于伤口的愈合。

9.会阴伤口一般术后5日拆线。

第三节　人工剥离胎盘术

胎儿娩出后，徒手剥离并取出滞留于宫腔内胎盘的方法，称人工剥离胎盘术。正常胎盘娩出时间为胎儿娩出后的5～15分钟，不应超过30分钟。当超过30分钟胎盘仍未排出或胎盘部分剥离，不到30分钟阴道出血已达200 mL时，需行人工剥离胎盘术，协助娩出胎盘，减少产后出血的发生。

【适应证】

（1）胎儿娩出后15～30分钟，经一般处理，胎盘仍未排出者。

（2）胎儿娩出后，胎盘部分剥离，阴道活动性出血达200 mL者。

（3）某些难产手术，胎儿娩出后，需立即娩出胎盘者。

【术前准备】

1.术前评估

（1）评估产妇身体状况、精神状态、出血情况、能否耐受剥离胎盘手术等。

（2）了解宫口有无闭合，胎盘位置、是否部分剥离、有无植入等。

（3）了解产妇心理状态，告知人工剥离胎盘的目的，取得产妇配合。

2.手术准备

（1）环境准备　接产环境，温、湿度适宜。

（2）用物准备　无菌产包、导尿包、无菌手套，药物包括阿托品、哌替啶、缩宫素、晶体及胶体溶液等。

（3）产妇准备　膀胱截石位，重新消毒外阴，排空膀胱，建立静脉通道，备血。

（4）术者准备　衣帽整齐，戴口罩，外科洗手，穿手术衣，戴无菌手套。必要时请上级医师及麻醉医师到场。

【手术步骤】

（1）根据产妇情况，采取麻醉镇痛方式。可遵医嘱肌内注射哌替啶 100 mg 镇痛。宫颈内口紧者，可宫颈或肌内注射阿托品 0.5～1 mg 松弛宫颈。必要时请麻醉师给予药物松弛宫颈。

（2）术者一手在腹壁紧握并下压子宫底，另一手手指并拢成圆锥形，沿脐带伸入宫腔，触及胎盘边缘，手指伸直，四指并拢，手背紧贴子宫壁，掌面朝向胎盘母体面以手指侧缘自胎盘边缘钝性将胎盘与子宫壁分离。待整个胎盘全部剥离后，握住胎盘并取出。

（3）胎盘娩出后，立即肌内注射缩宫素 10～20 U，加入晶体液中静脉滴注。检查胎盘、胎膜是否完整，必要时刮宫，清除残留于子宫腔的胎盘胎膜。

（4）记录手术过程及胎盘、胎膜、出血等情况。

【注意事项】

（1）术前建立静脉通道和配血，做好大出血的急救准备。

（2）术中积极了解产妇感受，给予恰当的镇痛，取得产妇的配合。

（3）徒手剥离胎盘应一次完成，避免手反复进出宫腔增加产妇痛苦和感染机会。

（4）剥离胎盘时，应轻触胎盘与子宫壁的接触面，切忌强行剥离或用手指抓挖子宫壁。防止子宫破裂。如发现胎盘与子宫壁之间无明显界线，可能为植入性胎盘，应停止操作。不可强行剥离。

（5）术后及时使用宫缩剂预防出血，应用抗生素预防感染。

【护理措施】

（1）术前做好手术的各项准备，保持静脉通路顺畅。

（2）术中严密观察产妇生命体征、阴道出血、子宫收缩情况，做好输血准备。

（3）观察产妇的反应，注意有无突然剧烈腹痛。

（4）给予产妇心理安慰，解除产妇恐惧，指导产妇配合。

（5）术后遵医嘱用药，给予产妇健康指导。

第四节　胎头吸引术

胎头吸引术是采用胎头吸引器置于胎头，形成一定负压后吸住胎头，按胎头娩出机制，通过牵引以协助娩出胎头的方法。目前常用的胎头吸引器有金属锥形、金属牛角形及金属扁圆形三种（图 15-5）。

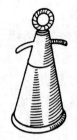 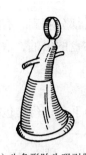 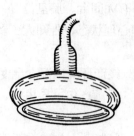

（a）锥形胎头吸引器　　（b）牛角形胎头吸引器　　（c）扁圆形胎头吸引器

图 15-5　胎头吸引器

【适应证】

1. 产妇有妊娠期高血压疾病、心脏病、临产宫缩乏力或胎儿窘迫等疾病，需缩短第二产程者。

2. 第二产程延长者或胎头拨露于会阴部达半小时，胎儿未能娩出者。

3. 有剖宫产史或子宫有瘢痕，不宜过分用力者。

4. 轻度头盆不称，胎头内旋转受阻者。

【禁忌证】

1. 胎儿不能或不宜从阴道分娩者。如严重头盆不称、产道阻塞、子宫颈癌、尿瘘修补术后。

2. 除头先露、顶先露以外的其他异常头位，如面先露、额先露等。

3. 宫口未开全或胎膜未破者。

4. 胎头未衔接者。

【用物准备】

胎头吸引器 1 个，50 mL 空针 1 副，止血钳 1 把，治疗巾 2 块，纱布 4 块，供氧设备、新生儿低压吸引器 1 台，一次性吸引管 1 根、吸氧面罩 1 个，抢救药品等。

【操作步骤】

1. 产妇取膀胱截石位，导尿排空膀胱。

2. 阴道检查了解子宫颈口开大情况，确定胎头为顶先露，胎先露已达 S+3 以下，排除禁忌证。胎膜未破者予以人工破膜。

3. 初产妇会阴过紧者应先行会阴侧切术。

4. 将吸引器胎头端涂以润滑剂。左手示、中指撑开阴道后壁，右手持吸引器沿阴道后壁进入，再以左手示、中指掌面向外拨开右侧阴道壁，使吸引器胎头端从该侧滑入阴道内，继而向上提拉阴道前壁，使胎头吸引器从前壁进入，再以右手示、中指向外撑起左侧阴道壁，整个胎头吸引器滑入阴道内，使其边沿与胎头顶部紧贴，注意避开囟门。

5. 以右手示、中指伸入阴道，沿吸引器与胎头衔接处检查一周，了解吸引器是否紧贴头皮、有无阴道壁及宫颈组织夹于吸引器与胎头之间，检查无误后调整吸引器横柄，使之与胎头矢状缝方向一致，作为旋转胎头的标记。

6. 术者左手扶持吸引器，助手用 50 mL 空针连接吸引器的橡皮管，逐渐缓慢抽出空气 150 ~ 180 mL，形成负压。用血管钳夹紧橡皮管，等候 2 ~ 3 分钟，使吸引器与胎头吸牢，取下空针管。

7. 沿产轴方向在宫缩时牵引，宫缩间歇时停止牵引，按头位的分娩机制协助胎头俯屈、内旋转、仰伸娩出，并保护好会阴。

8. 胎头娩出后，放开夹橡皮管的血管钳，取下吸引器。

【护理要点】

1. 向产妇讲解胎头吸引助产的目的、方法，以取得产妇的配合。

2. 注意吸引器的压力适当，如负压不足容易滑脱、负压过大则易使胎儿受损；胎头娩出阴道口时，应立即解除负压以便取下吸引器。

3. 牵引时间不宜过长，一般主张 10 ~ 15 分钟内结束分娩为宜，最长不超过 20 分钟。如时间过长，则增加胎儿损伤机会。

4. 如因阻力过大或负压不足发生吸引器滑脱，可重新放置，但不宜超过 2 次。否则应改用产钳助产或剖宫产。

5. 术后应认真检查软产道，如软产道有撕裂伤应立即缝合。

6. 由于阴道操作次数多，术后常规应用抗生素，预防感染。

7. 新生儿护理

（1）密切观察新生儿头皮产瘤位置、大小及有无头皮血肿、颅内出血的发生，以便及时处理。

（2）注意观察新生儿面色、反应、肌张力等，并做好新生儿抢救的准备。

（3）新生儿静卧 24 小时，3 日内禁止洗头。

（4）按医嘱给予维生素 K_1 10 mg 肌内注射，防止颅内出血。

（5）有窒息者可采取下列措施：① 协助医生为新生儿清理呼吸道，保持呼吸道通畅；② 刺激呼吸，确认呼吸道通畅后进行人工呼吸。可采用托背挺胸、鼻内插管或给氧面罩、口对口人工呼吸法等；③ 注意保暖，按医嘱给药，预防颅内出血或吸入性肺炎。

第五节　产钳术

产钳术是应用产钳牵引，协助胎儿娩出的手术。产钳由左、右两叶组成。左叶又名左下叶，右叶又名右上叶。每叶又分钳叶（钳匙）、钳胫、钳锁及钳柄四个部分（图 15-6）。钳叶内面凹、外面凸，称为头弯，适合夹持胎头。钳叶向上弯行，称为盆弯，以适应产道弯曲。钳叶中间有一宽孔，使胎头受钳叶挤压时有一定伸展余地。

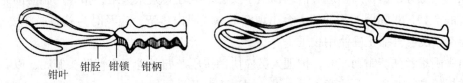

钳叶　钳胫　钳锁　钳柄

图 15-6　产钳

【适应证】

1. 需缩短第二产程者。

2. 宫缩乏力，第二产程延长者。

3. 胎头吸引术失败者。

4. 臀位胎头娩出困难者。

5. 剖宫产胎头娩出困难者。

【禁忌证】

1. 胎头未衔接者。

2. 宫口未开全，胎膜未破。

3. 有明显头盆不称。

4. 异常胎位，如颏后位、额先露、高直位或其他异常胎位。

5. 确定为死胎、胎儿畸形者。

【操作步骤】

1. 产妇取膀胱截石位，导尿排空膀胱。

2. 阴道检查了解子宫颈口开大情况，检查胎方位及先露高低，了解施术条件并排除禁忌证。胎膜未破者予以人工破膜。

3. 初产妇应先行会阴侧切术。

4. 放置左叶产钳　术者以右手掌面四指伸入阴道后壁和胎头之间，左手持左叶产钳钳柄使钳叶垂直向下，将左叶沿右手掌面伸入手掌与胎头之间，在右手引导下将钳叶缓缓向胎头左侧及深部推进，将钳叶置于胎头左侧，钳叶与钳柄处于同一水平面，由助手持钳柄固定。

5. 放置右叶产钳　术者右手持右叶钳柄，左手四指伸入阴道右壁与胎头之间，引导产钳叶至胎头右侧，达左叶产钳对应位置。产钳放置后做阴道检查，了解钳叶与胎头之间有无软组织及脐带夹入，胎头矢状缝是否在两钳叶正中。

6. 合拢钳柄　产钳右叶在上，左叶在下，左右产钳锁扣吻合，左右钳柄内面自然对合。

7. 牵拉产钳　宫缩时术者将合拢的产钳先向外向下，然后再沿水平方向牵拉，当胎头着冠时逐步将钳柄上提，使胎头仰伸娩出。

8. 取出产钳　当胎头牵出后，应取下产钳。先取右叶产钳，后取左叶产钳。然后按分娩机制娩出胎体。

【护理要点】

1. 备好产钳助产术所需的器械，如适用的产钳、灯光、接产者坐凳及接产台、新生儿抢救物品等。

2. 严密观察宫缩及胎心变化，及时给产妇吸氧及补充能量。

3. 陪伴在产妇身旁，提供产程进展信息，给予安慰，减轻其紧张情绪，指导产妇协助完成分娩。

4. 产程长的产妇，双腿因架于腿架上会出现麻木感或肌肉痉挛，应及时为其做局部按摩，协助伸展下肢，并指导产妇配合宫缩正确使用腹压。

5. 臀位出头困难者在产钳助产时，护理人员应协助按压产妇耻骨上方使胎头俯屈，以利娩出。

6. 产后常规检查软产道，并注意子宫收缩、阴道流血及排尿情况。

7. 检查新生儿有无产伤，其他新生儿护理同胎头吸引术。

第六节　肩难产助娩术

胎头娩出后，胎儿前肩嵌顿于耻骨联合后上方，用常规方法不能娩出胎儿双肩时，称为肩难产。肩难产是一种不可预测和预防的产科急症，国内有报道其发生率约为 0.15%，其中约 60% 以上为正常体重胎儿。体重超过 4000 g 的胎儿，肩难产的发生率约为正常体重胎儿的 10 倍。

肩难产助娩术

【高危因素】

巨大儿、有肩难产史、妊娠期糖尿病、过期妊娠、孕妇骨盆结构异常、第一产程活跃期延长、使用胎头吸引器或产钳助产者应警惕肩难产的发生。

【肩难产的判断】

（1）胎头拨露进展缓慢，产瘤较大，宫缩间歇胎头回缩至阴道内较高位置。胎头娩出后，面部肥大、青紫，胎颈回缩使胎头紧压会阴（龟缩征），排除胸部和颈部畸形，可以确定为肩难产。

（2）胎头娩出后，等待一次自然宫缩使胎肩自然娩出。经过两次自然宫缩，胎肩仍未自然娩出或未发生旋转时，应怀疑有肩难产可能。

【对母、儿的影响】

1. 对产妇的影响　产后出血、软产道裂伤、膀胱麻痹、子宫破裂、生殖道瘘、产褥感染等并发症发生率高。

2. 对新生儿的影响　臂丛神经损伤最为常见，多为一过性，可能为产力对胎儿的推力不均匀所致。还可发生锁骨骨折、胎儿窘迫、新生儿窒息、颅内出血，甚至死亡。

【急救处理】

1. 请求帮助　一旦可疑发生肩难产，立即启动肩难产急救流程，增加急救人员，如有经验的产科医生、助产士、麻醉医生和儿科医生等。

2. 会阴切开　排空膀胱，行会阴侧切开术，增加阴道内操作空间。

3. 娩肩方法

（1）产妇双手抱膝，双大腿屈曲外展贴近腹部两侧，以减小骨盆倾斜度，使腰骶部前凸变直，解除对胎儿前肩的嵌顿，给予适当用力向下牵引胎头，使前肩娩出（图15-7）。可同时配合耻骨上加压法。

（2）耻骨上加压法：助手在耻骨联合上方触到胎儿前肩部位，向胎儿胸侧推压，使前肩内收，缩小胎肩径，术者同时旋转胎肩至与骨盆斜径一致，适当用力牵引胎头，娩出胎肩（图15-8）。加压可以采用震动样持续用力，不能使用暴力，时间30~60秒。

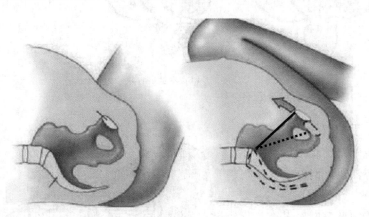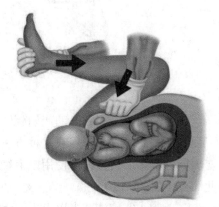

图15-7　屈大腿　　　　　　　　　　　　图15-8　耻骨上加压法

（3）旋肩法

①Rubin法：术者一手沿阴道后壁进入到胎儿前肩后方、用力向胎儿前胸方向推动肩胛骨，使胎肩内收并旋转至骨盆入口斜径上（图15-9）。同时指导产妇用力，协助胎儿娩出。

②Woods 法：术者以示、中指伸入阴道，放于胎儿后肩前方，向耻骨联合方向推动旋转后肩，同时由助手协助将胎头同向旋转，当后肩逐渐旋转至前肩位置时，使胎儿双肩径位于骨盆斜径上，娩出胎肩。常与 Rubin 手法配合使用。

③反向 Woods 法：示、中指放于胎儿后肩肩胛处，向前推动胎儿后肩，使胎肩旋转至骨盆斜径上（图 15-10）。

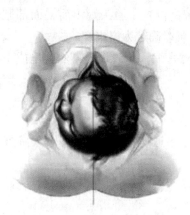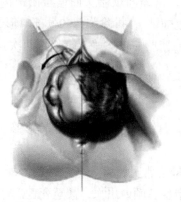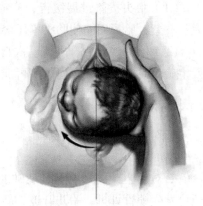

图 15-9　Rubin 法　　　　　　　　　　　图 15-10　反向 Woods 法

（4）牵后臂法（Remove 手法）：术者一手沿阴道后壁伸入阴道，握住胎儿后上肢，使其肘关节屈曲于胸前，以洗脸式牵出胎儿后臂，后肩顺势娩出（图 15-11）。此时胎肩径已转至骨盆斜径，牵引胎头使前肩娩出。

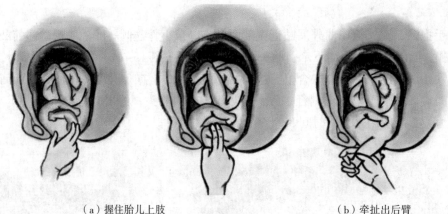

（a）握住胎儿上肢　　　　　　　（b）牵扯出后臂
图 15-11　牵后臂法（Remove 手法）

（5）四肢着床法：协助产妇翻转使双手和双膝着床（手膝位），通过重力作用或这种方法产生的骨盆径线改变可能会解除胎肩嵌顿。使用以上娩肩方法可同时配合此体位（图 15-12）。

（6）胎头复位法：当以上方法无法娩出胎肩时，若胎心尚好，在宫缩抑制剂或麻药的作用下，将胎头以正枕前或枕后位回纳入阴道改行剖宫产术（目前国内无案例报道）。

（7）耻骨联合切开法：上述方法都失败、不得

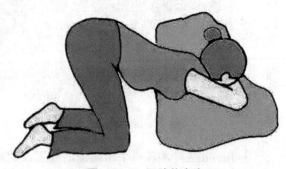

图 15-12　四肢着床法

已时。

（8）胎儿锁骨切断法：主要用于死胎。

4.记录 详细记录抢救经过，包括：肩难产诊断依据、与产妇家属谈话记录、参与抢救人员姓名及到达时间、处理过程、用药、胎心情况、胎头娩出时间、胎儿娩出时间、新生儿出生情况以及产妇的情况等。

【注意事项】

（1）胎头娩出后，至少等待一次自然宫缩，减少肩难产的误诊。

（2）根据产妇情况，各项肩难产的处理方法可协同应用。可首先协助产妇取四肢着床法，然后尝试其他操作。

（3）确定肩难产后，指导产妇不要屏气用力，防止胎肩嵌顿加重。不可腹部加压或按压宫底，以免加重胎肩嵌顿和引起胎儿产伤。耻骨上加压法应慎重选用，易造成新生儿产伤。

（4）发现肩难产，各方人员配合默契，及时与产妇家属进行有效沟通。抢救后做好各项记录。

（5）日常做好接产人员肩难产处理模拟培训和团队配合演练。

【护理措施】

（1）接产前仔细评估产妇情况，观察产妇产程进展，做好各项急救准备，急救用品完好备用，通讯畅通。

（2）正确判断是否出现肩难产，并熟练掌握肩难产处理流程。

（3）肩难产处理过程中随时监测胎心变化，与团队人员密切配合。

（4）胎儿经阴道娩出后，仔细检查产道和新生儿有无损伤。

（5）分娩过程中给予产妇心理安慰，安抚产妇紧张情绪，鼓励产妇积极配合抢救。针对产妇及其家属的疑问、焦虑与恐惧提供必要的帮助和照护。

第七节　臀位助娩术

臀位助产术是指臀位分娩时，胎儿脐部以下的部分自然娩出，脐部以上的部分由助产者协助娩出。臀牵引术是指臀先露的胎儿全部由助产者牵引娩出。

【适应证】

1.臀位，胎儿下肢和臀部自然娩出后，上肢和头部不能自然娩出者。

2.横位行内倒转术后继续行臀牵引术。

3.双胎中第二个胎儿为臀位者。

4.臀位出现胎儿窘迫或脐带脱垂，而宫口已开全，来不及剖宫产者。

5.臀位分娩时出现宫缩乏力或第二产程延长者。

6.有妊娠合并症不能凭借自然产力分娩者。

【禁忌证】

1.骨盆异常，如扁平骨盆、畸形骨盆、漏斗骨盆等。

2.胎儿过大，估计胎儿体重超过 3500 g 者。

3.宫口未开全者。

【用物准备】

1.产包1个，内有：治疗碗2个、小药杯1个、血管钳3把、小镊子1把、持针钳1把、缝合针2枚、侧切剪1把、线剪1把、双层大包布1块、臀单1块、腿套2条、治疗巾6块、接产衣2件、脐带卷1个、纱布数块等。

2.抢救新生儿用物，包括负压吸引器1台、一次性吸痰管1根、供氧设备、吸氧面罩1个、抢救药品及新生儿保暖用品等。

【术前准备】

1.排空膀胱后取膀胱截石位，常规消毒铺巾。

2.阴道检查，确定胎方位、先露的高低及宫口是否开全、产道有无畸形。

3.初产妇或经产妇会阴较紧者需做会阴侧切。

4.做好新生儿的抢救准备。

【操作步骤】

（一）臀位牵引术

1.下肢及臀部娩出　完全臀先露时，当胎足已脱出至阴道口时，术者握持胎儿双足做牵引。当臀部牵出后以治疗巾包裹胎臀，双手拇指置于胎儿骶部，其余四指握住胎儿髋部，向下牵引躯干，同时将胎背逐渐转至母体前方，使胎儿双肩径通过骨盆入口横径或斜径。如为腿直臀先露，术者用双手示指勾住胎儿双侧腹股沟做牵引。当胎臀娩出后，双手拇指置于胎儿大腿后面，其余四指置于胎儿骶部，握持胎体向下向外牵引。随胎儿下肢逐渐外露时，握持点应逐渐上移至胎儿股部，同时将胎背逐渐转至母体前方。胎儿脐部露出后先将脐带向外拉出5～10 cm，至胎儿肩胛、肋缘相继显露。

2.胎肩及上肢娩出　当胎儿肩胛骨开始显露后，继续向下牵引的同时将胎背转向母体侧方，骶右前位时将胎背转向母体右侧，骶左前位时胎背转向左侧，使胎儿双肩径通过骨盆出口前后径，可用下列两种方法娩出胎肩及上肢。

（1）滑脱法：术者右手握住胎儿双足，将胎体向前上方提起，当后肩显露于会阴部时，左手示、中指伸入阴道，勾住胎儿后上肢肘部，使前臂沿胎儿胸前滑出。然后将胎体放低，前肩及上肢自耻骨弓下娩出（图15-13）。

（2）旋转胎体法（以骶右前位为例）：术者双手握住胎儿髋部，将胎背向逆时针的方向旋转，同时向下牵引，使胎儿前肩及上肢自耻骨弓下娩出。再将胎体向顺时针方向旋转，将另一肩及上肢娩出（图15-14）。

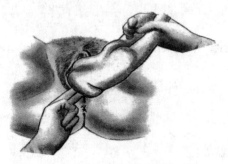
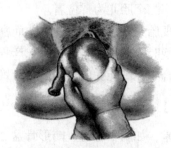

图 15-13　滑脱法　　　　　　　　　　图 15-14　旋转胎体法

3.胎头娩出　胎肩及上肢全部娩出后，将胎背转向正前方，使胎头矢状缝与骨盆出口前后径一致，然后将胎体骑跨于术者左前臂上，同时左手中指伸入胎儿口腔抵于下颌部，示指与无名指分别抵于胎儿上颌部。右手中指压低胎头枕部使胎头俯屈，示指与无名指置于胎儿两锁骨上（切勿放于锁骨上窝，避免损伤臂丛神经），术者两手协同用力向下牵拉胎头，此时助手可从产妇耻骨联合上方经腹壁按压，协助胎头俯屈。当胎头枕骨粗隆抵达耻骨弓下方时，以此为支点，将胎体逐渐上举，使胎儿下颏、口、鼻、眼、额相继娩出（图 15-15）。胎头娩出困难者，可使用后出头产钳助产。

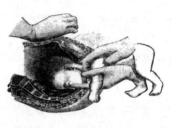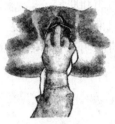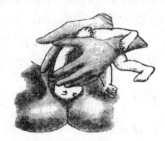

（a）侧面观　　　　　　（b）正面观　　　　　（c）胎头即将娩出

图 15-15　胎头娩出

（二）臀位助产术

1. 完全臀位　先露部拨露，宫口扩张 4 ~ 5 cm 时，术者于宫缩时用无菌巾堵住阴道口，以免胎足过早娩出。胎臀及下肢娩出后用无菌巾裹住胎体，扶住胎儿髋部。当脐部娩出后，先将脐带向外拉出 5 ~ 10 cm，再按臀位牵引法，协助娩出胎肩、上肢及胎头。

2. 腿直臀位　在分娩过程中不必堵阴道口，随着宫缩加强，胎臀及下肢下降扩张软产道。胎臀露于阴道口时，术者扶持外露的臀部任其自然娩出。当娩出至脐部后，再按臀位牵引法，协助娩出胎肩、上肢及胎头。

【护理要点】

1. 向产妇介绍臀位助产手术的过程及对母婴的安全性，耐心解答产妇的疑问，指导产妇采取正确的应对方式，减轻其心理负担。

2. 臀位助产过程中须按臀位分娩机制进行，不能操之过急；牵引时用力应均匀，以防胎儿和产妇损伤。

3. 脐部娩出后，必须在 8 分钟内娩出胎儿，否则脐带受压时间过久，易导致胎儿窘迫。

4. 新生儿娩出后应积极抢救，防止新生儿窒息。注意观察有无骨折、臂丛神经损伤及颅内出血等产伤。

5. 臀位助产或牵引时可能因为宫缩乏力或软产道损伤而导致产后出血，产后 2 小时及产后 24 小时为产后出血高发期，应加强观察。

6. 保持外阴清洁，每日外阴擦洗 2 次，左侧会阴侧切者嘱其采取右侧卧位，防止会阴伤口感染。

第八节　软产道裂伤缝合术

阴道分娩时，发生的子宫下段、宫颈、阴道、外阴、骨盆底软组织以及邻近器官，如膀胱和直肠的裂伤，统称为软产道裂伤。常见软产道裂伤有会阴阴道裂伤、子宫颈裂伤及子宫下段裂伤。裂伤后如不及时缝合，会导致产妇疼痛、出血、感染，影响正常生理功能，甚至出血休克。

一、会阴阴道裂伤缝合术

【裂伤分度】

会阴阴道裂伤分为四度。

Ⅰ度：会阴部皮肤和（或）阴道黏膜裂伤。

Ⅱ度：会阴部皮肤、黏膜裂伤达皮下组织和肌层。

Ⅲ度：在Ⅱ度裂伤基础上，肛门括约肌部分或全部断裂。

Ⅳ度：在Ⅲ度裂伤基础上，撕裂累及直肠阴道壁、直肠壁及黏膜。

【术前准备】

（一）术前评估

（1）评估软产道裂伤部位、裂伤程度及出血情况。

（2）了解产妇生命体征和心理状态，取得其配合。

（二）准备

1. 环境准备　产房环境及温、湿度适宜。

2. 物品准备　阴道拉钩、卵圆钳、伤口缝合用物同会阴切开缝合术。

3. 产妇准备　同会阴切开缝合术。出血多者建立静脉通路。

4. 术者准备　同会阴切开缝合术。裂伤严重时，由有经验的上级医师缝合，必要时请麻醉医师到场。

【缝合步骤】

胎儿、胎盘娩出后，常规检查胎盘、胎膜是否完整，按摩子宫促进子宫收缩。术者两手示指、中指深入阴道，分开阴道壁，检查宫颈、阴道，了解裂伤部位、深度。当产妇子宫有瘢痕，阴道分娩后，怀疑有子宫下段破裂时，需探查子宫下段的完整性，有裂伤时由产科医生开腹手术缝合。

（一）Ⅰ度裂伤缝合

（1）阴蒂、尿道口周围，小阴唇皮肤黏膜裂伤表浅，渗血经压迫止血后不再出血者可以不缝合。裂伤较深时，根据情况间断缝合对齐。

（2）阴道黏膜大面积擦伤不宜缝合时，可阴道放置自制油纱卷压迫，防止阴道壁粘连。油纱卷做法：根据产妇阴道宽窄深浅，将3~5块纱布卷成直径3~5 cm、长6~7 cm的圆柱，纱布卷外用灭菌凡士林纱布完全包裹。放置油纱卷前先为产妇留置导尿管，预防尿潴留。油纱卷放置12小时后取出，导尿管取出时间同油纱卷。

（3）阴道黏膜裂伤，用2-0号可吸收线间断或连续缝合。

（4）外阴皮肤裂伤，用3-0号可吸收线做皮内埋藏缝合或4号丝线间断缝合。

（二）Ⅱ度裂伤缝合

多为会阴盆底浅层肌肉裂伤，也可深达肛提肌及筋膜。裂口可为多处，且裂缘不规整，缝合时需按生理解剖结构逐层进行修复缝合。

缝合方法：术者左手示指、中指深入阴道，分开裂伤部位的阴道壁，充分暴露伤口，若有活动出血应先结扎止血。缝合方法同会阴切开伤口的缝合。黏膜及黏膜下组织用2-0号可吸收缝线连续或间断缝合，肌层、皮下组织间断缝合，皮肤用 3-0 号可吸收线连续包埋缝合或 4 号丝线间断缝合。缝合毕，常规指肛检查，了解有无缝线穿透直肠壁，肛门内手指与阴道内手指对合检查有无血肿。裂伤较深时，可在助手协助下，术者将左手示指伸入产妇肛门内，引导缝针紧贴手指上方通过，避免穿透直肠黏膜。

（三）Ⅲ度裂伤缝合

需由产科医师进行缝合。

缝合方法：产妇取膀胱结石位。① 彻底清洁伤口。② 用两把组织钳（又称鼠齿钳），分别自肛门断裂处的凹陷内钳住肛门括约肌，向外牵拉使两断端对合（括约肌断裂后自然回缩），见肛门周围皮肤出现轮状皱褶后，用 1 号或 2 号可吸收线缝合括约肌，使两断端对合紧密（图 15-16）。避免"8"字缝合缝线牵拉过紧影响组织供血。③ 括约肌缝合后，术者将示指深入产妇肛门内，告知其用力收缩，手指感觉肛门收缩有力后，清洗消毒会阴及肛门，更换手套，操作台重新更换或覆盖无菌巾。④ 缝合盆底肌肉、筋膜，阴道壁肌层、黏膜，皮下组织及皮肤。方法同会阴切开缝合术。

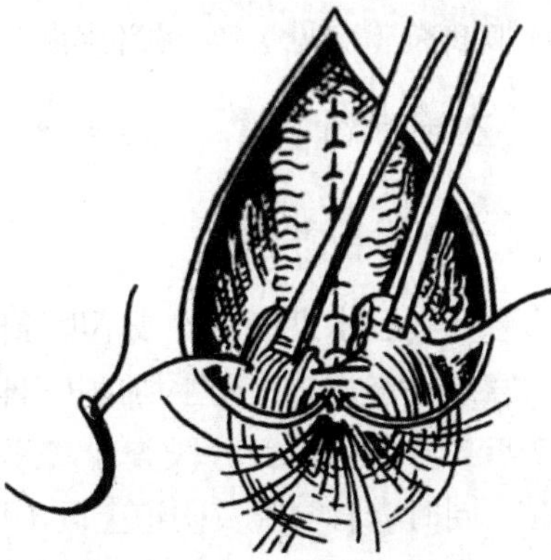

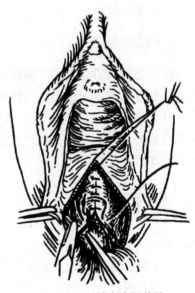

图 15-16　缝合肛门括约肌

（四）Ⅳ度裂伤缝合

需由产科医师或泌尿肛肠外科专科医师缝合。

用灭菌生理盐水及甲硝唑溶液彻底清洗伤口，先用 3-0 号或 2-0 号可吸收线间断缝合直肠前壁撕裂处（图 15-17）。再按Ⅲ度裂伤缝合方法缝合肛门括约肌、盆底肌肉、筋膜，阴道壁肌层、黏膜，皮下组织及皮肤。

【注意事项】

会阴、阴道裂伤修复术后常见并发症有伤口裂开、感染、血肿、肛门功能不全、性交困难、泌尿道阴道瘘和直肠阴道瘘等，因此修复缝合过程中应注意以下事项。

（1）缝合裂伤原则是先内后外（先宫颈、穹窿、阴道上段，然后再依次向外缝合裂伤）。先急后缓，即出血明显部位先结扎止血或缝合。

图 15-17　缝合直肠前壁

（2）缝合裂伤尽可能恢复组织解剖结构，避免造成阴道口和肛门狭窄、组织错位，影响正常生活。

（3）缝合后常规指肛检查，了解有无血肿，有无缝线穿透直肠壁。如有穿透应即刻拆除，重新缝合。

（4）直肠、肛门裂伤缝合前应彻底清洗消毒伤口，缝合后再次清洗消毒，并加强术后会阴部及肛门的清洁护理，配合用药。

【护理措施】

会阴Ⅲ、Ⅳ度裂伤缝合术后，遵医嘱指导产妇禁食 3 天或进无渣半流质食物，服止泻药控制排便，3 日后服用缓泻剂或润滑剂软化粪便。排便后，观察肛门括约肌功能恢复，无异常，改为普通饮食。

其他同会阴切开缝合术。

二、宫颈裂伤缝合术

宫颈裂伤有纵向和横向裂伤。纵向裂伤以3点、9点处较常见。多见于急产、活跃期胎先露下降过快，宫口未开全即行阴道手术助产等。裂伤严重时可向下延伸至穹隆或阴道上段，向上延至子宫下段、宫体，甚至累及子宫动脉引起大出血或形成阔韧带、腹膜后血肿。宫颈横向裂伤包括宫颈部分断裂或完全环形断裂（罕见），宫颈环形断裂多因产程进展缓慢、胎头位置过低、宫颈长时间受压所致。

【术前准备】

（一）术前评估

急产，手术助产后，或不明原因阴道流出鲜血时，需检查宫颈有无裂伤。

宫颈检查方法：助手协助扩开阴道，暴露宫颈，术者用2把卵圆钳钳夹宫颈向外牵拉，自宫颈12点至2点处开始顺时针分段查看宫颈一周，特别是3点、9点处。如有裂伤，需了解裂伤部位、深度出血情况。同时查看穹隆及阴道上段1周，检查有无裂伤及血肿。

（二）准备

同阴道裂伤缝合。

【缝合步骤】

将两把卵圆钳分别夹于裂口两侧，向下牵引，暴露裂口顶端。用2-0号可吸收线先在裂伤的顶端上方（前方）0.5～1 cm处缝合第一针，纵向裂伤时向宫颈外口做连续或间断缝合（图15-18），在距宫颈外口0.3～0.5 cm处打结。横向裂伤需将裂口完全缝合。术毕检查伤口有无渗血。

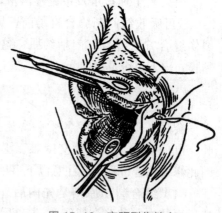

图 15-18 宫颈裂伤缝合

【注意事项】

（1）宫颈纵向裂伤小于1 cm且无活动性出血，无须缝合；若超过1 cm不出血也要缝合。

（2）裂伤深达穹隆、子宫下段，甚至子宫破裂，阴道缝合困难时，应行开腹缝合。

（3）伤及子宫动静脉及其分支，引起严重的出血或形成阔韧带内血肿时，需开腹探查。

（4）缝合的第1针需在裂伤顶端上（前）方0.5～1 cm处，防止因血管回缩而不能有效止血。

（5）宫颈纵向裂伤缝合的最后1针应在距宫颈外口边缘0.3～0.5 cm处打结，避免造成宫颈管狭窄。

第九节　外转胎位术

外转胎位术（简称外倒转术）是胎儿为臀位时，为利于阴道自然分娩，在B型超声监护下，医生用两只手在孕妇腹部连续推动胎儿，使之转为头位的过程。

外倒转术目前主张在36～37周进行。主要因为：① 在此孕周之前胎儿有可能自己转为头位。② 此孕周羊水量还比较充足，有空间使胎儿在宫内旋转。③ 术中一旦发生胎膜早破、胎盘早剥或脐带缠绕，可以及时娩出胎儿。

【适应证】

（1）单胎臀位或者横位，胎儿体重＜3500 g，B型超声检查胎儿无畸形，无胎头过度仰伸。

（2）胎膜未破，有适量羊水。

（3）无阴道分娩禁忌证。

（4）先露未入盆或虽已入盆但能退出者。

（5）能在腹壁清楚触及胎体者。

【禁忌证】

（1）有妊娠合并症或并发症。

（2）产前出血、前置胎盘。

（3）羊水过少、脐带缠绕、多胎妊娠等。

（4）瘢痕子宫。

（5）孕妇存在各种不宜阴道分娩的因素。

【术前准备】

1. 评估告知

（1）了解孕妇的孕、产史，本次妊娠孕期检查情况，目前孕周。B超查看胎儿大小、胎方位、胎心率、羊水量、脐带有无缠绕、胎盘位置。了解有无妊娠合并症及并发症等。

（2）告知孕妇外倒转术的目的、方法，术后注意事项，术中可能发生的并发症及补救措施。缓解患者紧张情绪，取得其知情同意。

2. 手术准备

（1）环境准备：环境舒适，温、湿度适宜，遮挡保护隐私。有急救通道。

（2）物品准备：产科检查床、B超、胎心监护仪、抢救物品及药品、腹带等。

（3）孕妇准备：排空膀胱，仰卧屈膝，头部抬高，双腿稍外展，露出腹壁。

（4）术者准备：衣帽整齐，洗手。

【手术步骤】

1. 松缓腹壁　术前半小时服用硝苯地平或利托君10 mg，或全程静脉滴注利托君，抑制宫缩。

2. 确定胎儿各部位置　B超检查再一次查看胎儿宫内情况，判别臀位类型，先露部衔接情况，胎头在子宫底部的位置及胎方位。术者以四步触诊手法结合B超确定胎儿各部位。骶后位者，嘱孕妇向胎儿背部方向侧俯卧位15～30分钟，使胎方位尽可能自然转为骶前位后再操作。

3. 转胎儿

（1）操作者面向孕妇足部，双手四指并拢，分别置于胎臀两侧，向深部移动靠拢，将胎臀全部置于两手掌之间，托起胎臀离开骨盆入口平面（图15-19），用指关节力量将胎臀向母体方向推移，并使其坐落于母体一侧的髂骨翼上。

胎头与胎背在母体纵轴同一侧者，将胎臀推向胎儿腹

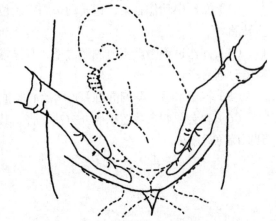

图15-19　将胎臀全部置于两手掌之间

侧的母体髂骨翼；胎头与胎背不在同一侧者，将胎臀推向胎背一侧的母体髂骨翼。先露部已进入骨盆入口平面者，先协助孕妇胸膝卧位15分钟，使先露浮出骨盆入口，实施上述操作胎头不能退出骨盆入口者，由助手戴无菌手套，自阴道穹隆部，上推胎先露，与操作者配合，共同使胎臀移至入口平面以上至髂骨翼。

（2）操作者一手固定胎臀，另一手用指关节的力量使胎头俯屈下行移动到腹壁一侧的脐平面附近，固定住胎头（图15-20）。固定胎臀的手，托起胎臀向上向腹壁的另一侧脐平面附近推移，同时用手固定，保持胎头俯屈，胎体弯曲，使胎头、胎臀分别越过子宫横径。

（3）胎儿躯干伸直时，胎头与胎臀分别移向骨盆腔和宫底，转为头位（图15-21）。

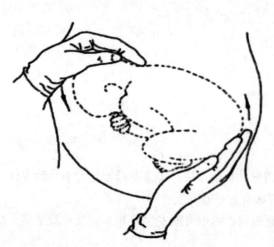 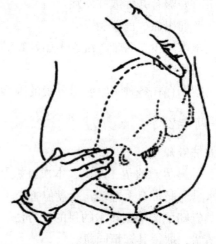

图15-20　一手固定胎臀，另一手使胎头俯屈　　　　　图15-21　胎儿躯干伸直，转为头位

4.术后观察及处理　转胎成功后，观察有无宫缩及其他异常情况，胎心监护仪监测胎心率。胎头未入盆者，给予包裹腹部，固定胎位，并查找未入盆原因，进行处理。

5.记录　操作过程、转胎结果、产妇以及胎儿的情况等。

【注意事项】

（1）外倒转术常见并发症有胎盘早剥、脐带缠绕、胎膜早破、早产等，术前应充分告知孕妇及家属，取得其知情同意。

（2）腹壁厚、腹壁紧张、子宫敏感者，勿勉强进行转胎术。

（3）操作中动作轻柔，边转动边固定胎位。注意观察孕妇情况，孕妇感觉疼痛时，应停止操作或终止转胎。

（4）操作过程中严密监测胎心率，有异常立即停止，并行胎心监护。出现威胁母儿生命的并发症时需紧急剖宫产。

（5）转胎术后，孕妇静卧并连续胎心监护20～30分钟，无异常方可离院。

（6）教会孕妇自我监护胎儿方法，告知其按时产检，发现胎动异常，腹痛或阴道出血、流液，及时到医院急诊就诊。

第十节　剖宫产手术

剖宫产术是指妊娠 28 周及以后经腹切开子宫取出胎儿及其附属物的手术。剖宫产术是为解决困难的阴道分娩或阴道分娩对母儿的危害较大时的手术方式，对母儿有一定危害，应严格掌握适应证，合理使用，不宜滥用。

剖宫产手术

【适应证】

1. 母体适应证　骨盆严重狭窄或轻度狭窄试产失败；高危妊娠（如子痫前期、子痫、合并心脏病、心功能不全等）；经阴道助产手术失败而胎儿仍存活；先兆子宫破裂；合并严重尖锐湿疣或淋病；产道畸形；合并生殖器瘘管、直肠或盆腔肿瘤梗阻产道；产道手术后等。

2. 胎儿适应证　胎儿窘迫；胎位异常（如持续性枕后及枕横位、臀位、横位、颏后位、额先露、胎头高直位等）不能经阴道分娩；多胎妊娠；巨大儿；珍贵儿；脐带脱垂或脐带先露；联体双胎等。

3. 母儿适应证　前置胎盘、前置血管或胎盘边缘血窦破裂出血较多；胎盘早剥；胎盘功能降低；胎膜早破伴羊水污染或宫内感染。

【手术方式】

1. 子宫下段剖宫产术　指妊娠末期或临产后，经腹膜内切开子宫膀胱反折腹膜，推开膀胱，切开子宫下段娩出胎儿及其附属物的手术。即在子宫下段切开子宫膀胱腹膜反折，下推膀胱，暴露子宫下段，在子宫下段前壁正中做横小切口，并钝性撕开 10～12 cm，取出胎儿、胎盘。此术式切口出血少，术后愈合好，与盆腔粘连少，再次妊娠时发生子宫破裂的机会少，是最常用的术式。

2. 子宫体剖宫产术（子宫上段剖宫产术）　子宫体剖宫产术又称古典式剖宫产术，是取子宫体部正中纵切口取出胎儿及其附属物的手术。手术方法较易掌握，可用于妊娠任何时期。但术中出血多，切口缝合不易，术后愈合较差，切口易与周围脏器粘连，再次妊娠时发生子宫破裂的可能性较大。此手术仅用于急于娩出胎儿而子宫下段形成不佳者、前置胎盘附着于子宫前壁或同时做子宫切除术时。

3. 腹膜外剖宫产术　是指打开腹壁，不切开腹膜，在腹膜外分离推开膀胱，暴露子宫下段并做横切口，取出胎儿及其附属物的手术。此术式术后肠功能恢复快，肠胀气、肠麻痹等并发症减少，但手术较复杂，时间较长，有损伤膀胱的可能，子宫下段显露不足，易致胎儿娩出困难。多用于子宫腔有严重感染或潜在感染者。

4. 新式剖宫产术　新式剖宫产术为子宫下段剖宫产术的改良。腹壁切口在两侧髂前上棘连线下 2～3 cm 处，横形切开皮肤，钝性撕开皮下脂肪、腹直肌、壁腹膜，反折腹膜切开一小口后钝性撕开并下推膀胱，子宫下段先切开一个小口，再向两侧撕开。关腹时不缝合脏层及壁腹膜，皮肤及皮下脂肪组织全层缝合 2～3 针，有利于切口愈合，减少瘢痕形成。手术时间缩短，胎儿娩出快，术后恢复快。

【麻醉方式】

以持续硬脊膜外麻醉为主，其他麻醉方法有局部浸润麻醉、蛛网膜下腔联合硬膜外麻醉、全身麻醉。

【用物准备】

剖宫产手术包 1 个，内有：25 cm 不锈钢盆 1 个，治疗碗 1 个，弯盘 1 个，卵圆钳 6 把，短有齿镊 2 把，短无齿镊 2 把，长无齿镊 1 把，18 cm 弯形止血钳 6 把，10 cm、12 cm、14 cm 直止血钳各 4 把，Allis 钳 4 把，组织剪 2 把，线剪 1 把，持针器 3 把，巾钳 6 把，压肠板 1 个，吸引器头 1 个，皮肤拉钩

1个，直角拉钩1个，S形拉钩2个，手术刀柄3个，刀片3个，双层剖腹单1块，手术衣6件，治疗巾10块，长盐水纱垫1块，纱布垫6块，纱布20块，手套10副，丝线团（1、4、7号）各1个，铬制肠线2管或可吸收缝线2根。

【护理要点】

1. 术前护理

（1）向家属讲解剖宫产术的必要性、手术的过程及术后的注意事项，消除患者紧张心理，以取得患者家属的配合。

（2）腹部备皮同一般腹部手术。

（3）进行普鲁卡因、青霉素等药物过敏试验。

（4）核实交叉配血情况，协助医生联系好血源，做好输血准备。

（5）指导产妇演习术后在病床上翻身、饮水、用餐、双手保护切口咳嗽、吐痰的技巧。

（6）术前禁用呼吸抑制剂，以防新生儿窒息。

（7）留置导尿管，排空膀胱。

（8）做好新生儿保暖和抢救准备工作。

（9）产妇取仰卧位，必要时向左倾斜15°～30°，可防止或纠正仰卧位低血压综合征和胎儿窘迫。

（10）密切观察胎心，并做好记录。

2. 术中配合

（1）器械护士：熟悉手术步骤，及时递送各种器械、敷料。胎儿娩出后协助第二手术者钳夹宫壁切口止血及娩出胎盘。术前、术中、术后清点器械、敷料，确保清楚无误。

（2）巡回护士：术前检查手术室内术中所用物品的数量，是否处于完好备用状态。协助麻醉医生穿刺麻醉管，摆好体位，完成静脉穿刺，听胎心。术中提供所需物品，协助助产士处理好接生及抢救新生儿。

（3）助产士：携带新生儿衣被、抢救器械、药品等到手术室候产。胎儿娩出后协助医生抢救新生儿。

3. 术后护理

按一般腹部手术后常规护理及产褥期产妇的护理，但应注意：

（1）全麻患者未清醒前去枕平卧，头偏向一侧。硬膜外麻醉患者平卧6～8小时，术后12～24小时改半卧位，情况良好者，鼓励尽早下床活动，有利恶露排出和术后恢复。

（2）观察伤口有无渗血及感染征象。如有异常及时报告医生处理。

（3）注意宫缩及阴道流血情况，遵医嘱用宫缩剂加强宫缩，防止产后出血。

（4）鼓励产妇6小时以后进流食，以后根据肠道功能恢复的情况逐步过渡到半流食、普食，以保证患者营养，有利乳汁的分泌。酌情补液2～3天，有感染者按医嘱加用抗生素。

（5）术后留置导尿管24～48小时，拔管后注意产妇排尿情况。

（6）做好出院指导。保持外阴部清洁；进食营养丰富、全面的食物，以保证产后恢复及母乳喂养的进行；鼓励产妇坚持母乳喂养；坚持做产后保健操，以帮助身体的恢复；产后42天到门诊复查子宫复旧情况。产褥期结束后应采取避孕措施，坚持避孕2年以上。